U0127899

中医经典名方
诊疗皮肤病实录

刘 毅 著

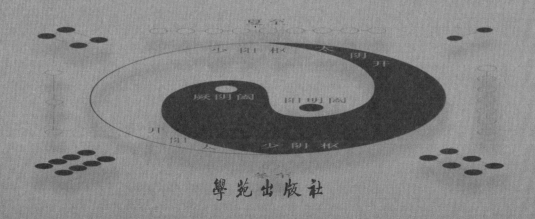

学苑出版社

图书在版编目（CIP）数据

中医经典名方诊疗皮肤病实录/刘毅著. —北京：学苑出版社，2021.12
ISBN 978-7-5077-6353-9

Ⅰ.①中…　Ⅱ.①刘…　Ⅲ.①皮肤病-中医治疗法　Ⅳ.①R275

中国版本图书馆 CIP 数据核字（2022）第 012527 号

责任编辑： 付国英
出版发行： 学苑出版社
社　　址： 北京市丰台区南方庄 2 号院 1 号楼
邮政编码： 100079
网　　址： www.book001.com
电子信箱： xueyuanpress@163.com
电　　话： 010-67603091（总编室）、010-67601101（销售部）
印　刷　厂： 廊坊市都印印刷有限公司
开本尺寸： 787×1092　1/16
印　　张： 17.75
字　　数： 260 千字
版　　次： 2022 年 2 月第 1 版
印　　次： 2022 年 2 月第 1 次印刷
定　　价： 88.00 元

自　序

　　本人将二十余年来运用中医经典名方治疗临床常见病尤其是皮肤病的心得体悟汇编成书。这些经典名方主要来源于《伤寒杂病论》《千金要方》《外台秘要》，还有后世的温病方和扶阳方、三因司天方；另外有部分药方不是集中出自某一医家或某一流派，统一汇集在书的后半部分。

　　《伤寒杂病论》确实称得上众方之祖。本人遵从胡希恕、冯世纶先生的学术思想，以六经八纲理解伤寒。所以，本书中第一章《伤寒杂病论》方的方剂归类主要参考冯世纶先生的相关书籍，与《伤寒论》原书有所不同。日本汉方多来源于伤寒方，所以第二章即接续介绍日本汉方的应用，其中所选取的5首方剂多为伤寒方合后世方的加减。

　　中医方剂从《伤寒论》以降到北宋的《圣济总录》《太平圣惠方》基本上属于比较接近的模式，其中《千金方》与《外台秘要》最具有代表性，尤其是《千金方》。它承接《伤寒论》，很多方剂旨在表里、气血、寒热同调。本人认为，秉承《伤寒论》的基本思维，借助某些模式图可以更好地理解千金方。

　　第四章中的三因司天方和所有其他经典方均为不同的体系，其遵循五运六气学说。该部分汇总了天干方5首和地支方6首，初步对三因司天方的临床应用进行探讨。其组方均考虑五行的生克制化，但其选药不符合《黄帝内经》的性味原则，也难以用寻常的辨证思路理解。本人初步研究认为，三因司天方除了考虑天干地支的合化及冲化五行，还照顾到其正五行属性，这背后的理论体系和《黄帝内经》应该不完全相同。总体来说，天干方偏静，照顾五行的平衡；地支方偏动，照顾气机的流畅。

宋元以后，方剂有了多元化的发展，每一方剂均有较精准的治疗方向，很少在一方中同时进行八纲的调整。温病方和扶阳方是此类方剂的代表。温病方剂多以卫气营血或三焦为辨证依据，自成体系。本书第五章温病方选方9首，其中1首为温病扶阳合方。第六章扶阳法较为精简，没有温病方药味繁多。本人所学为郑卢扶阳学派，选方5首，均为该学派内容。

中医临床实践是复杂的，有些临床现象难以用某一固定流派的学说解释，所以后世涌现了众多医家和方剂。本书最后一章罗列了本人临床应用的后世医方，其总体不外乎从八纲入手进行辨证施治。

在本书中，尤其应该提到的是很多方剂都借助顾植山教授所绘"顾氏三阴三阳太极图"来理解。

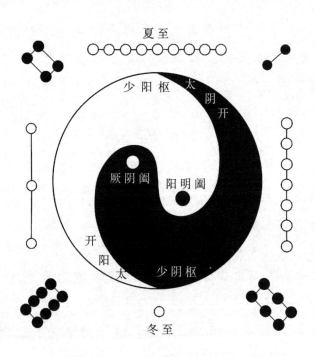

顾氏三阴三阳太极图

顾氏三阴三阳太极图由龙沙医学学术带头人顾植山教授创立，其取法于《黄帝内经》，是对三阴三阳开阖枢理论非常形象化的表达。此图再配合河图洛书、后天八卦，对于理解《黄帝内经》理论及伤寒方等古方的构成极有帮助。但是，本人认为，阴阳落于后天时，阳明阖降之力超过厥阴阖升之力，所以阳明最后落于此图右下角而不与厥阴终点平齐，由此可见阳气总循行路径长度超过阴气的，此正符合伤寒欲解时"阳道长、阴道短"的道理。由此，笔者改此图为"三阴三阳模式图"（见下图），并以箭头标注，不敢在前贤太极图上修改。

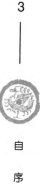

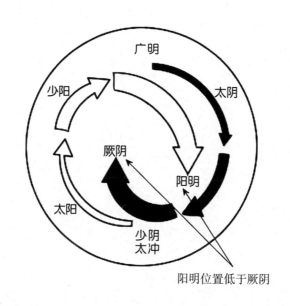

阳明位置低于厥阴

三阴三阳模式图

本书一共汇集了122首方剂，每首方均列出其组方和出处，并附以1～3例本人临证医案，其中大部分为皮肤科医案。处方的最后列出本人的方药体会，主要包括处方分析和辨证要点。本人认为：中医辨证的核心在于四诊合参，讨论任何方剂如果不列出四诊的要点，则纯属纸上谈兵。

在本书的编辑过程中，我的学生钟继珍、宋琪、翁宗跃、郑文豪、张钟、娄芳璐等做出了很多贡献，另外我的多名研究生也参与了本书的文字记录工作，在此一并感谢。

刘　毅

2021 年于重庆

目　录

中医经典名方诊疗皮肤病实录

第一章 伤寒杂病论方

一、太阳病类方证

（一）桂枝类方证

1. 桂枝汤

【组方】

桂枝三两（去皮） 芍药三两 甘草二两（炙） 生姜三两（切） 大枣十二枚（擘）

【出处】

桂枝汤别名阳旦汤，出自《伤寒论》及《金匮要略》，原书中记载条文较多，仅摘取一二如下："太阳中风，阳浮而阴弱。阳浮者，热自发；阴弱者，汗自出。啬啬恶寒，淅淅恶风，翕翕发热，鼻鸣干呕者，桂枝汤主之……太阳病，头痛发热，汗出恶风，桂枝汤主之。""产后风，续之数十日不解，头微痛，恶寒，时时有热，心下闷，干呕汗出，虽久，阳旦证续在耳，可与阳旦汤。即桂枝汤。"《伤寒论·附翼》曰："桂枝汤为治疗外感风寒表虚证的基础方，又为滋阴和阳、调和营卫、解肌发汗之总方，用于临床其效如桴鼓，被誉为仲景群方之魁。"

【医案】

曾某，女，43岁，2017年9月20日初诊。

主诉：双下肢瘙痒无原发皮疹数年。

现症：怕冷，常感冒头痛，腿发热，心烦易躁，便秘，小便短少，睡久腰胀痛，腿抽筋膝盖痛。舌淡红无苔。

诊断：皮肤瘙痒症。

患者初诊至三诊，分别予八珍汤及柴胡桂枝干姜汤加减，双下肢瘙痒无明显改善。

2017年11月29日四诊。

现症：其人瘦弱偏白，大腿、阴阜等处仍瘙痒明显。便秘较前好转，怕冷、腿发热、少汗、小便短少、易感冒头痛等症均同前。右脉沉弱，左脉沉缓小滑，左尺略浮紧。

处方：桂枝汤加减。

桂枝9g、白芍5g、炙甘草6g、生姜9g、大枣7g、赤芍10g、香附10g、乌梅10g、炒麦芽10g。7剂，每日1剂。

2017年12月6日五诊。

现症：大腿、阴阜等处瘙痒明显减轻。大便调，怕冷、腿发热较前明显缓解，仍有少汗、小便短少、易感冒头痛等症。脉沉缓，左尺部缓滑略浮硬。

处方：守前方，白芍加量至12g，去炒麦芽改为麦芽12g。7剂，每日1剂。

2017年12月13日六诊。

现症：大腿、阴阜等处瘙痒基本消失。大便调，怕冷、腿发热明显缓解，仍小便短少、心烦易躁等。脉沉缓，左尺部缓滑。

处方：守前方，白芍减量至5g，去麦芽改为炒麦芽10g，酌加人参6g、南沙参10g、当归6g。7剂，每日1剂。

患者瘙痒基本缓解，诸症减轻，未再复诊。

【方药体会】

桂枝汤是太阳篇的第一个药方，其主治是表证，但其对里证也有一定调理作用。从《黄帝内经》角度看其作用主要是调和营卫，从《伤寒论》角度看其方可以作用到太阳及太阴阳明（图1）。

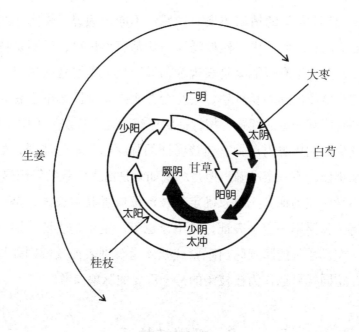

图1　桂枝汤三阴三阳模式图

本方对卫气、营气都有作用，而卫气、营气的更深层次的病理基础是人的气血，气血和脏腑是相关联的。《灵枢·营卫生会篇》中有这样一段经文："人受气于谷，谷入于胃，以传与肺，五脏六腑，皆以受气，其清者为营，浊者为卫，营在脉中，卫在脉外，营周不休，五十而复大会"。这段说明营卫出于中焦气血，故而笔者认为桂枝汤的更深层次对应是八珍汤，临床上，桂枝汤可以和八珍汤递进使用，或者桂枝汤合八珍汤联合使用。

桂枝汤的卫生药主要是桂枝和生姜，养分药主要是芍药、大枣和甘草。本方对卫气有宣发作用，对营气有滋养作用。此方相对比较平和，但其缺点是解表力量并不强，这与桂枝本身是一个辛甘温的药有关，与它的配伍中有很多甘缓收敛的药物也有关。所以皮肤科单纯应用桂枝汤的比较少，临床上常加荆芥、防风等药物以加强解表的力量。

桂枝汤的辨证要点主要来自望闻问切的四诊资料。黄煌教授的"桂枝人"理论对本方的辨证有极大价值。"桂枝人"体质是相对瘦弱、皮肤白皙。"桂枝人"的情绪主要是敏感，不同于烦躁、焦虑，此类人甚至伴一定羞涩感。问诊中，桂枝汤证一般都有点怕冷，但不是特别的严重的怕冷，有的很有可能只是表现为怕风，夏天不愿意吹风扇。桂枝汤证不一定易出汗但其多易外感，甚至合并头痛。本医案中患者就有上述特点，同时伴有一定的烦躁，精神症状比较明显，故辨为太阳少阳合病，为了顾及少阳加用香附乌梅。桂枝汤证的脉象通常不是浮缓，如果按照脉浮缓来辨证，不一定准确。但是脉象如果是滑大疾数洪等阳热的脉象，那一般不是桂枝汤证。凭脉象确定桂枝汤证或者其他表证，是一个很困难的事情。脉浮不一定是表证，脉不浮也不一定不是表证。郑卢扶阳医学认为，左尺浮位的膀胱脉出现紧或弦硬是辨别表证及辨别桂枝法的重要标志，这同样可以作为桂枝汤的一个重要的脉象参考。

2. 栝楼桂枝汤

【组方】

栝楼根二两　桂枝三两　芍药三两　甘草二两　生姜三两　大枣十二枚

【出处】

栝楼桂枝汤出自《金匮要略》："太阳病，其证备，身体强，几几然，脉反沉迟，此为痉，栝楼桂枝汤主之。"《金匮要略论注》："其原由筋素失养而湿复挟风以燥之，故以桂枝汤为风伤卫主治，加栝楼根以清气分之热而大润其太阳经既耗之液，则经气流通，风邪自解，湿气自行，筋不燥而痉愈矣。"

【医案】

陈某某，女，72岁，2015年6月2日初诊。

主诉：左头部红斑水疱疼痛近2年。

现症：桂枝人。红斑水疱消退，现有左头部摩擦痛，吹冷风痛，怕冷，多汗，眼、鼻干，胃胀痛、打嗝，纳可，不累。舌紫暗红苔白腻。脉沉弱，左寸小滑，左尺小弦。

诊断：带状疱疹神经性痛。

处方：栝楼桂枝汤加减。

葛根 20 g、桂枝 12 g、白芍 10 g、炙甘草 3 g、生姜 3 g、大枣 10 g、附片 9 g、天花粉 10 g、白术 6 g、茯苓 10 g。7 剂，每日 1 剂。

2015 年 6 月 9 日二诊。

现症：患者诉疼痛减轻 30%，怕冷、多汗、眼干、鼻干好转，查体：舌淡胖齿痕水滑，脉沉弱，左寸小滑，左尺小弦。

处方：守前方，附片加量至 12 g，加用苍术 6 g，陈皮 12 g。7 剂，每日 1 剂。

2015 年 6 月 24 日三诊。

现症：患者诉疼痛减轻 50% 以上，晨起手麻木，全身瘙痒，眼屎多，晚上口渴。双脉沉弱。

处方：守前方，去苍术，改葛根 10 g、桂枝 6 g、陈皮 6 g，附片 9 g，天花粉加量至 20 g，加用首乌藤 15 g、当归 10 g、生地 10 g、山茱萸 6 g。7 剂，每日 1 剂。

2015 年 6 月 29 日四诊。

现症：患者诉疼痛反复，仍有多汗，手麻，眼屎、口渴基本消退。舌胖齿痕。双脉沉弱略滞。

处方：守前方，将桂枝改量为 12 g，附片为 6 g。7 剂，每日 1 剂。

2015 年 7 月 7 日五诊。

现症：患者诉疼痛减轻 60%，仍有瘙痒，多汗。

处方：守前方，加用细辛 6 g，乌梅 20 g。7 剂，每日 1 剂。

随访好转，未复诊。

【方药体会】

瓜蒌桂枝汤属于桂枝汤的加减方剂。桂枝汤的加减可以遵循很多种思路：

1. "表里"的思路

桂枝汤加麻黄汤可以加强解表作用，所以《伤寒论》有麻桂各半汤，胡希恕先生主张用桂枝加荆防汤也是这个思路，也有医家主张桂枝汤可以加羌活、独活，都是为了加强解表的力量。从另一个方向看，也可以通过加减加强化里的力量，比如桂枝加芍药汤通过加芍药后往阳明方向加强化里的力量、小建中汤通过加饴糖加强温中化里。以上举例说明了从表里这两个思路的加减。

2. "营卫"的思路

桂枝汤的主要作用是调节营卫，而营卫来源于气血，所以可以通过补充气血来增加营卫的协调。比如新加汤，此方加入了人参，同时芍药加量。人参和芍药可以看作是八珍汤的缩影，四君子汤只用人参，四物汤只用芍药，加强营卫本身的力量。

3. "阴阳"的思路

桂枝汤的加减也可以往阴阳方向发展，因为阴阳就是气血的极致的表现。在平调营卫的基础上，有的患者偏阴证可以加附片、细辛等（桂枝汤加附片为桂枝附子汤，而加细辛就取法当归四逆汤）。有的患者偏阳证可以加葛根、栝楼根等（桂枝加葛根汤、栝楼桂枝汤）。

本案例的患者有明确伤阴的症状——"眼干""鼻干"，所以选取了瓜蒌桂枝汤，同时也加了葛根加强养阴解表的作用。而且这个病例同时也有阴证，表现为怕冷比较明显，所以少量加了附片。在后续治疗中，处方往阴证方面加减还是往阳证方面加减，还是需要跟视患者病情而定。该患者阴证缓解之后，进一步加大养阴的力量，所以加入首乌藤、当归、生地、山茱萸等药。养阳的药物只是加入了细辛 6 g。

3. 桂枝加黄芪汤

【组方】

桂枝三两　芍药三两　甘草二两　生姜三两　大枣十二枚　黄芪二两

【出处】

桂枝加黄芪汤出自《金匮要略》："黄汗之病，两胫自冷。假令发热，此属历节。食已汗出，又身常暮盗汗出者，此劳气也。若汗出已，反发热者，久久其身必甲错；发热不止者，必生恶疮。若身重，汗出已辄轻者，久久必身瞤。瞤即胸中痛，又从腰以上必汗出，下无汗，腰髋弛痛，如有物在皮中状，剧者不能食，身疼重，烦躁，小便不利，此为黄汗。桂枝加黄芪汤主之""诸病黄家，但利其小便。假令脉浮，当以汗解之，宜桂枝加黄芪汤主之"。喻昌在《医门法律》："用桂枝全方，啜热粥助其得汗，加黄芪固卫。"

【医案】

张某某，女，63岁，2017年6月13日初诊。

主诉：全身红斑风团瘙痒数月。

现症：其人虚弱偏白，汗多，气短，纳呆。双脉略虚大，左尺浮小弦。

诊断：荨麻疹。

处方：桂枝加黄芪汤加减。

桂枝9g、白芍9g、大枣7g、防风6g、荆芥6g、生姜9g、炙甘草6g、黄芪25g。7剂，每日1剂。

2017年6月22日二诊。

现症：患者诉手足偶发风团瘙痒，汗多消失，气短减轻，纳呆，眠差。脉小弦略大。

处方：守前方，加用柴胡8g、陈皮8g、茯苓8g。7剂，每日1剂。

随访治愈。

【方药体会】

桂枝加黄芪汤亦为桂枝汤的重要加减方之一。《金匮要略》中桂枝汤配以黄芪而成的不止此方，还有黄芪桂枝五物汤。人参补气相对而言偏于入里，而黄芪之补气既能升发，又可达表固表，有其两面性。亦有伤寒家说，《伤寒论》中从不用黄芪，因为黄芪能够封闭表气，所以外感严重时候应该慎用。而郑卢扶阳医学也认为，过早使用黄芪会造成人体正气调动到体表从而内脏虚弱，故只适合后期填精益气时使用。此两派观点均有一定参考意义。

桂枝加黄芪汤方证是在桂枝汤证的症状基础上另有气虚表现，其病位偏上焦，临床问诊较为明显的症状即见气短。气虚之人常有气短，通常一旦走路稍快、时间稍长，或者稍微爬楼，患者则上不来气，此即使用黄芪的重要临床指征。张锡纯亦言黄芪可升提人之中气，如升陷汤之黄芪。而人参所针对的主要表现为纳呆、乏力、疲倦或心脏不适。

此医案中患者主诉相对较少，仅多汗、气短，其体质属桂枝人，笔者以桂枝加黄芪汤投之，最终取得满意疗效。而运用黄芪时，亦可参考黄煌教授所述黄芪人之特点，故此人实为桂枝人与黄芪人两种体质之叠加，故而临床问诊、望诊均不可或缺。

附：黄芪桂枝五物汤

【医案】

雷某，男，44岁，2019年5月21日初诊。

主诉：腋下、肩背、腋窝皮肤疼痛麻木，舌头上颚麻木3个多月。

现症：夜间口干欲饮水，二便正常。脉沉弱。

诊断：皮神经痛。

处方：千金水肿方加减。

鬼箭羽12g、白术10g、丹参12g、独活6g、桂枝6g、秦艽6g、知母8g、猪苓8g、茯苓10g、海藻12g。7剂，每日1剂。

2019年5月28日二诊。

现症：皮肤疼痛明显减轻，麻木同前，偶刺痛。

处方：守前方，酌加制白附子10g、天麻12g、法半夏10g、川芎12g、藁本6g、防风6g。7剂，每日1剂。

2019年6月6日三诊。

现症：皮肤疼痛较前减轻30%，麻木略减轻，舌鲜红。

处方：守前方，独活、桂枝、秦艽、防风均加量至12g，海藻减至10g，天麻减至6g，川芎减至10g。14剂，每日1剂。

2019年6月19日四诊。

现症：疼痛麻木均同前。舌鲜红，舌前部凹陷。脉寸关微弱，尺中小紧。

处方：黄芪桂枝五物汤加减。

黄芪20g、桂枝10g、赤芍10g、生姜10g、大枣10g。7剂，每日1剂。

2019年7月3日五诊。

现症：疼痛略减轻，麻木减轻，但面积增大。头易出汗，无心烦，舌鲜红、脉同前。

处方：守前方，酌加防己15g。10剂，每日1剂。

2019年7月22日六诊。

现症：疼痛、麻木均减轻。舌红。脉寸关微弱，尺中小弦。

处方：守前方，加用鬼箭羽15g，黄芪加量至35g，桂枝、赤芍加至20g，生姜、大枣加至15g。14剂，每日1剂。

后患者复诊诉疼痛、麻木明显减轻，沿用此方数次酌情加减后治愈。

【方药体会】

黄芪桂枝五物汤出自《金匮要略》。《伤寒论》所载方中未见黄芪，仅在金匮方中才用此药，其组方很有提示意义。笔者研习伤寒体系，故使用黄芪较为慎重。分析此方方义：患者有表证未解，故保留桂枝汤，但切其脉象寸口关上微，提示有表气虚或中气虚之象，则将桂枝汤之甘草换为黄芪，黄芪既有补气健中托毒之效，亦可收敛表气。而为防止黄芪过于收敛，又将生姜从三两加量至六两，如此加减终成黄芪桂枝五物汤。此方黄芪、生姜之量均超过桂枝加黄芪汤。

此方证之脉象非常典型且重要，常表现为寸口关上微，尺中小紧数。扶阳派认为表证之标志性脉法为左尺稍浮之膀胱脉有紧象，此乃表证未解之象，而寸口关上微则提示上焦、中焦之气不足，以脉测证，此方当为气虚表邪未解。

此医案中患者以麻木、疼痛为主要表现，其麻木感甚于疼痛，除肌肉麻木外甚至口腔内部亦有此感。初诊时患者脉象沉弱，考虑与水饮有关，服用千金水肿方疼痛有好转。后四诊时笔者细察脉象，发现其脉寸口关上微，尺中脉则始终有紧象，加之麻木明显，故考虑以黄芪桂枝五物汤治之。而当黄芪用到 35 g 时，麻木、疼痛即明显缓解，最终愈之。此案也提示我们，仲景方脉象确实非常准确，可以作为重要辨证要点。

4. 桂枝加龙骨牡蛎汤

【组方】

桂枝三两　芍药三两　生姜三两　甘草二两　大枣十二枚　龙骨三两　牡蛎三两

【出处】

桂枝加龙骨牡蛎汤出自《金匮要略》："夫失精家，少腹弦急，阴头寒，目眩，发落，脉极虚芤迟，为清谷、亡血、失精。脉得诸芤动微紧，男子失精，女子梦交，桂枝加龙骨牡蛎汤主之。"《金匮要略论注》："桂枝、芍药，通阳固阴；甘草、姜、枣，和中、上焦之营卫，使阳能生阴，而以安肾宁心之龙骨、牡蛎为辅阴之主。"《胡希恕金匮要略讲座》："桂枝加龙骨牡蛎汤即桂枝汤原方外谐营卫、内调气血，加入龙骨、牡蛎。在《伤寒论》中龙骨、牡蛎用于治疗惊狂、癫痫等精神不宁之症，这个药是有收敛精神，让精神不那么浮躁，为强壮性镇静药，多少有些补虚的作用。"

【医案】

医案一

李某，男，60 岁，2016 年 9 月 20 日初诊。

主诉：双手干燥皲裂 1 年。

现症：面红、食欲旺盛，性欲旺盛，怕热少汗，失眠。舌淡暗胖。脉弦大盛略空。

诊断：手部湿疹。

处方：桂枝加龙骨牡蛎汤。

桂枝 10 g、大枣 10 g、龙骨 30 g、白芍 10 g、附片 5 g、牡蛎 30 g、炙

甘草 10g、白术 10g、苍术 8g、生姜 6g、茯苓 10g、磁石 30g。7 剂，每日 1 剂。

2016 年 9 月 27 日二诊。

现症：双手干燥皲裂减轻 30%，双手红斑、面红减轻，失眠减轻。脉软略滑。舌淡暗，苔腻。

处方：前方加黄柏 10g。15 剂，每日 1 剂。

随诊治愈，未就诊。

医案二

王某，男，69 岁，2016 年 4 月 12 日初诊。

主诉：双足皲裂肥厚 1 年。

现症：眠差，大便日 2 次，头昏，手足冷。脉弦长空。

诊断：皲裂性湿疹。

处方：桂枝加龙骨牡蛎汤加减。

桂枝 10g、白芍 10g、白术 10g、大枣 10g、附片 10g、龙骨 30g、牡蛎 30g、生姜 6g、炙甘草 10g、茯苓 10g、苍术 6g。7 剂，每日 1 剂。

2016 年 4 月 19 日二诊。

现症：双足皲裂肥厚减轻 50%；大便日 1 次，仍眠差，头昏，手足冷。脉弦长。舌紫暗苔腻。

处方：效不更方，患者睡眠仍差，将前方茯苓改茯神 10g，余同前。7 剂，每日 1 剂。

2016 年 4 月 26 日三诊。

现症：皮疹进一步减轻；失眠好转，头昏闷。脉弦软。

处方：上方加煅磁石 20g、巴戟天 10g。7 剂，每日 1 剂。

2016 年 5 月 24 日四诊。

现症：前方后皮疹基本消退，患者过度活动、停药后复发。

处方：桂枝加龙骨牡蛎汤加减。

桂枝 10g、白芍 10g、白术 10g、苍术 6g、大枣 10g、附片 10g、龙骨 30g、牡蛎 30g、生姜 6g、泽泻 10g、炙甘草 10g、茯神 10g、泽兰 10g。7 剂，每日 1 剂。

2016 年 6 月 7 日五诊。

皮疹痒痛潮红基本消退，未处方。

医案三

何某，男，51 岁，2015 年 6 月 24 日初诊。

主诉：全身风团瘙痒半年。

现症：双足心热，平素易感冒，多汗，眠差多梦，烦躁。夜尿 2～3 次，背心冷，受凉后声音嘶哑。双脉略弦大。

诊断：荨麻疹。

处方：桂枝加龙骨牡蛎汤加减。

桂枝 12 g、白芍 10 g、炙甘草 3 g、生姜 3 g、大枣 10 g、附片 6 g、龙骨 30 g、牡蛎 30 g、白术 6 g、茯苓 10 g。7 剂，每日 1 剂。

2015 年 7 月 1 日二诊。

现症：风团瘙痒明显好转，此周发作 1 次，双足心热减轻，烦躁。舌淡苔白。脉沉弱。

处方：前方加法半夏 12 g。7 剂，每日 1 剂。

随访治愈，未复发。

医案四

邱某，女，66 岁，2017 年 3 月 7 日初诊。

主诉：全身反复丘疹瘙痒 2 年。

现症：皮疹口唇、下颌、背部为甚，易疲惫，潮热，纳一般，大便每日 2 次，失眠。舌紫苔薄。脉洪大略空。

诊断：湿疹。

患者初诊至此后二十余次就诊，先后予乌梅汤、甘麦大枣汤、八珍汤及新加汤等方药加减，虽略有所缓解，仍反复发作。

2018 年 4 月 25 日二十诊。

现症：失眠，时有乏力气短、腰酸腿软，背冷，足热，足肿痛，大便同前，脉弦大略空，有"抑郁症"病史。

处方：桂枝加龙骨牡蛎汤加减。

中医经典名方诊疗皮肤病实录

桂枝5g、白芍9g、大枣7g、荆芥3g、生姜9g、炙甘草6g、防风3g、乌梅15g、香附10g、炒麦芽10g、银柴胡15g、龙骨30g、牡蛎30g、赤芍12、石斛10g、钩藤10g、桑叶10g、菊花10g、首乌藤15g、肉桂2g。7剂，每日1剂。

2018年5月2日二十一诊。

现症：全身丘疹、瘙痒总体减轻，但仍反复，足痛消失，自觉发热。

处方：守前方，石斛加量至15g，肉桂加量至5g。7剂，每日1剂。

2018年5月16日二十二诊。

现症：丘疹瘙痒明显减轻，自觉发热减轻，脚心热明显，晨起较多眼屎。脉弦大略空。

处方：守前方，菊花加量至12g，首乌藤加量至20g，去肉桂，酌加杜仲10g。7剂，每日1剂。

2018年5月23日二十三诊。

现症：丘疹瘙痒进一步缓解，上诉症状均减轻，大便每日1次，睡眠轻微改善，每晚1点醒。脉弦缓略大。

处方：守前方，首乌藤加量至25g。7剂，每日1剂。

患者余后4次就诊均沿用此方，全身丘疹瘙痒基本缓解，偶发数粒丘疹。

【方药体会】

桂枝加龙骨牡蛎汤亦为桂枝汤的重要加减之一，其加减可从表里层面来理解。桂枝汤中加入龙骨、牡蛎，具有加强营气和内壮之功。龙、牡二味有一定的强壮性作用，更重要的是能收敛人体之气机，胡希恕先生曾描述为"强壮型的镇静药物"，认为有一定补内虚作用。此方类似于潜阳封髓丹，因其虚寒轻于后者，且有表证未解，故仅用桂枝汤原方，再加龙骨、牡蛎以收敛。而龙、牡之证，临床患者不一定有惊狂、癫痫等极致性表现，可仅见轻微易兴奋。

通过长期临证体验，笔者总结此方证有其标志性辨证要点，即易出现寒热错杂，且多表现为上寒下热之症。上寒常为背心冷，下热常为足热，虽不是所有的患者均现，但若有此症，首先就可想到桂枝加龙骨牡蛎汤。本方之上寒下热证与乌梅丸之上热下寒证，呈现相反的表现。由于其不符合火性炎上的特点，所以《伤寒论》描述其为"火逆"。此外，患者脉象上亦有其特点，多为弦大脉，浮取略弦紧、脉幅偏大、重按无力（即为空）。《伤寒论》原方中所言"脉极虚芤迟"，芤脉即为浮大中空，重按又弱而迟缓，脉之极虚芤迟当是桂枝加龙骨牡蛎汤的一种极致的表现。医案一中患者即为弦大脉，医案二中患者脉象则为弦大而芤，而医案三、四中最主要的辨证要点是具有上寒下热之症。

此外，此类患者多伴有一定阴证。如《金匮》中所见"阴头寒""少腹弦急""目眩""发落"等症，当考虑其为表证未解时，又出现阳气虚衰，虚气上逆所致。而在《伤寒论》原方中，此方证本就是人体肾阳不足所产生的后遗症之一，但因本方几无温补肾阳之力，故在原方后附有天雄散之方。所以，桂枝加龙骨牡蛎汤方证又见阴寒甚者，还应加用天雄，而笔者用方时，一般加用小剂量附片即可。《小品方》中所载的二加龙骨牡蛎汤既是此方往阴证方面加减。同时，本方证亦可往阳热方面转化，此时应加入养阴血、清虚热之药。戴丽三先生的医案中就将其自拟成方首乌芝麻散与桂枝加龙骨牡蛎汤合用，在本方基础上加首乌、芝麻、石斛、钩藤、桑叶、菊花等药以养阴清热。医案四即借用戴丽三先生之法，最终取得良好疗效。

5. 茯苓桂枝白术甘草汤

【组方】

茯苓四两　桂枝（去皮）三两　白术二两　甘草（炙）二两

【出处】

茯苓桂枝白术甘草汤出自《伤寒论》："伤寒，若吐、若下后，心下逆满，气上冲胸，起则头眩，脉沉紧，发汗则动经，身为振振摇者，茯苓桂枝白术甘草汤主之。"《金匮要略》："发汗后，脐下悸者，欲做奔豚，茯苓桂枝白术甘草汤主之""心下有痰饮，胸胁支满，目眩，茯苓桂枝白术甘草汤主之""夫短气有微饮，当从小便去之，茯苓桂枝白术甘草汤主之，肾气丸亦主之"。

【医案】

王某，女，61 岁，2017 年 10 月 25 日初诊。

主诉：全身风团瘙痒十年余。

现症：怕冷，手足冷，少汗，恶冷风，膝盖不适。舌苔白滑。脉沉濡弱。

诊断：荨麻疹。

处方：茯苓桂枝白术甘草汤合真武汤。

茯苓 8 g、桂枝 9 g、白术 8 g、炙甘草 6 g、附片 5 g、白芍 9 g、生姜 9 g、大枣 7 g。7 剂，每日 1 剂。

2017 年 11 月 1 日二诊。

现症：风团、瘙痒明显消退，偶有瘙痒。仍怕冷、手足冷、恶冷风明显。舌淡胖。脉沉濡弱略滞。

处方：守前方，附片加量至 8 g，酌加泽泻 12 g。7 剂，每日 1 剂。

2017 年 11 月 8 日三诊。

现症：全身风团瘙痒进一步缓解，仅颈部偶有轻微瘙痒，无皮疹。怕冷、手足冷、恶冷风等有所好转。舌淡胖。脉沉濡弱。

处方：守前方，加砂仁 8 g。7 剂，每日 1 剂。

随访治愈，未再复诊。

【方药体会】

茯苓桂枝白术甘草汤以下简称"苓桂术甘汤"。苓桂术甘汤是治疗水饮病的常用方。其组成有健脾利湿的茯苓、白术，有解表的桂枝，有温纳中焦的炙甘草。炙甘草是仲景方中使用频率最高的药物，虽然后世认为炙甘草可致中满、不利于水饮，但仲景方中无此禁忌。此方中炙甘草温纳中焦，对中焦虚有一定补益作用。补益中气是《伤寒论》炙甘草的主要功效之一，比如栀子豉汤证"少气"会加用炙甘草益气，成为栀子甘草豉汤。另外，炙甘草对"气急"有一定作用，此"气急"不是呼吸急促，而是气机急迫逆乱，表现为气机或上或下、或走窜，或腹中急、水饮上冲、头眩等，这也是本方应用炙甘草的重要原理。

苓桂术甘汤的使用要点：仲景原文记载的是表证未解、水饮发作的相关症状，表现为发汗动经、身振振摇、头眩、脉沉紧。当然，《伤寒论》原文对病症的描述是一种极致的临床表现，临床工作中很少能见到如原文描述症状的患者。如果完全按照原文所述典型症状套用经方，会有很大的临床局限性。所以，当患者有水饮兼表证，同时水饮有激动时就可以考虑用苓桂术甘汤。如果表证夹有寒象，阴证更明显时可以加用真武汤。此医案乃苓桂术甘汤合真武汤。

水饮的辨证主要靠脉象，舌象有一定的参考意义。濡脉是水液代谢障碍的标志性脉象，是水湿濡在气血的表现，严重时会表现为模糊脉。但是，仲景在《金匮要略·痰饮咳嗽篇》多次提到弦脉，后世有医家认为弦脉是水饮的重要标志。而笔者认为，弦脉本身不代表水饮，其是气机郁滞的表现，当水饮逆动，导致气机紧张时才会出现弦脉。故苓桂术甘汤的脉象主要是濡脉，水饮激动时可以见到弦濡。本方证的舌象可以表现为舌质水滑或苔腻，但不作为主要辨证要点。

6. 茯苓桂枝甘草大枣汤

【组方】

茯苓半斤　　甘草二两（炙）　　大枣十五枚　　桂枝四两

【出处】

茯苓桂枝甘草大枣汤出自《伤寒杂病论》："发汗后，其人脐下悸者，欲作奔豚，茯苓桂枝甘草大枣汤主之。"后世医家对此方注解颇多，成无己《注解伤寒论》："茯苓以伐肾邪；桂枝能泄奔豚；甘草、大枣之甘，滋助脾土，以平肾气；煎用甘澜水者，扬之无力，取不助肾气也。"《医宗金鉴》："以桂枝、甘草补阳气，生心液，倍加茯苓以君之，专伐肾邪，用大枣以佐之，益培中土，以甘澜水煎，取其不助水邪也。土强自可制水，阳建则能御阴，欲作奔豚之病，自潜消而默化矣。"

【医案】

韩某，男，27岁，2016年6月9日初诊。

主诉：全身散在红斑丘疹伴瘙痒2月。

现症：全身散在红斑丘疹，心慌，怕热，多汗，手足心热。脉整体沉弱，左寸偏浮滑。

诊断：湿疹。

处方：茯苓桂枝甘草大枣汤。

甘草15g、大枣10g、桂枝5g、茯苓10、浮小麦10g、淮小麦20g。7剂，每日1剂。

6月18日二诊。

现症：全身散在红斑丘疹减少，瘙痒明显减轻。患者仍诉多心慌，怕热，手足心热，口干，口苦，便秘。脉软略滑。

处方：前方浮小麦加量至25g、苦参10g、黄芩10g，余同前方。6剂，每日1剂。

随访好转，患者未再就诊。

【方药体会】

茯苓桂枝甘草大枣汤以下简称"苓桂枣甘汤"。苓桂枣甘汤与苓桂术甘汤相比，在药味上的变化为去白术加大枣。本方加入大枣故甘缓之力更强，与甘草起到相须作用。所以其对欲做奔豚者效果更明显，因为此类奔豚证实为脾虚水饮上泛所致，其方证的患者可见心烦、虚弱或多汗等症状。而现今临床很少见到真正的奔豚发作，一般以出现心悸、烦躁等症考虑为不全奔豚证。而此方所治之症与一般水饮相比，正是多了烦热的表现，故用苓桂枣甘汤加用甘麦大枣汤论治。本方取小麦以滋养心神、共除烦热。二诊皮疹减轻之后，又加用三物黄芩汤，苦寒之品既燥水湿，也除烦热。

7. 五苓散

【组方】

猪苓十八铢（去皮）　泽泻一两六铢　白术十八铢　茯苓十八铢　桂枝半两（去皮）

【出处】

五苓散出自《伤寒论》："太阳病，发汗后，大汗出，胃中干，烦躁不得眠，欲得饮水者，少少与饮之，令胃气和则愈。若脉浮，小便不利，微热消渴者，五苓散主之。""发汗已，脉浮数烦渴者，五苓散主之。""中风发热，六七日不解而烦，有表里证，渴欲饮水，水入则吐者，名曰水逆，五苓散主之。""太阳病，寸缓、关浮、尺弱，其人发热汗出，复恶寒，不呕，但心下痞者，此以医下之也。如其不下者，病人不恶寒而渴者，此转属阳明也。小便数者，大便必鞕，不更衣十日，无所苦也。渴欲饮水，少少与之，但以法救之，渴者，宜五苓散。"

【医案】

医案一

胡某，女，75 岁，2017 年 3 月 2 日初诊。

主诉：面部红斑丘疹 1 年。

现症：面部潮红、丘疹，失眠、入睡困难、多梦、口干、自觉食道干热、右膝疼痛。舌暗胖。脉沉濡弱。

诊断：玫瑰痤疮。

处方：五苓散加减。

桂枝 8 g、白术 10 g、猪苓 10 g、茯苓 15 g、泽泻 10 g、黄连 8 g、木香 10 g。7 剂，每日 1 剂。

2017 年 3 月 9 日二诊。

现症：面部潮红明显减轻，多梦、失眠、口干、食道干热均减轻，右膝疼痛。舌暗红苔薄。脉沉濡弱。

处方：前方桂枝减为 5 g，加独活 6 g，余同前方。7 剂，每日 1 剂。

2017年3月16日三诊。

现症：面红进一步减轻，失眠、膝痛均减轻，觉胃中干。舌暗红苔薄。脉整体沉濡弱，左尺略弦硬，右脉略缓滑。

处方：前方加炙甘草10g。7剂，每日1剂。

2017年3月23日四诊。

现症：面红、面部丘疹明显减轻，失眠、膝痛、胃不适均明显减轻。舌脉同前。

处方：同前方，茯苓减为12g、黄连减为6g、木香减为8g。14剂，每日1剂。

医案二

曾某，女，33岁，2015年7月22日初诊。

主诉：面部散在扁平丘疹。

现症：偏头痛，脱发，少汗。双脉寸关浮滑。

诊断：扁平疣。

处方：千金苇茎汤加减。

白芷6g、桔梗10g、荆芥10g、防风10g、紫苏叶10g、首乌藤15g、薏苡仁20g、杏仁10g、芦根10g、冬瓜子15g、桃仁10g。5剂，每日1剂。

2015年7月28日二诊。

现症：面部散在扁平丘疹稍变平。处方同前。7剂，每日1剂。

2015年8月4日三诊。

现症：面部散在扁平丘疹同前，冬天怕冷，四肢冷，偏头痛，脱发。舌淡胖水滑。脉整体偏沉濡弱，双寸略浮滑。

处方：五苓散加减。

桂枝6g、茯苓20g、泽泻20g、猪苓10g、白术12g、紫苏叶10g、秦艽10g、白芷6g、桔梗10g。7剂，每日1剂。

2015年8月18日四诊。

现症：面部散在扁平丘疹明显消退。

处方：前方加苡仁20g。7剂，每日1剂。

随访治愈。

医案三

刘伟，男，35岁，2014年9月17初诊。

主诉：全身红斑风团瘙痒2年。

现症：全身散在红斑风团，抓后划痕瘙痒，接触冷水、热水后均加重，大便溏2～3次，小便多，口渴多饮、多汗、怕热，心烦躁。脉沉濡弱小滑。

诊断：荨麻疹。

处方：五苓散+苓桂枣甘汤。

桂枝6g、茯苓20g、泽泻20g、猪苓20g、白术12g、甘草6g、大枣30g。7剂，每日1剂。

2014年9月24日二诊。

现症：全身红斑风团瘙痒略减轻，便溏好转。脉沉濡弱小滑。

处方：前方加量。桂枝6g、茯苓30g、泽泻30g、猪苓30g、白术18g、甘草6g、大枣30g。14剂，每日1剂。

2014年10月8日三诊。

现症：瘙痒、风团进一步减轻，便溏减轻，每日2次。舌红苔白腻。脉沉濡弱小滑。

处方：前方白术加量至30g，甘草减为3g，余不变。14剂，每日1剂。

2014年10月21日四诊。

现症：红斑风团瘙痒明显减轻，口渴多饮，小便多、心烦均好转。脉沉濡弱小滑。

处方：前方加减。桂枝6g、茯苓30g、泽泻20g、猪苓10g、白术30g、甘草3g、大枣10g、苍术6g。14剂，每日1剂。

【方药体会】

五苓散为《伤寒论》中治疗水饮的经典方剂，历代医家对此方有多种解读。而笔者更为赞同冯世纶先生提出的观点，其认为五苓散证实为三经合病，即太阳、太阴、阳明合病。本方中桂枝治疗太阳表证未解，白术、茯苓以化太阴水湿，因为水湿化热伴有阳明表现，故加泽泻、猪苓清热利湿。因此五苓散证病机实为太阳表证未解，又夹水饮化热。

同苓桂术甘汤方证一样，五苓散方证的脉象是其辨证要点。其同样表现为濡脉，但几乎不会出现弦濡的脉象。上述三个医案中患者脉均可见濡象，第一个沉濡弱，第二个双脉濡，寸关浮滑，第三个双脉濡小滑，均提示存在水饮证。而上述患者表证的辨证依据来自辨病：根据笔者广泛的临床观察，面部散发皮疹伴痒多与表证相关。故笔者抓住水饮与表证未解的辨证特点，投以五苓散论治均收效良好。

除了水饮夹表证以外，上述医案患者又各有兼症，案一患者自觉食道干热，实为水饮日久化热所致，在五苓散基础上加以黄连、木香，此加减组合出自巫神汤，此方在日本汉方中有载，黄连得木香行而不滞，木香得黄连温而不燥，寒热并用，可清热燥湿，行气解郁；案二患者，结合其脉症考虑，其表证表现更加明显，故在五苓散基础上，加紫苏叶、秦艽、白芷、桔梗以加强解表力量；案三患者则烦热表现更明显，故加苓桂枣甘汤既化水饮，也除烦热。

综上，五苓散证的应用关键在于其标志性脉象，即濡象。在此脉象的基础上，可能出现不同的复合脉，往往反映风、热、郁等不同变证。所以在应用时，要根据不同的兼杂证，进行不同的加减治疗。

8. 桂枝茯苓丸

【组方】

桂枝　茯苓　牡丹（去心）　桃仁（去皮尖，熬）　芍药各等分

【出处】

桂枝茯苓丸出自《金匮要略》："妇人宿有癥病，经断未及三月，而得漏下不止，胎动在脐上者，为癥痼害。妊娠六月动者，前三月经水利时，胎也。下血者，后断三月衃也。所以血不止者，其癥不去故也，当

下其癥，桂枝茯苓丸主之。"《金匮要略方义》："本方为化瘀消癥之缓剂。方中以桃仁、丹皮活血化瘀；则等量之白芍，以养血和血，庶可去瘀养血，使瘀血去，新血生；加入桂枝，既可温通血脉以助桃仁之力，又可得白芍以调和气血；佐以茯苓之淡渗利湿，寓有湿祛血止之用。综合全方，乃为化瘀生新、调和气血之剂。"

【医案】

邓某，女，62岁，2014年8月5日初诊。

主诉：全身皮肤热、刺痛2月。

现症：皮肤干燥脱屑，心烦热、汗出、饮冷后加重，冬天背冷、平时手足热，头昏眼肿，冬季夜尿多、口渴、口苦，膝盖痛、怕冷。左脉沉弱，右脉沉紧。

诊断：皮肤瘙痒症。

处方：桂枝甘草龙骨牡蛎汤。

桂枝12g、甘草6g、龙骨30g、牡蛎30g。6剂，每日1剂。

2014年8月12日二诊。

现症：全身皮肤发热消失，头面瘙痒、手足背刺痛同前。

处方：桂枝茯苓丸加减。

桂枝12g、茯苓10g、桃仁10g、丹皮10g、赤芍10g、甘草6g、龙骨30g、牡蛎30g。7剂，每日1剂。

2014年8月19日三诊。

现症：头面颈偶瘙痒，手足背部干燥，口苦、小便黄、晨起眼肿、口渴、汗出好转。

处方：前方加茵陈15g、薏苡仁10g，余同前方。7剂，每日1剂。

随访好转，未复诊。

【方药体会】

桂枝茯苓丸是汉唐时期一个比较经典的活血化瘀方，其方中有桃仁、赤芍、牡丹皮等活血药物。汉唐时代的很多活血方剂，一般都加温通之剂来增加活血化瘀的力量，比较常用的有附片、细辛等。所以此方中用桂枝温通经脉，增加活血化瘀之力，其功效不能理解为解表。

　　该方中难以理解的是茯苓的使用。因为在原文中没有看到有"水饮证"相关的症状。在后人的临床应用中也没有人把"水饮证"作为桂枝茯苓丸的一个使用要点。所以方中茯苓使用的比较蹊跷。但《金匮要略·水气病篇》重要的论点就是"血不利则病水"，这从水与血的关系出发阐释了活血利水法治疗瘀血证，这也可能是该方应用茯苓的理论基础。除本方外，当归芍药散亦加茯苓、白术、泽泻以治疗血虚水饮证。但桂枝茯苓丸中使用茯苓，到底是因为该方证中本来就有水饮证还是防止血化成水，这个问题一直还没有明确的答案，而且大家在临床应用中并没有过多考虑该方证是否有水饮证的表现。

　　目前临床应用桂枝茯苓丸治疗血瘀证的辨证要点主要以望面色及舌和脉诊为主。其主要表现为面色黯淡、舌体有瘀点瘀斑、舌下络脉瘀紫、脉涩。但临床出现上述舌象及脉象时提示患者血瘀证较重，轻症患者舌象、脉象变化并不明显。而皮肤科血瘀证的患者往往以轻症为主，笔者多年经验发现患者皮肤有刺痛、刺痒、针刺感或者皮肤干燥甲错等症状时，多与血瘀有关。

　　刘保和老师曾提到，脐上一寸为任脉的水分穴，水分穴压痛与血瘀相关。另外他还提到左少腹压痛是桂枝茯苓丸的主症。这几点在临床有一定的使用价值。而且笔者发现，不止水分穴压痛与血瘀有关，脐上两寸压痛也与血瘀有一定关系。

　　在这个案例中抓的主症是患者有皮肤干燥刺痛的症状，所以在二诊时使用桂枝茯苓丸后患者症状得到明显缓解。

9. 炙甘草汤

【组方】

　　甘草四两（炙）　生姜三两（切）　人参二两　桂枝三两（去皮）　生地黄一斤　阿胶二两　麦门冬半升（去心）　麻子仁半升　大枣三十枚（擘）

【出处】

炙甘草汤出自《伤寒论》："伤寒，脉结代，心动悸，炙甘草汤主之。"吴昆《医方考》："心动悸者，动而不自安也，亦由真气内虚所致。补虚可以去弱，故用人参、甘草、大枣；温可以生阳，故用生姜、桂枝；润可以滋阴，故用阿胶、麻仁；而生地、麦冬者，又所以清心而宁悸也。"

【医案】

李某，女，80 岁，2016 年 7 月 26 日初诊。

主诉：全身风团瘙痒 8 年。

现症：其人干瘦，全身反复风团，瘙痒，心动过速，心慌，气短怕热，脉小滑。

诊断：荨麻疹。

处方：炙甘草汤加减。

炙甘草 15 g、桂枝 8 g、生地黄 10 g、党参 10 g、当归 10 g、干姜 3 g、麦冬 10 g、阿胶 3 g、火麻仁 10 g、大枣 10 g、淮小麦 35 g。7 剂，每日 1 剂。

2016 年 8 月 2 号二诊：

现症：症状较前减轻，风团瘙痒偶发。守前方。7 剂，每日 1 剂。

随访治愈。

【方药体会】

临床上可见炙甘草汤证患者较瘦弱，这与黄煌教授所描述的"人参人"有相似之处。"人参人"相对比较枯瘦，"黄芪人"相对较黄胖。炙甘草汤更偏近于人参人，所以患者的状态和体质对判断炙甘草汤证有一定作用。有的医家认为，炙甘草汤证患者喜甜食，这一点有一定的辨证参考意义。

炙甘草汤是《伤寒论》里使用甘味药物较集中的药方。炙甘草为君药，人参、生地、阿胶、麦冬、麻仁、大枣均以甘味为主；桂枝是辛甘温；生姜主要为辛味。故此方药性主要是甘辛温，以甘味为主，较滋补。

其中炙甘草可以治疗气急，即气机的波动，在此方中主要治疗心动悸（心气的一种波动），所以炙甘草汤可以治疗脉结代。此类患者偏虚弱，且有一定阳虚的表现。

（二）麻黄类方证

1. 葛根汤

【组方】

葛根四两　麻黄三两（去节）　桂枝二两（去皮）　生姜三两（切）　甘草二两（炙）　芍药二两（切）　大枣十二枚（擘）

【出处】

葛根汤出自《伤寒论》："太阳病，项背强几几，无汗恶风，葛根汤主之。""太阳与阳明合病者，必自下利，葛根汤主之。"此方也载于《金匮要略》中，为治疗刚痉之方。清代柯琴在其《伤寒附翼》中云："此开表逐邪之轻剂也。葛根味甘气凉，能起阴气而生津液，滋筋脉而舒其牵引，故以为君。麻黄生姜，能开玄府腠理之闭塞，祛风而出汗，故以为臣。寒热具轻，故少佐桂芍，同甘枣以和里。此于麻桂二方之间，衡其轻重，而为调和表里之剂也。故用之以治表实，而外邪自解，不必治里虚，而下利自瘥。"

【医案】

王某，女，5岁，2017年9月6日初诊。

主诉：腰、背部丘疹、丘疱疹瘙痒反复2年。

现症：体壮，喜饮水，平素脾气温和、汗出正常、感冒较少，纳可，遗尿，便秘。

诊断：丘疹性荨麻疹。

处方：葛根汤加减。

葛根 10g、白芍 6g、大枣 6g、甘草 6g、桂枝 6g、麻黄 6g、生姜

6g、石膏 6g。7 剂，每日 1 剂。

2017 年 9 月 15 日二诊。

现症：患者皮疹减轻、便秘减轻。

处方：调整剂量，加用白鲜皮。葛根 10g、白芍 5g、大枣 5g、甘草 3g、桂枝 4g、麻黄 4g、生姜 6g、石膏 20g、白鲜皮 8g。7 剂，每日 1 剂。

2017 年 9 月 20 日三诊。

现症：皮疹未发，遗尿消失。

处方：前方加用苦杏仁、紫苏子。葛根 8g、白芍 3g、大枣 5g、甘草 3g、桂枝 3g、麻黄 3g、生姜 6g、石膏 15g、白鲜皮 6g、苦杏仁 6g、紫苏子 8g。5 剂，每日 1 剂。

随访数月，未复发。

【方药体会】

葛根汤为桂枝汤加麻黄、葛根，由于加葛根的原因，此方的作用位置比桂枝汤要深一些，可以达到肌肉组织，同时可以入胃腑。所以本方可以治疗项背肌肉的不适，也可以治疗下利。

皮肤科临床中选用本方时常见到以下辨证要点：

1. 麻黄人，腠理粗糙，体质偏壮实，无汗或少汗，性情温和。单纯的葛根汤证面圆体壮者多见，很少有消瘦者。

2. 皮肤病有局部热化的倾向，但尚未达到火毒壅盛的状态。可以伴有消化道症状，阳明热盛可以便秘，则合白虎汤，也可以下利严重则合葛根芩连汤。

3. 常见皮肤病为痤疮、马拉色菌毛囊炎、银屑病、湿疹，尤其很多顽固的手足湿疹可能是葛根汤证，大概是因为脾主肌肉四肢、葛根汤作用到经腑之间的原因。

4. 据日本汉方学者研究，葛根汤治疗遗尿有特效，这也是本案使用葛根汤的重要提示。

2. 桂枝麻黄各半汤

【组方】

桂枝一两十六铢（去皮） 芍药一两 生姜一两（切） 甘草一两（炙） 麻黄一两（去节） 大枣四枚（擘） 杏仁二十四枚（汤浸，去皮尖及两仁者）

【出处】

桂枝麻黄各半汤出自《伤寒论》："太阳病，得之八九日，如疟状，发热恶寒，热多寒少，其人不呕，清便自可，一日二三度发。脉微缓者，为欲愈也；脉微而恶寒者，此阴阳俱虚，不可复发汗、复下、复吐也；面色反有热色者，未欲解也，以其不得小汗出，身必痒，宜桂枝麻黄各半汤。"周扬俊《伤寒论三注》："风寒两受，即所感或轻，而邪之郁于肌表者，岂得自散，故面热身痒，有由来也，于是立各半汤，减去分两，使之小汗，岂非以邪微而正亦衰乎？"

【医案】

周某，男，18岁，2017年3月1日初诊。

主诉：因感冒后，风团瘙痒每日发作3个月。

现症：体健壮，少汗，面色正赤，皮肤划痕症（+），脉浮滑略急数。

诊断：荨麻疹。

处方：桂枝麻黄各半汤加减。

麻黄6g、白芍6g、大枣3g、甘草3g、桂枝6g、苦杏仁6g、生姜3g、石膏20g。7剂，每日1剂。

2017年3月22日二诊。

现症：风团瘙痒基本未发作；划痕（+），口渴。脉滑数。

处方：续用前方，7剂，每日1剂。

随访治愈。

【方药体会】

桂枝麻黄各半汤，以下简称麻桂各半汤。本方曾受到很多医生青睐，尤其是皮肤科医生认为本方是治疗荨麻疹的专病方，但笔者认为这种看法欠妥当。中医治病还需辨证论治，不可言单方治专病。麻桂各半汤对应的患者应有表证的表现，且长期表不解。如果伴有里热证者，可在麻桂各半汤基础上加用清阳明热的药物。

麻桂各半汤的患者体质是偏壮实的，但稍弱于麻黄汤体质，其可以有轻微的表气不足，但无明显内脏虚衰，这就导致了表邪长期停留不去。本方的用药指征除了麻黄人、桂枝人的体质参考外，还应纳入表证的外在表现及脉象作为参考。其中望诊是不容忽视的，本方的典型表现就是《伤寒论》第23条文里谈到的"面色反有热色者，未欲解也"，对于本句话的理解，在《伤寒论》第48条中也有介绍："设面色缘缘正赤者，阳气怫郁在表，当解之熏之"。现在我们认为"面色反有热色者"和"面色缘缘正赤者"表达的是同一体征，就是患者两颧有微微的潮红，也有前辈医家对此做过解释，所谓"缘缘"，就是持续不已的意思，"正赤"表示不染他色，这种面色必然是红色但有点浅淡而欲露。作为皮肤科医师，我们知道脂溢性皮炎患者也有两颧微微的潮红，但同时还伴有黄色痂壳、鳞屑等其他表现，而本方证应该是没有此皮炎表现，就单纯的两颧有微微的潮红。患者面色如上述，且肤表少汗，同时伴有麻桂的体质和表证的表现，脉象偏浮可弦可紧，不可虚大或小软，上述表现可以考虑予麻桂各半汤解表发汗。

本医案的患者除了有上述的要点之外，还伴有口渴和脉滑数，所以笔者认为这是在表不解的情况下，同时郁里化热，因此加用石膏，最后达到非常好的治疗效果。

（三）其他类方证

1. 葛根黄芩黄连汤

【组方】

葛根半斤　甘草二两（炙）　黄芩三两　黄连三两

【出处】

葛根黄芩黄连汤出自《伤寒论》："太阳病，桂枝证，医反下之，利遂不止。脉促者，表未解也。喘而汗出者，葛根黄芩黄连汤主之。"汪昂在《医方集解》："此足太阳阳明药也。表证尚在，医反误下，邪入阳明之腑，其汗外越，气上奔则喘，下陷则利，故舍桂枝而用葛根，专治阳明之表，加芩、连以清里热，甘草以调胃气，不治利而利自止，不治喘而喘自止矣。又太阳表里两解之变法也。"

【医案】

王某，男，69 岁，2014 年 2 月 24 日初诊。

主诉：全身散在风团伴瘙痒数年。

现症：皮肤灼热后起风团伴瘙痒，略怕热，无汗，手足冷，大便量多，纳可，偶眠差。舌红苔白腻。右寸尺浮滑，右关略浮，左脉沉小滑。

诊断：荨麻疹。

处方：葛根芩连汤加减。

葛根 20 g、黄芩 10 g、黄连 6 g、法半夏 18 g、墨旱莲 10 g、茜草 10 g、防风 10 g、乌梅 10 g、紫草 10 g、五味子 6 g。7 剂，每日 1 剂。

2014 年 3 月 3 日二诊。

现症：患者诉瘙痒明显减轻，入夜后瘙痒，口干，大便正常。舌红苔白腻。脉同前。

处方：守前方，调整剂量，葛根加量至 30 g、墨旱莲 20 g、茜草 20 g。7 剂，每日 1 剂。

2014 年 3 月 11 日三诊。

现症：患者诉皮肤发热减少，手足冷。舌脉同前。

处方：守前方，法半夏改量为 6 g，加用丹皮 10 g、赤芍 10 g、茯苓 20 g、桂枝 6 g、金银花 20 g。7 剂，每日 1 剂。

2014 年 3 月 19 日四诊。

现症：患者诉发热明显减轻，上身未发，臀部、大腿发作略明显，小便热。舌红苔白。右脉浮滑，左脉沉滑。

处方：守前方，加用桃仁 10 g。7 剂，每日 1 剂。

2014 年 3 月 31 日五诊。

现症：患者诉偶有瘙痒，无皮疹。舌尖红苔白腻。脉同前。

处方：守前方，紫草加量至 20 g，加用苦参 10 g、薏苡仁 20 g。7 剂，每日 1 剂。

随访治愈，未复诊。

【方药体会】

葛根黄芩黄连汤以下简称葛根芩连汤。葛根芩连汤是《伤寒论》太阳病篇中桂枝证的变方，其治疗太阳病桂枝汤证误下后造成的泄利不止。《伤寒论》里多次提及"医反下之"，古时下法很多是用的温下法，所以泻下之后反而会产生阳明热，甚至于下之后出现承气汤证。这种情况和现今的误下之后多出现脾虚、里寒有区别。葛根芩连汤证的患者，表证没有完全解除，里又有阳明热。所以按照胡希恕冯世纶体系来讲，本方证属于太阳阳明合病。而且，其里热证往往是一种湿与热夹杂以热为主的表现。

笔者在临床上发现，葛根芩连汤证患者脉象的特点是右寸脉及尺脉浮滑，而关脉不浮不沉，甚至偏弱。其方证表证没有完全解除，呈现一种"浮热"，所以右寸脉是浮滑的；下焦已经有了明显的热象，所以右尺脉浮滑。临床上这样的脉象出现高度提示可以使用葛根芩连汤。当患者的右寸脉浮滑、右尺脉弦滑，右关脉偏弱，提示其不仅有太阳阳明合病，还兼有太阴脾虚。所以有的患者用了葛根芩连汤之后，还得加一些健脾的药物，比如白术、茯苓等。

此方证的化裁可参看七物黄连汤，其出自《备急千金要方》："七物黄连汤，治夏月伤寒，四肢烦疼，发热，其人喜烦，呕逆支满，剧如祸祟，寒热相搏，故令喜烦。方：黄连、茯苓、黄芩各十八铢，芍药、葛根各一两，甘草一两六铢，小麦三合。"七物黄连汤是在葛根芩连汤基础上加减的，患者的表证有四肢烦、疼的表现，所以此方加芍药缓急止痛；中焦有脾虚兼湿邪，所以加茯苓健脾利湿。此方没有如常规那样使用白术来健脾，而是加入了小麦这一味药，笔者认为可能与小麦有除烦热的作用相关。

2. 半夏厚朴汤

【组方】

半夏一升　厚朴三两　茯苓四两　生姜五两　干苏叶二两

【出处】

半夏厚朴汤出自《金匮要略》："妇人咽中如有炙脔，半夏厚朴汤主之。"《医宗金鉴》："此病得于七情郁气，凝涎而生，故用半夏、厚朴、生姜辛以散结，苦以降逆，茯苓佐半夏，以利饮行涎，紫苏芳香，以宣通郁气，俾气舒涎去，病自愈矣。"

【医案】

邓某某，男，11岁，2016年6月1日初诊。

主诉：全身红斑丘疹伴瘙痒反复数月。

现症：怕热、易腹痛、恶心呕吐。舌红，苔白略腻，有半夏津液带。脉浮软滑。

诊断：湿疹。

处方：半夏厚朴汤加减。

紫苏梗 10 g、陈皮 10 g、竹茹 10 g、枇杷叶 15 g、法半夏 6 g、茯苓 10 g、紫苏叶 6 g、百合 10 g、桔梗 6 g、防风 3 g。7剂，每日1剂。

2016年6月9日二诊。

现症：上半身瘙痒消失。舌红苔白。脉软滑。

处方：前方基础上加用苍术 6 g、泽泻 10 g。7剂，每日1剂。

2016年6月16日三诊。

现症：全身红斑丘疹瘙痒明显减轻，颈部上肢少量新发丘疹，腹痛、恶心呕吐未发。舌脉同前。未处方，予外用氧化性洗剂。

随访好转，未复诊。

【方药体会】

半夏厚朴汤在《金匮要略》用以治疗梅核气，以咽中如有炙脔症状作为主要的辨证要点，其病机为痰气交阻于咽喉部导致气机不能升降。从药物组成特点来讲，方中除了厚朴降逆下气，还用了辛散解表的生姜、苏叶。所以，此方行气力量不强，但有一定的解表作用。

笔者认为半夏厚朴汤可以应用于以下两种情况：

第一，患者具有半夏人的特征。主要是脸圆、眼圆，主诉多而怪异。

第二，由于风痰气交阻之病机，患者脉浮软滑，舌有半夏津液带，症状轻者咽部不适，甚至有梅核气的感觉，症状重者可伴有消化道表现，如恶心、呕吐。

本方证患者如果气机逆乱更明显一些，会出现脉弦软滑，此时可以考虑本方和四逆散合用。黄煌教授的八味解郁汤，便是疏肝解郁的四逆散加半夏厚朴汤的经典合方。如果患者喉梗更明显些，可在紫苏叶的基础上再加紫苏梗。

此医案属于风痰证，患者除了消化道太阴证的表现外还有表证的表现，故选用半夏厚朴汤加重解表药物。笔者在半夏厚朴汤的基础上加了防风、桔梗，后来又加了苍术，所以病情很快好转。

3. 防己黄芪汤

【组方】

防己一两　甘草半两（炒）　白术七钱半　黄芪一两一分（去芦）　生姜四片　大枣一枚

【出处】

防己黄芪汤出自《金匮要略》："风湿，脉浮，身重，汗出，恶风者，防己黄芪汤主之。""风水，脉浮身重，汗出恶风者，防己黄芪汤主之。腹痛者加芍药。"此外，在《太平惠民和剂局方》中亦载有防己黄芪汤一方，其药物组成完全相同，但剂量均有增加，所治"风湿相搏，客在皮肤，一身尽重，四肢少力，关节烦疼，时自汗出，洒淅恶风，不欲去衣。及治风水客搏，腰脚浮肿，上轻下重，不能屈伸"。

【医案】

李某，男，17 岁，2017 年 5 月 15 日初诊。

主诉：全身红斑风团伴瘙痒 3 月。

现症：体型白胖，言语缓慢，风团瘙痒每于饮酒后发作，关节外侧多发，平素多汗。脉软缓略浮。

诊断：荨麻疹。

处方：桂枝汤加减。

桂枝 9 g、白芍 9 g、白术 10 g、大枣 7 g、防风 6 g、荆芥 6 g、生姜 9 g、炙甘草 6 g、茯苓 10 g。7 剂，每日 1 剂。

2017 年 5 月 22 日二诊。

现症：全身风团、瘙痒稍有缓解，口服抗组胺止痒西药 2 天 1 片，舌紫苔腻，部分无苔。脉软缓。

处方：守前方，酌加猪苓 10 g。14 剂，每日 1 剂。

2017 年 6 月 14 日三诊。

现症：风团、瘙痒同前，口服西药 3 天 1 片，仍多汗，脉沉弱。

处方：防己黄芪汤加减。

防己 10 g、白术 8 g、甘草 6 g、黄芪 12 g。7 剂，每日 1 剂。

2017 年 6 月 21 日四诊。

现症：全身风团瘙痒明显减轻，未再服用西药，仍多汗，诉近日外感轻微咽痛。脉浮软。

处方：守前方，酌加茯神 10 g。14 剂，每日 1 剂。

2017 年 7 月 7 日五诊。

现症：全身风团瘙痒进一步减轻，诉多汗、咽痛等症均明显缓解。脉沉弱。

处方：守前方，白术加量至 10 g。14 剂，每日 1 剂。

患者风团瘙痒基本消失，未再复诊。

【方药体会】

防己黄芪汤的辨证要点主要是"辨人"和"辨证"。前面提到过，黄芪人的特点表现为面色偏黄、体型偏胖、肌肉松软，我们称之为"黄胖"，也称尊荣人、富贵人。而本方中用防己，可主治表有水气，防己人因"水气重"容易表现为白胖特点。所以本方证人因为气虚、水气重两者都明显的原因，表现为肤色白胖或黄白相间。日本汉方形容为其人优雅，临床上可见此类患者说话多不急躁，话语和缓，体型偏胖。

此方证人易汗出，但表证未解。其表证非风寒重，仅仅是表有风邪夹水饮，同时合并气虚。至于其人里气是否虚弱，临床观察多无明显表现，只觉此方人行动、言语较为和缓，也可算一种轻微气虚的征兆。此方亦能解表，纳生姜于其中，加上有防己、黄芪，故能治风水。

二、阳明病类方证

（一）太阳阳明

1. 麻黄杏仁甘草石膏汤

【组方】

麻黄四两（去节）　杏仁五十个（去皮尖）　甘草二两（灸）　石膏半斤（碎，绵裹）

【出处】

麻黄杏仁甘草石膏汤出自《伤寒论》："发汗后，不可更行桂枝汤，汗出而喘，无大热者，可与麻黄杏仁甘草石膏汤。"黄元御《伤寒悬解》："汗后表寒未解，郁其肺气，热蒸皮毛，窍开而不能透泄，故汗出而喘，表得汗泄，故外无大热。麻黄发表，杏仁降逆，石膏清金，甘草培土，则表里俱解矣。此亦大青龙证之轻者，以在汗后，故不用青龙。"

【医案】

李某，女，21岁，2018年7月16日初诊。

主诉：全身汗出伴臭味数月。

现症：患者体壮实，性情温和，出汗较多，有臭味，运动后明显，怕热，口渴。舌胖苔白腻。脉滑略紧。

诊断：臭汗症。

处方：麻杏石甘汤加减。

麻黄6g、石膏20g、生姜6g、甘草6g、大枣6g、白术12g。5剂，每日1剂。

2018年10月29日二诊。

现症：臭汗较前明显减轻，怕热，偶感口渴，无明显头晕，大小便正常。舌胖苔白腻。脉洪大偏软。

处方：前方加减。麻黄8g、苦杏仁10g、薏苡仁60g、甘草6g、白术15g、豆蔻8g。14剂，每日1剂。

随访好转，未复诊。

【方药体会】

麻黄杏仁甘草石膏汤，以下简称"麻杏石甘汤"，是治疗太阳阳明合病方。方中麻黄、杏仁均可解表，以麻黄为主药，杏仁肃肺且有降逆作用同时助麻黄解表，石膏清阳明里热。方中杏仁一味可以引导作用于肺脏。伤寒之"表证"与"肺脏"确有较大联系。《外台秘要》中伤寒之传变各家认识不同，如伤寒八家中的华佗则认为太阳先传胸，再传阳明。本方证表邪郁闭，但寒邪不重，所以没有运用桂枝。麻黄配伍桂枝解风寒的功效更强，单用麻黄对肌表气机的影响更大，散寒力弱。

麻黄证要抓主症，主症依据"多汗"或"少汗"来判断较难，此时需要借鉴黄煌教授对麻黄人的讲述。麻黄人表现为体格壮实而性情温和，皮肤偏干燥。麻杏石甘汤的方证可以表现为"麻黄人"+多汗，可以没有明显的表邪症状。此医案中患者体壮温和，汗多、怕热、口渴，有臭汗症，阳明热较为明显，故考虑为麻黄人合阳明证，使用麻杏石甘汤。患者脉象比较典型，表现为紧滑。麻黄人容易出现脉紧（如纤绳转索），脉紧伴滑容易想到麻杏石甘汤。紧脉为风邪郁闭，滑脉为阳明有热，故脉象高度提示太阳阳明合病。但是阳明热可以夹杂太阴湿（阳明之上，燥气治之，中见太阴），治疗后患者脉象变为洪大而略偏软，苔白腻，故加用祛湿的药物，治疗后明显好转。

2. 麻黄连翘赤小豆汤

【组方】

麻黄二两（去节）　连轺二两（连翘根）　杏仁四十个（去皮尖）　赤小豆一升　大枣十二枚（擘）　生梓白皮一升（切）　生姜二两（切）　甘草二两（炙）

【出处】

麻黄连翘赤小豆汤出自《伤寒论》："伤寒瘀热在里，身必黄，麻黄连轺赤小豆汤主之。"《医宗金鉴》："伤寒表邪未解，适遇其人阳明素有湿邪，热入里而与湿合，湿热蒸瘀，外薄肌表，身必发黄也。若其人头有汗，小便不利，大便硬，则或清、或下、或利小便，自可愈也。今乃无汗小便利，是里之瘀热未深，表之郁遏尤甚，故用麻黄连轺赤小豆汤，外发其表，内逐其湿也。"

【医案】

医案一

罗某，女，26 岁，2014 年 10 月 28 日初诊。

主诉：面部潮红瘙痒数月。

现症：面部潮红，多饮，怕冷，少汗，大便不成形，睡眠差。双寸脉浮滑。

诊断：面部皮炎。

处方：麻黄连轺赤小豆汤加减。

紫苏叶 10 g、连翘 10 g、赤小豆 10 g、白术 6 g、白芷 6 g、薏苡仁 30 g、桔梗 10 g、白鲜皮 10 g、海桐皮 10 g、法半夏 12 g、玫瑰花 6 g、黄连 3 g、甘草 3 g、桂枝 6 g、茯苓 20 g。7 剂，每日 1 剂。

2014 年 11 月 4 日二诊。

现症：潮红瘙痒症状消失，大便成形。

处方：原方，3 剂，每日 1 剂。

随诊治愈。

医案二

张某，女，27岁，2015年1月19日初诊。

主诉：全身红斑风团瘙痒1月余。

现症：头昏，口苦，口渴多饮，怕冷，月经量少，多梦，大便干。舌红苔黄。双关小滑、余沉弱。

诊断：荨麻疹。

处方：五苓散加减。

桂枝6g、茯苓20g、泽泻20g、猪苓10g、白术12g、当归10g、白芍10g、丹参10g、茵陈15g、藿香10g。7剂，每日1剂。

2015年1月26日二诊。

现症：全身风团瘙痒加重。大便、口渴明显好转，难入睡。舌红苔薄。脉沉弱，寸略浮。

处方：麻黄连轺赤小豆汤加减。

紫苏叶10g、连翘10g、赤小豆10g、茯苓10g、薏苡仁10g、猪苓10g、白术6g、当归10g、白芍10g、藿香10g、防风10g。7剂，每日1剂。

2015年1月30日三诊。

现症：风团瘙痒明显减轻，多梦减轻，发作时恶心，大便难。舌脉同前。

处方：守前方，加生姜6g、大枣10g。5剂，每日1剂。

随诊好转，未复诊。

【方药体会】

麻黄连翘赤小豆汤出自《伤寒论》，所治"瘀热在里，身必黄"之黄疸病。后世医家研究黄疸均认为其病机与湿热关系密切，而此方中三味君药之麻黄祛风、连翘清热、赤小豆化湿。以方测证，麻黄连翘赤小豆汤即用于治疗风湿热邪所致病证。为加强连翘清热之力，方中加入生梓白皮一味，为苦寒之品，现今临床较少使用，清热同时亦能燥湿，又有生姜、大枣、杏仁，进一步加强解表之用。故临床所辨皮肤疾病与风湿热邪有关者，当考虑麻黄连翘赤小豆汤加减治之。

对于方药加减，尤其是《伤寒论》所载之经典古方，切记顺其方义加减，万不可随意变化，否则影响原方疗效。以此方为例，如考虑麻黄解表之力太过，或患者有心烦、心悸、小便不利、衄血等症时，麻黄需慎用，此时可根据冯世纶教授经验，以紫苏叶替代麻黄。笔者体会在邪气瘀闭不重时此种替代可有较好疗效。此外，亦可顺着风、湿、热三个方向加减药物，如祛风加桂枝、白鲜皮、海桐皮等，清热加黄连、苦参等，化湿加薏苡仁、白术、半夏等，如此顺其方义加减，可进一步扩大药方。医案一中患者即完全按此思路加减治疗，医案二中患者亦在化湿基础上加入祛风除湿之藿香、防风等药，均取得较好疗效。

3. 越婢加术汤

麻黄六两　　石膏半斤　　生姜三两　　甘草二两　　白术四两　　大枣十五枚

【出处】

越婢加术汤出自《金匮要略》："里水者，一身面目黄肿，其脉沉，小便不利，故令病水，假如小便自利，此亡津液，故令渴也。越婢加术汤主之。"《金匮要略方义》："白术乃脾家正药，健脾化湿是其专长，与麻黄相伍，能外散内利，祛一身皮里之水。本方治证，乃脾气素虚，湿从内生复感外风，风水相搏，发为水肿之病。方以越婢汤发散其表，白术治其里，使风邪从皮毛而散，水湿从小便而利。二者配合，表里双解，表和里通，诸症得除。"

【医案】

钟某，男，49岁，2014年10月9日初诊。

主诉：全身皮肤红斑、瘙痒数日。

现症：体壮、少汗、温和、纳呆、大便溏、小便黄，口渴多饮。脉

38

浮滑略软紧。

诊断：红皮病。

处方：越婢加术汤加减。

麻黄12g、石膏45g、炙甘草12g、苍术12g、白术15g、茯苓20g、泽泻12g、陈皮15g、浮萍12g。3剂，每日1剂。

2014年10月12日二诊。

现症：红斑明显消退，皮肤干燥脱屑，足肿，面部肿胀，阴囊潮湿，大便每日3～4次，偏稀溏，口渴多饮。脉浮软滑。

处方：守前方，石膏加量至60g，白术加量至40g，泽泻加量至20g，陈皮加量至20g。3剂，每日1剂。

2014年10月15日三诊。

现症：红斑较前消退，小腹瘙痒，下肢肿胀。脉浮软滑。

处方：守前方，苍术加量至15g，白术加量至50g，酌加车前子30g、丝瓜络30g、金银花20g。5剂，每日1剂。

2014年10月20日四诊。

现症：下肢肿胀仍明显，口渴多饮，腹泻减少至1～2次，皮肤红斑明显好转。双脉软滑。

处方：桂枝6g、茯苓20g、泽泻30g、猪苓30g、白术40g、滑石20g、泽兰20g、地肤子20g、玄参30g、忍冬藤40g。7剂，每日1剂。

患者肿胀消退，续服此方后未再复诊。

【方药体会】

越婢汤之"越婢"二字，自古以来均无明确解释。后世成无己认为"婢"与脾胃之"脾"相通。虽不符合通假字范畴，但成无己坚持将"越婢"者，理解为发越脾气之意，即增强脾之运化功能，可发越水气，这可能是一个相对合理的解释。峨眉丹医也同样认同这个观点，他们善用越婢汤开表运脾。与桂枝汤一样，此种理论也可以利用三阴三阳图进行理解。

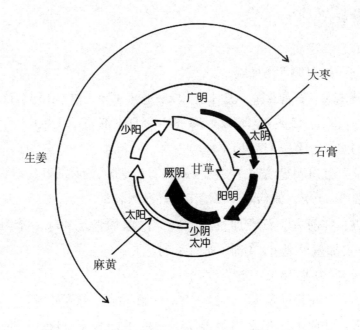

图2　越婢加术汤三阴三阳模式图

　　临床上运用越婢加术汤远远多于越婢汤。当患者既有太阴水湿，又有阳明热证时，以越婢加术汤治之，故越婢加术汤证实际应为太阳、阳明、太阴三经合病。越婢加术汤重用麻黄六两，因通调水道之效，其发越水气力量明显增强，除解表外，亦可散湿，故利用麻黄此点，方中无其他利水之药。生姜配麻黄，可增强解表作用，又有甘草、大枣和缓药性，不至于发越太过。此方另有阳明热，故加用石膏，太阴有寒湿故加术。越婢加术汤中到底是用白术还是苍术？郑卢扶阳派认为有汗用白术，无汗用苍术。用苍术更偏于解表，可加强麻黄解表之力，而白术更偏于健脾，主要治疗里湿。前文五苓散证，亦为太阳阳明太阴合病，但五苓散之解表力量较弱，甚至弱于桂枝汤，而越婢加术汤中有大剂量麻黄，解表力量较强；且五苓散清阳明作用也不强，主要依靠泽泻，而泽泻清阳明热之力远远弱于"半斤"石膏。故两方区别在于，五苓散主要治疗里水，越婢加术汤则针对风水相搏为主。

　　前文已说，古来经典方之加减，必要顺其方义。这个思路，其实也来自经方本身。很多经方相互之间非常相似，如大青龙汤之于越婢汤。两方中麻黄均为六两，但前方证中表邪更甚，且为风寒表邪，故加入桂枝。而大青龙汤证中石膏力量不大，量为"鸡子大"（约40g），而非"半斤"（约120g），由此可见石膏是明显减量的。越婢汤为太阳阳明合病，其寒邪不重，故未加桂枝，而因其里热盛，故加石膏半斤，如此理解方为正解。

临床红皮病患者常伴有明显水肿，此医案患者即呈现全身红斑、肿胀（面肿、脚肿）、瘙痒等红皮病样改变。患者体壮、无汗、温和，具有麻黄人体质。其大便溏、纳呆考虑在里太阴之寒湿明显。再者，患者小便黄、口渴多饮，有明显阳明热之症，此时仅用五苓散不能解决，而应运用越婢加术汤。笔者后又套用五苓散之方义，酌加茯苓、泽泻、陈皮，并用浮萍替代桂枝。

4. 麻杏薏甘汤

【组方】

麻黄半两（去节）　甘草一两（炙）　薏苡仁半两　杏仁十个（去皮尖，炒）

【出处】

麻杏薏甘汤出自《金匮要略》："病者一身尽疼，发热，日晡所剧者，名风湿。此病伤于汗出当风，或久伤取冷所致也。可与麻黄杏仁薏苡甘草汤。"成无己《注解伤寒论》："一身尽疼者，湿也；发热日晡所剧者，风也。若汗出当风而得之者，则先客湿而后感风；若久伤取冷得之者，则先伤风而后中湿。可与麻黄杏仁薏苡仁甘草汤。"

【医案】

犹某，女，50岁，2016年5月12日初诊。

主诉：颈部、躯干小水疱伴瘙痒数月。

现症：患者体格壮实、性情温和、皮肤偏干燥；皮疹每遇阴雨而发，月经延后10天。脉小滑。

诊断：白疕。

处方：麻杏苡甘汤加减。

麻黄6g、甘草3g、苦杏仁6g、桃仁10g、薏苡仁35g、红花10g。7剂，每日1剂。

2016年5月19日二诊。

现症：近日阴雨而皮疹未发。

处方：守前方，去桃仁、红花，酌加地肤子20g。7剂，每日1剂。随访治愈，未再复诊。

【方药体会】

此方当与麻杏石甘汤鉴别运用。总体上两方均为治疗太阳阳明合病方，不同点在于本方用甘寒的苡仁替代石膏，在清热的同时，也兼顾了祛湿。另外两方有剂量差异：麻杏薏甘汤原方剂量都比较小，麻黄只用半两，杏仁十个，而麻杏石甘汤中麻黄用量为四两，杏仁五十个。这些说明麻杏薏甘汤的解表力量相比麻杏石膏汤较轻，其方证虽表现"一身尽疼"，从其用药剂量来看应属表证轻者。同时也符合前文的治疗原则——"若治风湿者发其汗，但微微似欲出汗者，风湿俱去也"。另外，此方条文言"日晡所剧者，名风湿"，根据《伤寒论》条文"日晡所发热者，属阳明也"的表述，证实了麻杏薏甘汤证除有太阳表证之外，还兼有阳明内热之证，所以此方为治疗太阳阳明合病方。另外我们发现此方的一个典型特征，即阴雨天症状易加重，而这个特征恰巧反映了此方证除太阳阳明合病之外，还夹杂湿邪，这正是用薏苡仁替代石膏的缘由。

该医案中患者为典型的麻黄人体质，并且皮损有小水泡，脉象小滑等特点，故考虑为太阳阳明合病。而其典型的阴雨天症状加重则提示了该患者还夹杂湿邪，故予麻杏薏甘汤治疗收效显著。值得注意的是，当风邪表证不是特别重的情况下，脉象难以摸出紧滑的特点，可能就只有代表阳明热的小滑象。

（二）正阳阳明

1. 栀子柏皮汤

【组方】

肥栀子十五个（擘）　甘草一两（炙）　黄柏二两

【出处】

栀子柏皮汤出自《伤寒论》："伤寒身黄发热者，栀子柏皮汤主之。"吴鞠通《温病条辨》："栀子清肌表，解五黄，又治内烦；黄柏泻膀胱，疗肌肤间热；甘草协利内外。三者其色皆黄，以黄退黄，同气相求也。"

【医案】

张某，女，40岁，2016年4月3日初诊。

主诉：手足汗出多数年。

现症：汗出后手冷，夏天严重，烦躁明显，喜饮水，冬天足冷，咽部异物感。舌尖红，见瘀红点。左寸浮滑，右关滑。

诊断：手足多汗症。

处方：半夏厚朴汤加减。

栀子10g、法半夏10g、厚朴10g、黄芩10g、连翘10g、茯苓10g、紫苏子10g。5剂，每日1剂。

2016年4月8日二诊。

现症：患者诉汗出同前，咽部异物感好转，余症同前。双关脉上滑。

处方：栀子柏皮汤加减。

栀子12g、黄柏15g。7剂，每日1剂。

2016年4月15日三诊。

现症：患者诉手足多汗减轻20%，双上肢出现红丘疹伴瘙痒3天。舌红胖苔略少。双脉关上滑。

补充诊断：湿疹样皮炎。

处方：前方加用法半夏 10 g、苦杏仁 10 g、石膏 20 g、枳实 10 g。7 剂，每日 1 剂。

2016 年 4 月 22 日四诊。

现症：患者诉手足出汗进一步减轻，双上臂丘疹瘙痒加重，胸背部新发红丘疹，晚上睡热痒重。脉滑数。舌红。

处方：叶天士风湿热方。

黄柏 12 g、栀子 12 g、苦杏仁 10 g、连翘 10 g、滑石 10 g、寒水石 20 g、蚕沙 10 g、防己 10 g、金银花 10 g。7 剂，每日 1 剂。

2016 年 5 月 7 日五诊。

现症：患者诉手足多汗减轻 30%～40%，服用前方后，上肢丘疹 1～2 天即消退。脉滑略紧。

处方：前方加减。黄柏 10 g、茵陈 15 g、栀子 10 g、茯苓 10 g。7 剂，每日 1 剂。

随诊治愈。

【方药体会】

此方由栀子、黄柏、甘草三味组成，具有清利湿热除烦之功，适用于身热烦躁、手足汗出、身有分泌物多而发黄等病症。方中黄柏苦寒，善清腑热，能泄湿退黄，据吴鞠通《温病条辨》经验，黄柏与黄芩、黄连有所不同，它内可清泄膀胱热结，外可循膀胱经络而除肌表之湿热，内外兼顾，可使湿热尽去。方中栀子清泄三焦而通调水道，尤善清心下膈上之烦热，使湿热随小便通利而出。栀子证者表现的烦热不同于寻常肝郁化火类的烦急暴躁，其患者平素表现并不烦急，一般遇外事烦惹后可突然暴躁，且多伴剑突下明显压痛感，故其脉象并不弦滑，多在双脉寸关之间显滑象，即关上滑。至于甘草一味，张仲景认为所有气机变化均可用甘草，而此方中主用黄柏配伍栀子清热除烦、燥湿退黄，搭配甘平和中之甘草，既可平调气机，也能防栀子、黄柏过于苦寒。

据笔者临床经验观察，栀子柏皮汤对于手足多汗症疗效颇佳，此医案中患者初诊诉咽部异物感明显，考虑为水饮凝结所致，故予半夏厚朴汤治之，服后咽部异物感有所好转，但初诊仅用栀子，并未配伍黄柏，患者手足汗出未见明显缓解。而三诊至五诊患者诉服用栀子柏皮汤加减方后手足汗出明显减轻，但双上肢出现红丘疹伴瘙痒，据此考虑与心下郁热外散相关，缘为手部经脉均走手臂，而分布于胸胁，热解后可随手部经络循形而散发于上肢，故双上肢出现红丘疹伴瘙痒，随即给予栀子柏皮汤合叶天士风湿热方治疗收效良好。此种排病反应在扶阳方药的应用中较为常见，而寒凉药物之后也可出现类似情况尚属首次发现，其后数月笔者又治疗一例老年皮肤瘙痒症的患者，其服用正阳汤双清心肾后，突然鼻衄同时瘙痒消失。此种现象具体机理尚不明确，值得进一步观察探讨。

2. 猪苓汤

【组方】

猪苓一两（去皮）　茯苓一两　泽泻一两　阿胶一两　滑石一两（碎）

【出处】

猪苓汤出自《伤寒论》："若脉浮发热，渴欲饮水，小便不利者，猪苓汤主之。""少阴病，下利六七日，咳而呕渴，心烦不得眠者，猪苓汤主之。"许宏《金镜内台方议》："猪苓汤与五苓散二方，大同而异者也。但五苓散中有桂术，兼治于表也，猪苓汤中有滑石，兼治于内也。"吕震《伤寒寻源》："同属渴欲饮水，小便不利之证，太阳从寒水化气，故宜五苓散，主桂枝、白术之甘温，以宣阳而输精；阳明从燥土化气，故宜猪苓汤主滑石、阿胶之凉降，以育阴而利水。"

【医案】

医案一

文某，女，55岁，2017年6月8日初诊。

主诉：全身皮肤瘙痒数月。

现症：全身无明显皮疹，皮肤略干燥，全身瘙痒，足背严重；口干，多梦，冬天足冷，大便日2～3次。舌尖红，少苔。脉整体沉软，左寸关略浮，右尺略滑。

诊断：皮肤瘙痒症。

处方：猪苓汤加减。

阿胶 6g、茯苓 10g、薏苡仁 10g、猪苓 10g、滑石 10g、白扁豆 10g、藿香 3g、板蓝根 10g。7 剂，每日 1 剂。

2017 年 6 月 15 日二诊。

现症：患者诉瘙痒减轻 80%。

处方：守前方服。7 剂，每日 1 剂。

医案二

陈某，女，6 岁，2017 年 3 月 15 日初诊。

主诉：全身反复红斑丘疹伴瘙痒数年。

现症：全身散在红斑丘疹，瘙痒明显，便血，怕热，头晕。舌红少苔。脉沉弱小滑。

诊断：特应性皮炎。

处方：猪苓汤加减。

茯苓 10g、白芍 10g、白术 10g、川芎 6g、当归 10g、黄连 8g、黄芩 12g、生地黄 10g、泽泻 10g、猪苓 10g、生姜 6g。7 剂，每日 1 剂。

2017 年 3 月 22 日二诊。

现症：四肢皮疹及瘙痒明显好转，腹部皮疹瘙痒同前，便血、怕热、头晕明显减轻。舌红苔少。脉沉软小滑。

诊断：特应性皮炎。

处方：猪苓汤加减。

茯苓 10g、阿胶 5g、滑石 10g、牡丹皮 6g、泽泻 12g、猪苓 10g、白芍 10g。7 剂，每日 1 剂。

2017 年 3 月 31 日三诊。

现症：皮疹瘙痒明显好转。近日感冒，感冒后头晕、纳呆、口臭。舌红苔少。脉沉滑。

诊断：特应性皮炎。

处方：前方加白扁豆 10g、淡豆豉 6g。7 剂，每日 1 剂。

2017 年 5 月 5 日四诊。

现症：皮疹基本消退，皮肤偏干燥，偶瘙痒。头晕、纳呆、口臭均好转。舌脉同前。

处方：前方加减。茯苓 10 g、阿胶 3 g、白芍 10 g、滑石 10 g、丹皮 6 g、泽泻 10 g、猪苓 10 g、淡竹叶 6 g。7 剂，每日 1 剂。

随访进一步好转，未复诊。

医案三

桂某，女，59 岁，2016 年 5 月 27 日初诊。

主诉：面部潮红瘙痒数年。

现症：面部红斑肿胀，瘙痒明显。舌红，舌根苔腻，舌中尖苔少。脉沉弱。

诊断：面部皮炎。

处方：猪苓汤加减。

阿胶 6 g、滑石 10 g、僵蚕 6 g、泽泻 10 g、猪苓 10 g、茯苓 15 g、蝉蜕 3 g。4 剂，每日 1 剂。

2016 年 6 月 2 日二诊。

现症：面部红肿瘙痒减轻，夜尿多，食多腹胀。舌红苔少。脉沉弱。

处方：前方加白芍 10 g、山药 15 g。5 剂，每日 1 剂。

2016 年 6 月 15 日三诊。

现症：前方服用后基本好转，停药后面部潮红瘙痒复发，眠差，多噩梦。舌脉同前。

处方：猪苓汤加减。阿胶 6 g、冬瓜子 10 g、滑石 10 g、芦根 30 g、泽泻 20 g、猪苓 10 g、茯苓 15 g、桃仁 10 g。7 剂，每日 1 剂。

随诊临床痊愈。

【方药体会】

猪苓汤可用六经八纲体系来理解，其病机为阳明水饮化热伤阴，所以用猪苓、泽泻、茯苓、滑石利水饮清阳明热，加用阿胶滋阴。

猪苓汤可看作是五苓散的一种化裁。患者有水饮表现但没有表证，故去桂枝，没有脾虚寒，故去白术，又由于患者有水饮化热伤阴的表现，加滑石、阿胶组成了猪苓汤。笔者认为猪苓汤舌象之红胖润少苔是一大特点，舌胖润是水饮证的表现，舌红胖润是水饮化热的表现，舌红胖润少苔是水饮化热伤阴的表现。猪苓汤的脉象为软弱伴小滑或者为滑脉，但不会是弦滑脉，若为弦滑脉，当有其他的伴随症状，不考虑为猪苓汤的纯粹脉象。

经方的加减要顺着方义进行，猪苓汤有三个病机，分别是水饮、化热、伤阴，可从这三个方向进行加减，以下结合三个医案分别论述。若从水饮方向加减，并且在伤阴不重的情况下，可以加用白术、藿香，医案一则为加用藿香的案例。医案二为伤阴较重的情况，患者有伤阴、便血的表现，并且怕热明显，虽有血热伤阴、阴血虚弱，但由于现在很多阿胶偏燥热（可能与制作工艺有关），所以笔者直接去掉阿胶，加用四物汤滋阴补血，但由于四物汤的清热力量不够，所以改用芩连四物汤。患者一诊时予以芩连四物汤加茯苓、泽泻、猪苓服用后，头晕，怕热、便血等症状都明显好转后，用阿胶替换四物汤，保留白芍、丹皮。由于患者后又出现感冒，虽热不明显，但出现纳呆等脾胃不良的症状，考虑为水饮合并脾虚，加用白扁豆健脾化湿。医案三患者的水饮化热较严重，患者有眠差、多梦等水饮扰动心神的表现，而且伴有夜尿多，食多腹胀等脾虚症状，所以泽泻加量，加用山药、冬瓜、芦根。以上三则医案体现了在不同的病机方向不断地延伸，顺着原方的方义进行加减，会更有的放矢一些。

3. 白头翁汤

【组方】

白头翁二两　黄柏三两　黄连三两　秦皮三两

【出处】

白头翁汤出自《伤寒论》："热利下重者，白头翁汤主之。""下利欲饮水者，以有热故也，白头翁汤主之。"王丙《伤寒论注》："此厥阴热利治法也。云热利则有烦、渴等证可知，云下重则湿热之浊注于肛门可知。厥阴主藏血，湿热著于血分，故以连、柏之苦能入血者清之，而君以白头翁，取其性升，可散相火之郁，佐以秦皮，又取其专入厥阴而清热也。"

【医案】

冯某，男，71 岁，2017 年 11 月 27 日初诊。

主诉：全身风团瘙痒数月。

现症：初发病时腹泻，无汗。双尺滑大。舌紫红。

诊断：荨麻疹。

处方：葛根芩连汤加减。

葛根 12 g、浮萍 10 g、黄连 8 g、黄芩 12 g、山楂 25 g、豆蔻 8 g。7 剂，每日 1 剂。

2017 年 12 月 4 日二诊。

现症：风团、瘙痒基本同前无缓解，患者诉心烦、口渴，偶有腹泻、便血，痔疮病史。脉双尺滑数有力。

处方：白头翁汤加减。

白头翁 15 g、黄柏 10 g、黄连 6 g、墨旱莲 12 g、秦皮 10 g、土茯苓 10 g、紫草 12 g、茜草 12 g、槐花 10 g。7 剂，每日 1 剂。

2017 年 12 月 13 日三诊。

现症：全身风团瘙痒明显缓解，约 1 周发作 1 次。双尺脉滑数缓解，舌绛红。

处方：守前方，茜草加量至 20 g。7 剂，每日 1 剂。

随访治愈，未再复诊。

【方药体会】

白头翁汤治疗胃肠热证，应该属于阳明病方。其方中黄连、黄柏、秦皮、白头翁清胃肠之热，尤其对下焦郁热有明显的效果。白头翁汤常治疗糟粕下行引起的腹泻、痢疾。虽然其方可以治疗里急后重症的腹泻，但白头翁汤不能调气，故治疗里急后重效果弱于芍药汤，但其治疗下焦热毒效佳。

本医案患者发病即有腹泻，舌质紫红，尺脉滑大。由于其寸脉并不明显，应该无表证，因此起初用葛根芩连汤效果不佳，加之患者便血、痔疮等症状，后辨为热证腹泻。由于其双尺脉均滑数，且非重按无力，应考虑下焦郁热，治疗上以白头翁汤为主。该患者按白头翁汤加减明显起效，即在此方的基础上加入清血分热药物，如紫草、茜草、槐花等。这些凉血药是治疗荨麻疹的经验用药，尤其大剂量的茜草治疗荨麻疹有特效，笔者治疗荨麻疹如考虑热邪伤及阴血均加茜草。

（三）少阳阳明

1. 柴胡加龙骨牡蛎汤

【组方】

柴胡四两　龙骨一两半　黄芩一两半　生姜一两半（切）　铅丹一两半　人参一两半　桂枝一两半（去皮）　茯苓一两半　半夏二合半（洗）　大黄二两　牡蛎一两半（熬）　大枣六枚（擘）

【出处】

柴胡加龙骨牡蛎汤出自《伤寒论》："伤寒八九日，下之，胸满烦惊，小便不利，谵语，一身尽重，不可转侧者，柴胡加龙骨牡蛎汤主之。"汪昂《医方集解》："柴胡汤以除烦满，加茯苓、龙骨、牡蛎、铅丹，收敛神气而镇惊；而茯苓、牡蛎又能行津液、利小便，加大黄以逐胃热、止谵语；加桂枝以行阳气，合柴胡以散表邪而解身重，因满故去甘草。"

【医案】

医案一

郭某，男，14岁，2016年1月20日初诊。

主诉：面部散在红丘疹数月。

现症：面部散在红丘疹、脓疱；瘦弱，目光不稳定，失眠，大便干燥。脉弦大。

诊断：痤疮。

处方：柴胡加龙骨牡蛎汤。

肉桂3g、苍术6g、柴胡6g、党参10g、黄芩10g、荆芥10g、龙骨30g、牡蛎30g、生姜3g、大枣10g、法半夏6g、甘草3g。7剂，每日1剂。

2016年1月27日二诊。

现症：面部皮疹明显减轻，失眠好转。大便干结。脉弦缓。

处方：前方基础上去掉甘草，加用酒大黄3g、海藻10个g。7剂，每日1剂。

2016年2月17日三诊。

现症：面部皮疹基本消退。失眠好转，大便正常。脉弦缓。

处方：前方加减。桂枝6g、苍术6g、柴胡6g、党参10g、黄芩10g、荆芥10g、龙骨30g、牡蛎30g、生姜3g、大枣10g、法半夏6g、甘草3g、香附3g、茯苓10g。7剂，每日1剂。

随诊治愈。

医案二

苏某，女，50岁，2015年1月19日初诊。

主诉：面部红斑瘙痒数日。

现症：面部红斑、干燥脱屑，瘙痒明显；口苦、难入睡、怕冷。脉弦硬。

诊断：面部皮炎。

处方：柴胡6g、党参10g、黄芩10g、龙骨30g、牡蛎30g、生姜3g、大枣10g、甘草3g、桂枝6g、丹皮10g、酒大黄3g、白芷6g、桔梗10g、紫苏叶10g、玫瑰花6g。7剂，每日1剂。

2015年1月26日二诊。

现症：红斑、瘙痒明显减轻，仍口苦，心烦。脉弦硬。

处方：前方基础上加用黄连3g、香附10g。7剂，每日1剂。

随访治愈，未复诊。

【方药体会】

柴胡剂系列的药方是病谱类方。柴胡体质患者从小柴胡汤、柴胡加龙骨牡蛎汤、四逆散到大柴胡汤依次由最虚弱到最强壮。柴胡加龙骨牡蛎汤证人合并了一定的阳明热症，因此体质强于小柴胡汤。而四逆散方中含芍药、枳实，进一步清阳明里热，其人体质又强于柴胡加龙骨牡蛎汤。柴胡类方中最强壮的是大柴胡汤，方中含大黄、芍药、枳实，清阳明力量更强。

学习柴胡类方掌握柴胡体质非常重要。小柴胡汤人体质偏瘦弱，容易焦虑、情绪化，而大柴胡汤人偏壮实、粗狂、急躁。如无伴发症，从脉象看，小柴胡汤人脉多偏缓、弦、弱，大柴胡汤人脉多偏弦、滑、有力。而四逆散和柴胡加龙骨牡蛎汤不能单纯从脉象来判断，柴胡加龙骨牡蛎汤人在小柴胡汤人基础上常伴随睡眠差、脉偏弦略大，部分患者容易感冒，但表证并不明显，如果表证明显则应选用柴胡桂枝汤。与小柴胡汤人比较，柴胡加龙骨牡蛎汤特别适用于精神症状明显的柴胡人，但小便不利不常见。笔者之前曾提到《伤寒论》所述的一些症状为极端表现，临床中使用柴胡加龙骨牡蛎汤症状常达不到胸满、烦惊、谵语的程度，但可能会有言语颠倒、情绪不稳的表现。此外，柴胡加龙骨牡蛎汤人可有一身尽重不可转侧的身体沉重感。因此，临床中使用柴胡加龙骨牡蛎汤需结合辨人、辨症状、辨脉象。

六经八纲体系认为柴胡加龙骨牡蛎汤与阳明有关，方中大黄泻阳明里热，龙骨、牡蛎收敛阳明浮热。此方虽有桂枝解表，但解表力量较弱。两个医案患者都有一定的精神症状，并且具有柴胡加龙骨牡蛎汤的舌象、症状、体质状态，因此选用该方。此方解表力量弱，所以两个医案都加用解表药，第一个患者加荆芥加强解表，第二个患者病发面部，加用紫苏、白芷、桔梗解表，补充柴胡加龙骨牡蛎汤解表的不足。

2. 大柴胡汤

【组方】

柴胡半斤　黄芩三两　芍药三两　半夏半升（洗）　生姜五两（切）　枳实四枚（炙）　大黄二两　大枣十二枚（擘）

【出处】

大柴胡汤出自《伤寒论》："太阳病，过经十余日，反二三下之，后四五日，柴胡证仍在者，先与小柴胡；呕不止，心下急（一云：呕止小安），郁郁微烦者，为未解也，与大柴胡汤，下之则愈。""伤寒十余日，热结在里，复往来寒热者，与大柴胡汤；但结胸，无大热者，此为水结在胸胁也；但头微汗出者，大陷胸汤主之。"《金匮要略》："按之心下满痛者，此为实也，当下之，宜大柴胡汤。"吕震名《伤寒寻源》："此小柴胡去人参、甘草，加枳实、芍药、大黄，乃少阳阳明合治之方也。往来寒热，热结在里，是邪已内实，因其内实而下解之，乃通以去塞之法也。"

【医案】

吴某，男，30岁，2017年9月15日初诊。

主诉：阴囊瘙痒数日。

现症：阴囊瘙痒剧烈，晚上瘙痒明显，无明显皮疹；体壮实，语声洪亮，时有便秘。脉弦滑。

诊断：阴囊瘙痒症。

处方：大柴胡汤加减。

柴胡 12g、白芍 9g、大枣 8g、法半夏 13g、枳实 12g、黄芩 9g、酒大黄 2g、生姜 5g、桂枝 8g、桃仁 8g、茯苓 8g、牡丹皮 8g。5 剂，每日 1 剂。

2017年9月20日二诊。

现症：瘙痒明显减轻，无便秘。脉弦滑。

诊断：阴囊瘙痒症。

处方：前方加赤芍 10 g，余同前方。14 剂，每日 1 剂。

随访好转，未复诊。

【方药体会】

1. 大柴胡汤适应证：大柴胡汤代表柴胡类方剂的强度达到了极致的程度，同时是少阳阳明合病的典型表现。由于患者已经从虚弱转为强壮，所以去掉方中甘缓之品如甘草、人参。

2. 大柴胡汤适用体质：从体质学说来讲，大柴胡汤证患者大多壮实，语音洪亮，走路坚实有力，性格多扎实、坚毅。也有一说，这类患者容易合并三高，临床证实确实如此。那么是否一定会出现便秘呢？部分如此，此外也有一部分人，有湿热且湿重于热，就可能出现腹泻并大便黏滞。根据温病学家的观点，湿热严重的腹泻便黏也可以用通下法，这种思路代表方剂是枳实导滞汤。所以大柴胡汤加入化湿药物可以治疗少阳湿热，其中大黄可以不去掉但改成酒大黄为好，这是一种较为基础的加减方式。

3. 大柴胡汤的合方：在胡希恕冯世纶伤寒体系中，大柴胡汤经常合并桂枝茯苓丸使用，就像柴桂姜与当归芍药散合用。临床上，大柴胡汤证患者，其郁热较为严重，甚至可能累及血分，所以常常和桂枝茯苓丸配在一起。

4. 大柴胡汤在皮肤科疾病中的运用：阴囊瘙痒及女性外阴瘙痒，很多和肝胆二经关系密切。肝经循行：循股阴，入毛中，过阴器，抵小腹；胆经循行：出气街，绕毛际，横入髀厌中。经方中，外阴皮肤病与厥阴及少阳关系密切。顽固性外阴皮肤病通常首先考虑用柴胡类的方剂，尤其是大柴胡汤、柴平汤、柴桂姜。外阴部皮肤疾病治疗上，除了柴胡剂，还有其他方剂需要斟酌对比。首先考虑厥阴证方剂，如泻心汤类。其中最典型的应用就是甘草泻心汤能治疗狐惑之阴蚀。所以胡希恕冯世纶伤寒体系把泻心汤类方放在厥阴篇，确有道理。另外需考虑的就是李东垣《脾胃论》里面的方剂。外阴皮肤病有一类人是阴火的表现。患者有一定的气虚，又有阴火（此类患者有其独特脉象，常见为右寸浮大，左尺沉滑）。此时应该用补脾胃、升阳气、散阴火的思路。东垣药方中，也有柴胡类方剂的影子。

三、少阳病类方证

1. 小柴胡汤

【组方】

柴胡半斤　黄芩三两　人参三两　甘草三两（炙）　半夏半升（洗）　生姜三两（切）　大枣十二枚（擘）

【出处】

小柴胡汤出自《伤寒论》中关于此方条文较多，现选其中一二如下："太阳病，十日以去，脉浮细而嗜卧者，外已解也。设胸满胁痛者，与小柴胡汤。脉但浮者，与麻黄汤。""伤寒五六日，中风，往来寒热，胸胁苦满，默默不欲饮食，心烦喜呕，或胸中烦而不呕，或渴，或腹中痛，或胁下痞硬，或心下悸，小便不利，或不渴，身有微热，或咳者，小柴胡汤主之。"柯琴《伤寒附翼》："此为少阳枢机之剂，和解表里之总方也。少阳之气游行三焦，而司一身腠理之开合。"

【医案】

医案一

胡某，女，14岁，2016年2月3日初诊。

主诉：全身红斑风团瘙痒8月。

现症：全身频发红斑风团伴瘙痒，皮疹时起时消，反复发作。患者胃口时好时坏，微怕冷，足冷。脉滑数偏弦软。

诊断：慢性荨麻疹。

处方：小柴胡汤加减。

柴胡 12g、丹参 20g、党参 10g、甘草 3g、黄芩 10g、生姜 3g、茜

草20g、大枣10g、法半夏6g、防风10g。7剂，每日1剂。

2016年3月9日二诊。

现症：红斑风团偶发，瘙痒明显缓解；纳呆，大便偶溏。双脉弦软，寸脉浮滑。

处方：前方加陈皮12g、炒麦芽10g，余同前方。7剂，每日1剂。

2016年4月6日三诊。

现症：风团瘙痒偶发；偶有心慌，口臭、纳少，口渴不欲饮水。脉滑急、寸略浮。舌红苔黄腻。

处方：前方加减。柴胡10g、丹参10g、淡竹叶10g、法半夏10g、滑石10g、黄芩10g、金银花10g、石膏20g、土茯苓15g、茵陈15g、泽泻10g、茜草10g。7剂，每日1剂。

医案二

余某，女，22岁，2018年8月22日初诊。

主诉：全身反复风团伴瘙痒1年。

现症：口渴，咽部不适，不欲食，大便干或溏。脉细弦。

诊断：荨麻疹。

处方：小柴胡加桔梗石膏汤。

北柴胡12g、大枣7g、党参9g、法半夏13g、甘草9g、黄芩9g、生姜9g、石膏25g、桔梗10g。7剂，每日1剂。

2019年2月27日二诊。

现症：前方服用后3月未发病，现风团瘙痒复发。口渴，咽喉不痛，饮食量少，大便干。舌红苔黄燥。脉细滑弦，左脉涩。

处方：小柴胡汤加减。

北柴胡12g、大枣7g、党参9g、法半夏13g、甘草9g、黄芩12g、生姜9g、石膏25g、桔梗10g、牡蛎30g、龙骨30g、桃仁10g、茯苓10g、赤芍12g。14剂，每日1剂。

2019年3月13日三诊。

现症：皮疹瘙痒较前缓解。近日腹泻（平素无腹泻），口渴，月经量少，睡眠尚可。

处方：前方去石膏、桔梗，加白术 8 g、泽泻 20 g。14 剂，每日 1 剂。

随诊好转。

【方药体会】

1. 小柴胡汤的本质与主症

小柴胡汤是最经典的柴胡类方剂，胡希恕先生说其方有一半药物治疗脾胃，所以本方有一定的太阴证，但是很少有人将其列为少阳太阴合病。此方是少阳证的正方，其组方中有甘草、人参、大枣，所以患者脾胃一般都不太好，但是小柴胡汤的人不是特别纳呆，而是比较挑食，胃口时好时坏。小柴胡汤主症还有口苦咽干目眩。目眩不常见，咽部症状常见，但不见得是咽干。咽喉部位正好是外呼吸道和内呼吸道的连接点、头部与躯干的连接点。而人体所有连接点、腔口部位都可能跟少阳有关，所以小柴胡汤证常可见到咽部不适，特别是外感病的咽痛，这也是小柴胡汤常配伍桔梗的原因。除此之外，小柴胡汤证还有一定精神症状，脉象多偏弦。

2. 小柴胡汤辨证要点之"往来"

胡希恕先生认为小柴胡汤证有时候不典型，可以运用排除法。辨阳证后排除太阳证、阳明证，锁定少阳，这是一种思路。笔者认为小柴胡汤证重要的线索之一是"往来"，表现为胃口时好时坏，或心情时好时坏。黄煌教授认为其方证有季节性，比如春天严重，夏天好转，秋天又严重。笔者发现"往来"也可表现为地域性，例如回甲地好转，去乙地又犯病，再回甲地又好转。从五运六气角度来看，一年中六步之气循环"往来"，不论主气还是客气，轮到少阳相火时，都可能出现小柴胡汤证，这是一个重要的提示。但是荨麻疹的风团时起时消不能视之为往来。

3. 小柴胡汤用于三阳合病

三阳合病少阳为主时，治疗原则为"三阳合病治少阳"，兼顾太阳阳明。表证不是特别严重时，用柴胡解表就足够，此方中没有治疗阳明热的药物，故小柴胡加桔梗石膏汤是常用的药方。皮肤科的病毒疹、感染性荨麻疹常见三阳合病。病毒诱发的皮肤病患者，表未解时很快出现少阳、阳明症状，这时候用小柴胡加桔梗石膏汤非常有效。临床上笔者曾使用小柴胡合桔梗石膏汤治疗过 1 例 Dress（伴嗜酸性粒细胞增多和系统症状的药疹），该患曾使用大剂量的激素和丙球冲击后仍反复发作，笔者接手后诊断为三阳合病（可能因为 Dress 和病毒感染有关系），用小柴胡合桔梗石膏汤后很快治愈。

小柴胡汤的加减也可以考虑表里两个方向。加强解表力量时可以考虑小柴胡汤合桂枝汤，脏腑出现湿热邪时可以用小柴胡汤合平胃散、五苓散。

医案一寸脉浮滑证明有一定风热表证，所以加金银花、竹叶轻宣解表，其同时也有阳明热，表现为口臭、口渴，所以加用清阳明湿热的药物。医案二即采用了小柴胡加桔梗石膏汤。

2. 柴胡桂枝汤

【组方】

桂枝（去皮）一两半　芍药一两半　黄芩一两半　人参一两半　甘草一两（炙）　半夏二合半（洗）　生姜一两半（切）　大枣六枚（擘）　柴胡四两

【出处】

柴胡桂枝汤出自《伤寒论》："伤寒六七日，发热，微恶寒，支节烦疼，微呕，心下支结，外证未去者，柴胡桂枝汤主之。"柯琴《伤寒来苏集》："桂、芍、甘草，得桂枝之半；柴、参、芩、夏，得柴胡之半；姜、枣得二方之半，是二方合并非各半也。取桂枝之半，以解太阳未尽之邪；取柴胡之半，以解少阳之微结；凡口不渴，身有微热者，当去人参，此以六七日来邪虽不解，而正气已虚，故用人参以和之也。外证虽在，而病机已见于里，故方以柴胡冠桂枝之前，为双解两阳之轻剂。"

【医案】

朱某，男，4 岁，2016 年 5 月 20 日初诊。

主诉：全身散在丘疹瘙痒数月。

现症：躯干四肢对称分布红斑丘疹，平素多汗、易感冒、口臭、眼屎多、挑食。舌淡红苔薄。脉小滑。

诊断：湿疹。

处方：柴胡桂枝汤加减。

柴胡8g、白芍6g、大枣8g、党参8g、法半夏8g、甘草6g、桂枝6g、黄芩12g、荆芥6g、生姜6g、白鲜皮12g。7剂，每日1剂。

2016年6月2日二诊。

现症：患者诉服前方后，皮疹无新发，上述症状均减轻。舌淡红苔薄。脉小滑。

处方：守前方，去荆芥，桂枝减量至5g，加用白芷5g、紫苏梗10g。10剂，每日1剂。

随访好转，未复诊。

【方药体会】

柴胡桂枝汤为小柴胡汤和桂枝汤的合方，是治疗太阳、少阳合病的经典方之一，其辨证符合前文所述的小柴胡汤和桂枝汤两方的辨证要点。皮肤科常用到柴胡桂枝汤。柴胡桂枝汤中仅柴胡、桂枝、生姜三味药具有解表功效，其解表作用相对较弱，所以运用本方在治疗皮肤病的时候需要加一些解表祛风止痒的药物。例如，本医案使用的方药中就在柴胡桂枝汤的基础上加荆芥、白鲜皮以加强解表祛风的功效。如果是皮肤病发在面部，可以加白芷、紫苏解表。

另外，柴胡桂枝汤的清热力量较弱，如果皮肤病辨证为太阳、少阳合病，但又有热邪在表，可在此方中加用疏风清热药物，例如银花、连翘等，类似于银翘散的组成。世传武当太和丸中有桂枝汤合银翘散加减，所以柴胡桂枝汤也可参照此应用。

3. 黄芩汤

【组方】

黄芩三两　芍药二两　甘草二两（炙）　大枣十二枚（擘）

【出处】

黄芩汤出自《伤寒论》："太阳与少阳合病，自下利者，与黄芩汤；若呕者，黄芩加半夏生姜汤主之。""伤寒，脉迟，六七日，而反与黄芩汤彻其热。脉迟为寒，今与黄芩汤复除其热，腹中应冷，当不能食，今反能食，此名除中。必死。"汪绂《医林纂要》："太阳郁热，则上烁肺而下遗大肠，故用黄芩以除肺肠之热；少阳郁热，则木乘土，故用芍药以泻相火而和太阴；寒淫于内，治以甘热，故用甘草、大枣以治寒，且以厚脾胃生气血而治自利。"

【医案】

阳某，女，53 岁，2017 年 3 月 24 日初诊。

主诉：反复上肢、腰部红斑丘疹伴瘙痒 1 月。

现症：自觉潮热，多汗。舌红而干，烦躁。脉弦细数。

诊断：湿疹。

处方：黄芩汤加减。

黄芩 15 g、白芍 15 g、甘草 12 g、淮小麦 15 g、生姜 10 g。3 剂，每日 1 剂。

2017 年 3 月 27 日二诊。

现症：患者红斑丘疹减少，瘙痒减轻，烘热感减轻，自觉口干苦。舌红。脉细弦略洪。

处方：患者服药后症状虽有减轻，但仍存在口干苦，考虑药力不够，遂调整用药剂量如下：

黄芩 20 g、白芍 20 g、甘草 12 g、淮小麦 15 g、生姜 12 g。7 剂，每日 1 剂。

随访好转，未复诊。

【方药体会】

古往今来，许多医家对黄芩汤都非常重视，但很多后世医家认为其是治疗痢疾的药方。这除了《伤寒论》原文的描述外，可能还与芍药汤（芍药、黄芩、黄连、甘草、桂枝、瓜蒌）有关系。芍药汤的组成和黄芩汤（芍药、黄芩、甘草、大枣）近似。因为芍药汤是治疗痢疾非常重要的药方，故而大多数人对黄芩汤的认识也停留在治疗该病上，直到温病学派出现之前。

其实黄芩汤有很多可值得研究的地方：

第一，关于黄芩汤的主治。

《伤寒论》原文"太阳与少阳合病，自下利者，与黄芩汤"，但这个药方中没有任何能解太阳表证的药物。部分医家认为原文错误，应该是阳明与少阳合病。因为此方中黄芩、芍药均可解少阳、阳明热，而无解表之用。

第二，关于黄芩汤的增减。

原文中提到"若呕者，黄芩加半夏生姜汤主之"。根据这个思路，可以假设黄芩汤原方中有生姜，生姜辛温解表可治太阳病，如此就能符合太阳与少阳合病，或者说是太阳、少阳、阳明三阳合病。就像《伤寒论》有的版本里大柴胡汤没有大黄一样，黄芩汤的原方组成可能有生姜，由于传抄而疏漏。这个假说可以从其他医书中找到线索。《辅行诀五脏用药法要》《千金要方》里面有二旦汤，即阳旦汤、阴旦汤。其中《辅行诀五脏用药法要》又将其分为正阳旦汤、大阳旦汤、小阳旦汤、大阴旦汤、小阴旦汤。《辅行诀五脏用药法要》的小阴旦汤的组成相当于黄芩汤加生姜。《千金要方》里阴旦汤的组成就是黄芩汤加桂枝、干姜。两个阴旦汤中都加了姜，所以后世医家怀疑黄芩汤的原方本来里面有姜，笔者也赞同此推测。

第三，关于黄芩汤的临床应用。

温病学家对本方多有发挥。叶天士认为春温初起就有阴亏，春温正方就是黄芩汤。清代柳宝诒在《温热逢源》中认为黄芩汤可养阴脱邪，符合轻、透、养的治法。其治疗伏气温病首选黄芩汤加淡豆豉、玄参，用淡豆豉解表而不是生姜，可能是其认为生姜偏于温燥，而温病学家使用温燥类药都比较谨慎。同时他认为芍药的养阴力量不够大，所以加入玄参。黄芩汤加淡豆豉、玄参就是伏气温病的第一正方，这也把本方提到了一个极高的位置。后世医家运用黄芩汤还有很多不同的加减，上述只是比较经典的一些加减运用。笔者认为《千金要方》里面的七物黄连汤，也很值得重视。七物黄连汤就是黄芩汤加葛根芩连汤。黄芩汤与葛根芩连汤是一个很好的合方，有了葛根就有了解表的作用。而且在《千金要方》里本方不用大枣，而是用小麦起甘温益气、除烦养阴的作用，这也是一个很好的思路。

此医案的患者选择的就是《千金要方》的加减，但是没加葛根芩连汤，而是用阴旦汤去桂枝加淮小麦。从《伤寒论》的角度上讲，就是黄芩汤去大枣加淮小麦和生姜；从《辅行诀五脏用药法要》角度上讲，就是小阴旦汤去大枣加淮小麦。从辨证上看，这位患者是少阳有热，热甚伤阴，伤阴之后，热邪上攻，出现潮热，舌红而干。脉弦与少阳证有关，弦细数为少阳化热伤阴之后的典型的脉象，加上患者有潮热的表现，符合黄芩汤方证，所以在用药后取得了良好的效果。

4. 奔豚汤

【组方】

甘草二两　芎䓖二两　当归二两　半夏四两　黄芩二两　生葛五两　芍药二两　生姜四两　甘李根白皮一升

【出处】

奔豚汤出自《金匮要略》："奔豚气上冲胸，腹痛，往来寒热，奔豚汤主之。"冯世纶《解读张仲景医学经方六经类方证》："甘李根白皮，大寒，解热作用与柴胡相似，但有下气治奔豚之特能。佐以葛根、黄芩以解半表半里邪热，半夏、生姜下气逐饮，当归、芍药、川芎、甘草补血并治腹痛。本方治半表半里有水饮而血虚热盛，也即呈半表半里阳证者。"

【医案】

胡某，男，37岁，2017年11月29日初诊。

主诉：全身反复红斑风团伴瘙痒1月。

现症：全身红斑风团，怕热，怕冷水，多汗，项背僵痛，唇干，易紧张，偶烦躁，晨起恶心，多动少时胫骨疼痛，偶有失眠，窦性心动过速，纳可，吃火锅后腹泻，大便稀溏黏，每日2次。舌淡胖有齿痕、半夏带，唇紫暗红。右脉弦软，左脉沉缓。

诊断：荨麻疹。

处方：奔豚汤加减。

吴茱萸3g、白芍10g、生姜6g、党参10g、法半夏12g、葛根10g、当归5g、川芎10g、茯苓10g、川楝子10g、桑白皮10g、石膏8g。7剂，每日1剂。

2017年12月6日二诊。

现症：全身红斑风团瘙痒好转，多在19～20点发病，大腿内侧及臀部瘙痒明显，大便每日1次，余症如前。舌下脉络瘀曲。脉弦软。

处方：守前方，改白芍为赤芍12g，酌加桃仁10g、牡丹皮10g。7剂，每日1剂。

2017年12月13日三诊。

现症：病情明显好转，大腿内侧及臀部瘙痒好转，前胸及腋中线处出现风团，食欲增加，火锅后腹泻好转，大便每日1次，口渴较前明显。舌下脉络瘀曲好转。脉弦软。

处方：守前方，酌加石膏至20g。7剂，每日1剂，水煎服，分2次温服。

随访治愈，未复诊。

【方药体会】

将奔豚汤放于黄芩汤之后，更利于我们理解此方。奔豚汤是由黄芩加半夏生姜汤加减而来，其病机为表邪未解又有少阳之热上攻，故有黄芩加半夏生姜汤及葛根以解表。而少阳之热上攻与本身血虚有一定关系，故方中还包含四物汤。但其四物仅归、芎、芍三味，未见生地，而以甘李根白皮代之。此药为咸寒之品，与玄参功效相似，可养阴清热、降虚火，不可简单以桑白皮代替。综上，奔豚汤证的基本病机即为表邪未解，少阳热上攻，兼有阴血不足。前文笔者提到黄芩汤常与葛根芩连汤配伍运用，所以奔豚汤中亦加入葛根，由此可见古方之加减，都是有规律可循的。

奔豚汤有诸多版本，最为人知的即《金匮要略》方，此外在《千金要方》和《外台秘要》引《小品方》中亦有记载。其中，《千金要方》之奔豚汤与《金匮要略》之奔豚汤相比，二者实为两个极端。金匮方所治表邪未解，血虚虚热上攻，而千金方则为表邪未解，寒邪上攻。故而千金方重用吴茱萸降肝经寒逆，此为特效药，更去黄芩一味，以桂枝代之。而肝逆存在，肝木克脾土，故以人参、茯苓二味，增强补益中焦之效。此外，方中还加入一味石膏，乃肝逆脾虚之后，若已传阳明可有化热之象，为太阴阳明并见，故加石膏以清阳明之热。千金方加减较为复杂，但其基本思路实乃金匮方之阴化证。

《小品方》之奔豚汤，则介于千金方与金匮方之间。方中亦有人参等药，亦将黄芩换为桂枝，但无吴茱萸。此方亦为少阳热证传于阴证，但程度不及千金方所至阴证。如此认识《千金要方》之奔豚汤和《金匮要略》之奔豚汤后，就能更好理解《小品方》之奔豚汤了。

此医案为一荨麻疹患者，有风团、瘙痒、稍怕冷、项背僵痛等表证，其表证尚轻微；烦躁、晨起恶心、脉偏弦，考虑有少阳证，且偶有心动过速、失眠，但未达到"奔豚"程度，仅重于一般烦躁；而患者吃火锅后易腹泻，大便不成形，舌淡胖齿痕，说明存在太阴证。综合考虑此患为少阳证出现向阴证传变之倾向，但尚未完全至阴证，又有表证未解及太阴脾虚之表现，故以奔豚汤治之。方中有吴茱萸、人参、茯苓等，但未用桂枝，乃基本参考千金方而来。此患者用药诸症好转后，出现一个很有意思的现象——口渴明显，再结合其既往怕热，考虑出现阳明热证，故在前方中加入20 g石膏，最终治愈。如此诊治经过，可看出《千金要方》奔豚汤之加减变化过程。上文所描述之太阳表证、少阳证传阴证、太阴脾虚及阳明热证，均为《千金要方》奔豚汤的一种综合表现。千金所加减虽然复杂，但是临床上确实可以见到，值得大家细细体悟。

【附】

1. 桂枝黄芩药法探讨

桂枝替代黄芩，乃《伤寒论》方的一个经典替换方法，如黄连汤即半夏泻心汤去黄芩加桂枝而成。此外，亦有《辅行诀五脏用药法要》中阴旦汤与阳旦汤，二者主要区别即桂枝与黄芩之别，简言之，其"阴旦""阳旦"基本是桂枝、黄芩互换而成。由此有后人认为桂枝与黄芩肯定有正相对的作用。但笔者临证体会，黄芩实不能解表。难道是仲景先师认为黄芩有一定解表作用？这个说法缺乏依据。笔者分析，因黄芩可清肺热，而肺与表密切相关，如华佗认为伤寒之传变太阳经后即传胸中，由此推测黄芩与表证传变有相关性，亦可将黄芩、桂枝二者联系起来。

2.《千金要方》卷十四引徐嗣伯方之奔豚汤

组方：吴茱萸一升、桂心四分、芍药四分、生姜四分、石膏三分、人参三分、半夏三分、芎䓖三分，生葛根六分，茯苓六分，当归四两，李根皮一斤。

功能主治：气奔急欲绝者。

各家论述：《千金方衍义》载："以芎、归、芍药和其瘀积之血，半夏、生姜涤其坚积之痰，葛根以通津液，李根以降逆气，并未尝用少阴之药。设泥奔豚为肾积，而用伐肾之剂，谬之甚矣。嗣伯治风眩气奔欲绝，故以桂、苓祛风，人参壮气，茱萸降逆，石膏开泄旺气为之必需。"

3.《外台秘要》卷十二引则《小品方》之奔豚汤

组方：葛根八两（干者）、生李根（切）一升、人参三两、半夏一升（洗）、芍药三两、当归二两、桂心五两、生姜二斤、甘草（炙）二两。

功能主治：虚劳五脏气乏损，游气归上，上走时若群豚相逐憧憧，时气来便自如坐惊梦，精光竭不泽，阴痿，上引少腹急痛，面乍热赤色。喜怒无常，耳聋，目视无精光。

四、少阴病类方证

1. 麻黄附子细辛汤

【组方】

麻黄二两（去节）　细辛二两　附子一枚（炮，去皮，破八片）

【出处】

麻黄附子细辛汤出自《伤寒论》："少阴病，始得之，反发热，脉沉者，麻黄细辛附子汤主之。"方有执《伤寒论条辨》："发热邪在表也，脉沉，少阴位北而居里也，以其居里，邪在表而发热，故曰反也，以邪在表不在里，故用麻黄以发之；以其本阴而标寒，故用附子以温之。细辛，辛温通于少阴，用之以佐主治者，以其专经而为向导也。"程知《伤寒经注》："三阴表法与三阳不同，三阴必以温经之药为表，而少阴尤为紧关，故以麻黄、细辛散邪，而以附子温经，俾外邪之深入者可出，而真阳亦不因之外越也。"

【医案】

侯某，男，30岁，2016年10月18日初诊。

主诉：面部散在扁平丘疹数月。

现症：体壮，性情温和，少汗，平素易腹泻，疲倦，眠差。舌淡紫，苔薄白。脉软而滞。

诊断：扁平疣。

处方：麻黄细辛附子汤加减。

麻黄6g、附片8g、细辛6g、白术10g、干姜5g、海桐皮10g、桔梗10g、茯苓10g、白芷8g。7剂，每日1剂。

2016年10月25日二诊。

现症：面部扁平丘疹好转，疲倦缓解，仍眠差。舌脉同前。

处方：守前方，去茯苓，酌加茯神15 g、薏苡仁30 g。7剂，每日1剂。

2016年11月1日三诊。

现症：皮疹变薄、缩小，部分消退，腹泻、疲倦基本消失。

处方：守前方，酌加泽泻15 g。7剂，每日1剂。

2016年11月8日四诊。

现症：皮疹进一步变淡、变薄，余未诉不适。

处方：守前方，附片减量至6 g，薏苡仁加量至35 g。14剂，每日1剂。随访治愈。

【方药体会】

麻黄附子细辛汤是少阴病代表方，尤为少阴寒化证的经典方之一（热化证经典方为黄连阿胶汤）。分析此方，我们首先要熟悉《伤寒论》中白通汤、四逆汤等一系列温阳的附子类方，其次需理解丹道医学及现代扶阳派理论。

麻黄附子细辛汤证为阳虚外感证，也有学者认为乃为太阳少阴两感。根据此方证，六经八纲学派提出少阴证即为表阴寒证，为太阳证的阴化。此说法亦符合《黄帝内经》中太阳少阴相表里之理论。按照此派的观点，麻黄附子细辛汤证患者还应该具有一定的麻黄体质，具体可参考黄煌教授总结的麻黄体质特点，即体壮、性格相对温和、少汗等。

对于此方，其他医学体系尚有深层次的理解和应用。峨眉丹医认为此方是经典的通补心肾之强壮药方，此说法来源于峨眉丹医所传承的青城山丹道医学，而现代扶阳派理论亦可溯源于青城丹医。青城丹医认为，麻黄强心，附子强肾，细辛通督、冲二脉，即可连接心肾，故将此方看为一强壮之方，对心肾有整体通补作用，这与六经八纲学派亦是两种完全不同的理解。"细辛通督脉"符合李时珍所著《奇经八脉考》，但扶阳派理论中没有如此说法，且现代郑卢医学仍遵循细辛散寒通经之说。峨眉丹医认为麻、附、辛配伍只起强壮作用，三药虽皆发散，但配伍服之并不出汗。对比来看此方发汗能力确实弱于麻黄汤，说明细辛与桂枝实有较大区别，麻桂配伍才有较强的发汗效果。

青城丹医以麻黄附子细辛汤为基础演化了一系列加减药方，其中以六分散最为有名，即麻附辛三味加上酒大黄、干姜、生姜、甘草，相当于麻黄附子细辛汤合四逆汤，再加酒大黄，实乃少阴阳明太阴合病。

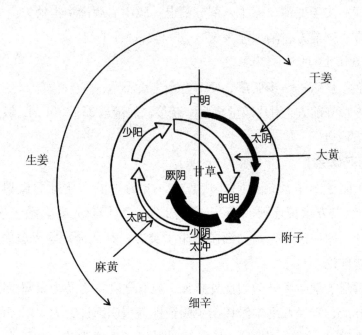

图3　六分散三阴三阳模式图

六分散以姜、草加强温阳之效，而酒大黄常用以泻阳明之热，加于此处不易理解。通过临床实践，我们发现很多热毒性疾病在急性发作情况下可出现短暂之少阴证，表现为困倦、乏力、发热、神疲等症状。此时的治疗需要在温通少阴的同时再加清阳明热之药，此即为六分散运用酒大黄的一种体现。此时患者的脉象多不符合麻黄附子细辛汤经典的沉细脉，反而可能是弦滑滞或弦大而滞（滞脉乃阳虚标志之一，此乃扶阳派提出的一种特殊脉象）。临床上如此合用可治疗红皮病型及脓疱型银屑病等热毒疾病的急性发作。廖厚泽先生认为，比此类患者更虚弱者，可再酌加四君子汤，甚至八珍汤，或再加一些清利湿热之药，具体运用之关键仍在于临床辨证。

笔者研究五运六气理论日久，亦从运气角度深入认识了六经之间一些特殊规律。《黄帝内经》提及太阳少阴、少阳厥阴、太阴阳明相表里，表里之间存在重要联系，所以有合病、并病、互相传变之不同。而运气之司天、在泉，亦代表另一种对应关系。以六分散为例，其同时取法于少阴和阳明，这与子午少阴君火司天对应阳明燥金在泉有关系，由此亦可解释《伤寒论》中少阴三急下的现象。再如辰戌太阳寒水司天必然对应太阴湿土在泉，太阳、太阴同为"开"象，二者有特殊联系，故《伤寒论》中桂枝汤同时取法于太阳太阴，而桂枝汤加重芍药后进一步往太阴阳明方面引化，如果进一步阳明热盛可以再加大黄。而少阳、厥阴同样如此，二者既为表里关系，亦有司天在泉关系。

青城丹医认为较多复杂性疑难性疾病均可以六分散为基础治疗，其重要性不言而喻。此方后又发展为青城大发散，乃六分散与九味羌活汤之合剂，可加强解表作用，亦能治疗大量疑难杂症。民国时期重庆著名中医补晓岚即为青城丹医的代表人物，所用之青城大发散十分有名。

此医案患者符合六经八纲学派之表阴证，其人具有麻黄体质，亦有神疲、脉滞等阳虚表现。患者腹泻，故加茯苓、干姜以健太阴脾虚。此外笔者参考峨眉丹医之用药思路，青城大发散中有较多解表药物，但此患者表证不重，仅面部散在丘疹，故仅用桔梗及海桐皮。

【附】

1. 六分散

麻黄2～3g、细辛2～3g、附子6～10g、干姜2g、酒军3g、甘草5g。

2. 青城大发散（亦名青城十四味）

附子、干姜、大黄、木通、甘草、麻黄、细辛、天麻、羌活、白芷、藁本、川芎、蔓荆子、防风。水煎之，可供二十人服一次。

2. 桂枝加附子汤

【组方】

桂枝三两（去皮）　芍药三两　甘草三两（炙）　生姜三两（切）　大枣十二枚（擘）　附子一枚（炮，去皮，破八片）

【出处】

桂枝加附子汤出自《伤寒论》："太阳病，发汗，遂漏不止，其人恶风，小便难，四肢微急，难以屈伸者，桂枝加附子汤主之。"许宏在《金镜内台方议》："病人阳气不足，而得太阳病，因发汗，汗就出多不能止，名曰漏也。或至二三日不止，其人反恶风，此乃阳气内虚，而皮腠不固也。又小便难者，汗出多，则亡津液，阳气内虚，不能施化也。四肢者，诸阳之本，今亡而脱液，则四肢微急，难以屈伸，故与桂枝汤中加附子，以温其经而复其阳也。"

【医案】

李某，女，68岁，2014年12月4日初诊。

主诉：全身风团伴瘙痒3年。

现症：全身散在红斑风团，乏力，口干，怕冷，四肢冷严重，疲惫。舌紫苔黄略腻。双脉缓滞，寸脉偏浮大。

诊断：荨麻疹。

处方：桂枝加附子汤加减。

桂枝6 g、白芍10 g、炙甘草6 g、生姜3 g、大枣10 g、附片3 g、墨旱莲20 g、茜草30 g、紫草10 g、当归10 g。7剂，每日1剂。

2014年12月11日二诊。

现症：全身风团瘙痒明显缓解，颈部、背部相对较重，疲惫乏力减轻，仍有口干少饮、四肢冷。双脉缓略滞，寸脉浮大。

处方：守前方，去附片，紫草加量至20 g，酌加黄芪20 g、防风10 g。7剂，每日1剂。

2014年12月18日三诊。

现症：全身风团瘙痒基本未发，乏力疲惫不明显，口干少饮。左脉大。

处方：守前方，酌加石膏30 g、知母10 g。7剂，每日1剂。

随访治愈，未再复诊。

【方药体会】

关于此方的归属笔者较为认同六经八纲学派的观点，认为此方属于少阴证类方。该理论体系认为少阴证属表阴证，太阳证属于表阳证，表阴表阳之间可相互转换。少阴病篇中的表阴证有从麻黄证转换而来的，如前章的麻黄附子细辛汤证，也有从桂枝汤证转化而来的，即本篇的桂枝加附子汤证。

《伤寒论》原文述"太阳病，发汗，遂漏不止……桂枝加附子汤主之"。笔者认为原文描述过于简略，临床上不能仅凭条文症状作为桂枝加附子汤证的辨证要点。本方证首先应具有桂枝汤证的特点，如汗出、恶风、具有桂枝体质等特点；其次，本方证还具有阴证的表现。阴证的辨别关键在于神疲与脉滞，而辨证时脉诊又重于望诊。"扶阳派"里桂枝附子法的脉象是表证膀胱脉和尺部无力阳虚脉的叠加，而此处桂枝加附子汤证的脉象不一定有这样的典型特征。它更偏向于桂枝体质人与色（神疲）、脉（滞象）的结合。

据笔者临床观察，现代较多年轻人都存在阴证。典型的阴证其舌象表现为青紫、水滑舌，或伴有极度畏寒与乏力表现，但临床上有如此典型表现的患者并不多见，而很多阴证患者反而易出现怕热、舌鲜红等情况，从而被忽略。总而言之，阴证的辨证应当抓住患者神疲与脉滞这两个核心点，而且阴证患者大多有长期劳累、熬夜的经历，多在子时（23：00～01：00）以后休息，临床当精准辨证以用。

3. 真武汤

【组方】

茯苓三两　芍药三两　生姜三两（切）　白术二两　附子一枚（炮，去皮，破八片）

【出处】

真武汤出自《伤寒论》："太阳病，发汗，汗出不解，其人仍发热，心下悸，头眩，身瞤动，振振欲擗地者，真武汤主之。""少阴病，二三日不已，至四五日，腹痛，小便不利，四肢沉重疼痛，自下利者，此为有水气。其人或咳，或小便利，或下利，或呕者，真武汤主之。"

【医案】

王某，男，52 岁，2017 年 8 月 23 日初诊。

主诉：全身反复红斑风团伴瘙痒数年。

现症：怕冷少汗，足冷腿软，遇热痒加重，眠差，2017 年 2 月加重。

诊断：慢性荨麻疹。

处方：真武汤加减。

附片 8 g、白术 10 g、人参 10 g、茯苓 10 g、白芍 10 g。7 剂，每日 1 剂。

2017 年 8 月 30 日二诊。

现症：患者服药后每日发作 1～2 次，余症状无改善。

处方：调整剂量，改茯苓为茯神，具体处方如下：

附片 10 g、白术 10 g、人参 12 g、茯神 12 g、白芍 10 g。7 剂，每日 1 剂。

2017 年 9 月 6 日三诊。

现症：患者全身红斑风团瘙痒基本消失，自觉口唇黏滞感，大便每日 3～4 次，便溏。

处方：前方加减。附片 10 g、茯神 15 g、人参 12 g、白术 20 g、白芍 12 g。7 剂，每日 1 剂。

2017 年 9 月 13 日四诊。

现症：风团瘙痒进一步减轻，睡眠略好转，仍感唇黏，大便同前。

处方：前方加减。附片 10 g、茯神 15 g、人参 12 g、白术 20 g、白芍 12 g、干姜 8 g、炙甘草 10 g。7 剂，每日 1 剂。

随访治愈。

【方药体会】

真武汤其方名来源于中国传统文化四象之一的玄武，玄武居北方与水相关。结合《伤寒论·少阴病篇》中"小便不利，四肢沉重、头眩，身𥆧动，振振欲擗地"等症状，证实真武汤证为阳虚伴水饮之证。

方中用生姜配伍炮附子温阳主水以散阴寒，白术、茯苓健脾益气、淡渗利湿。方中芍药一味的用意值得探讨，有一种说法为治阴寒腹痛所用，但《伤寒论》中没有芍药治疗阴寒疼痛的案例，这种说法较为牵强。笔者以为可以从复方化裁的角度来理解此方，方中芍药代表四物汤，而白术、茯苓代表四君子汤，两者合用可益气补血，也揭示了真武汤证的人有气血不足，但表现并不严重，所以只选取四君、四物汤中的一部分，也可看作简化版的八珍汤。而从真武汤的加减方附子汤也印证了这一观点，附子汤为该方去生姜加人参，配伍白术、茯苓，增强了健脾益气之力。综上，真武汤中芍药应当为滋补气血所用。可见，真武汤证本为虚寒，水饮逆犯，且有气血不足，附、姜治阴寒，苓、术、姜治水饮，伍芍药兼顾气血，组方周密。若里虚寒较甚者，可考虑合用四逆汤。

4. 白通汤

【组方】

葱白四茎　干姜一两　附子一枚（生，去皮，破八片）

【出处】

白通汤出自《金匮要略》："少阴病，下利，白通汤主之。""少阴病，下利，脉微者，与白通汤。利不止，厥逆无脉，干呕烦者，白通加猪胆汁汤主之。服汤，脉暴出者死，微续者生。"

【医案】

医案一

李某，男，64岁，2018年2月5日就诊。

主诉：头皮红斑鳞屑瘙痒10多年。

现症：夜间3～4点时痒甚，疲乏困倦，夏季怕热甚，略便秘。脉弦大滑滞，重按力减。舌红，苔薄水润。曾经多种中西药物治疗无效。

诊断：脂溢性皮炎。

处方：一诊至八诊均以乌梅丸加减，其间虽稍有改善，却仍反复发作。

2018年8月29日九诊。

现症：患者疲倦同前，无脚凉脚热，稍健忘，动则汗出。舌脉同前。

处方：白通汤。

附片90g、炙甘草20g、生姜90g、大葱白4根。1剂，每日1剂。

2018年8月30日十诊。

现症：患者诉口服上诉药物后瘙痒明显好转，红斑好转。

处方：前方续服5剂，每日1剂。

随访病情稳定，偶有瘙痒。

医案二

陈某，女，51岁，2019年3月15日初诊。

主诉：舌部灼热感数月。

现症：患者自觉舌前1/3灼热不适感数月，体型稍胖，肤色黄白，平素易疲倦，怕冷，纳可，喜欢甜食，睡眠差，睡觉时脚汗出。舌鲜红。苔薄腻，脉沉缓滞。该患者有肛周湿疹病史，有肛周瘙痒。舌体及口腔黏膜未见糜烂、水疱等。

诊断：灼口综合征。

处方：白通汤加减。

附片45g、生姜30g、炙甘草12g、白术10g、茯苓10g、大葱4根。3剂，每日1剂。

2019年3月20日二诊。

现症：患者诉舌部灼热感减轻。舌脉同前。

处方：守前方，附片加至70g、生姜加至50g。6剂，每日1剂。

服药期间诉舌部灼热消失，易疲倦及怕冷好转，睡眠好转，脚汗出夜间减少，但肛周瘙痒无好转。

2019年3月27日三诊。

现症：诉劳累后舌尖灼热复发，伴肛周瘙痒。舌脉同前。

处方：守前方，附片加至90g、生姜60g。3剂，每日1剂。

2019 年 3 月 30 日三诊。

现症：患者用药后舌尖灼热及肛周瘙痒明显减轻，余无特殊不适。舌转淡红，脉缓滞。

处方：在此方基础上，炙甘草改为 25g，余药量药味同前。5 剂，每日 1 剂。

随访治愈。

【方药体会】

白通汤是《伤寒论》里比较有名的药方，也是一个不太好理解的药方。扶阳派很重视白通汤，但是白通汤在扶阳派中的应用和《伤寒论》原方不一样，其不用干姜而改用生姜配附子、葱白。理解白通汤的命名、方药、剂量，需要配合三阴三阳图以及河图。

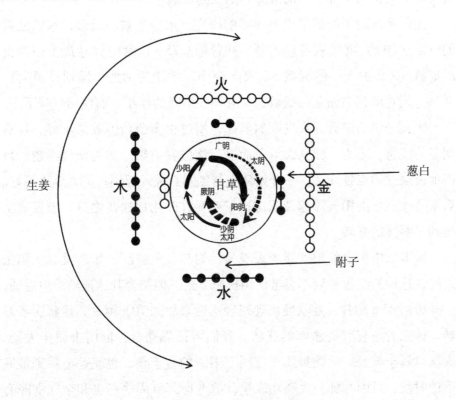

图 4 白通汤三阴三阳图模式图

少阴在三阴三阳图的最下方水的位置，也就是所谓玄武的位置，主要针对性的药物就是附片。附片加上生姜之后，就可以使这张图运转起来，从下往左升，升到上面的火，再从右变为金往下降。附片加生姜可以升阳，但也需要金的力量再降下来，而葱白色白属金，大葱又能够开宣肺气、宣通肺经，故代表金的力量。而河图中金的生数是四，所以大葱要用四根。白通汤跟麻附辛、桂枝加附子不一样，后两者是使少阴透到太阳，从阴把阳宣发出来。此方和真武汤也不一样，后者是助阳的运转，同时可以去掉水饮之邪。白通汤是使阳气运转到极致时，又可以在金的作用下化为一种下降的力量。所以这个药方既可以通阳气，又能够使阳气运转而降逆，跟潜阳封髓丹类似但运转路线不同。综上所述，白通汤的命名包括了肺金白的潜降和阳气的宣通。

扶阳派对附子的剂量也有详细的研究。水分生数和成数，水的成数的时候（60 g）就代表可以入肾、补肾阳。75 g附片时到达最上面的火的成数（7再加上土的成数5，火土合德，才能达到把火温到最顶尖）。而90 g附片就到右面金的成数，又有一些潜降的作用，而使阳气降下来。

医案一中的患者，头皮剧烈瘙痒，用过很多西药但效果不好，且有明显的疲惫、乏力，脉弦大滑急而滞。该患者怕热考虑为阳气浮越，且因他凌晨三四点钟痒甚，一开始认为与厥阴有关，但用乌梅丸效果不好。后来考虑到他的阳气浮越及阳虚比较明显，改用白通汤之后，患者确实得到了明显的好转。

医案二中患者的阳气浮越表现为舌灼热，色鲜红。如果没有扶阳派经验，这种鲜红舌一般不会考虑用扶阳方药。但结合其脉证给予白通汤，一开始用45 g附片，症状便出现减轻。后来加到70 g附片，症状明显好转。该患者还有肛周瘙痒的症状，我们辨证思路是：肛门隶属于大肠，大肠隶属于乾卦，而乾卦就在三阴三阳图的右下角，也就是金降到最底下的时候，且因为肺与大肠相表里，故考虑其肛周瘙痒也和金气潜降有关。于是把附片剂量加到90 g，加大阳气运转到右下角金的末尾，使其可以作用到肛周，果然患者服药后肛周瘙痒也明显减轻。

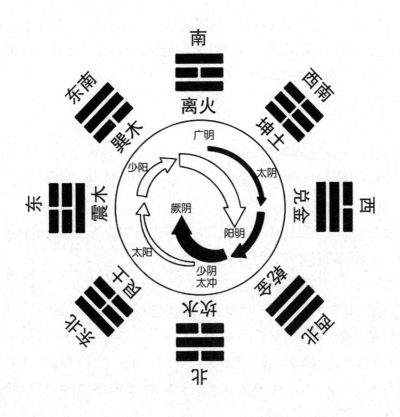

图 5 三阴三阳图配后天八卦图

所以对白通汤的理解，需要配合三阴三阳图、河图、后天八卦以及扶阳派理论，如此方能加深对《伤寒论》的体会，从而提高临床疗效。

5. 黄连阿胶汤

【组方】

黄连四两　黄芩二两　芍药二两　鸡子黄二枚　阿胶三两（或云三挺）

【出处】

黄连阿胶汤出自《伤寒论》："少阴病，得之二三日以上，心中烦，不得卧，黄连阿胶汤主之。"成无己《注解伤寒论》："风伤阳，寒伤阴，少阴受病，则得之于寒，二三日已上，寒极变热之时，热烦于内，心中烦，不得卧也，与黄连阿胶汤，扶阴散热……阳有余，以苦除之，黄芩、黄连之苦以除热；阴不足，以甘补之，鸡黄、阿胶之甘以补血；酸，收也，泄也，芍药之酸，收阴气而泄邪热。"

【医案】

彭某，男，63岁，2014年10月4日初诊。

主诉：全身皮肤瘙痒1月。

现症：未见明显皮疹，皮肤干燥，眠差，怕热。舌紫红。

诊断：皮肤瘙痒症。

处方：初诊予以桂枝汤加减，二诊予以当归芍药散加减后该患者皮肤瘙痒、睡眠略有好转，但均无显著改善。

2014年10月20日三诊。

现症：诸症同前，失眠严重，舌尖刺痛。脉细滑略急躁。

处方：黄连阿胶汤加减。

胡黄连6 g、黄芩10 g、阿胶4 g、白芍20 g、当归10 g、丹皮10 g、赤芍10 g、紫草10 g、生地黄10 g、丹参20 g、酸枣仁20 g、知母10 g、川芎6 g。7剂，每日1剂。

2014年10月28日四诊。

现症：全身瘙痒明显缓解，失眠明显改善，舌尖刺痛略缓解，大便不成形，口微苦。

处方：守前方，去知母，减白芍量至10 g，减生地量至5 g，酌加苦参10 g。7剂，每日1剂。

随访治愈，未再复诊。

【方药体会】

黄连阿胶汤是典型的少阴篇的药方。少阴经和厥阴经有很大的区别，二者皆有寒热的症状，厥阴表现为寒热错杂，少阴则表现为极寒或极热。《黄帝内经》言三阴三阳："前曰广明，后曰太冲"，其中太冲为少阴，广明未命名，它的正南方留白，没有其他的命名，其实广明应该为少阴的热化。

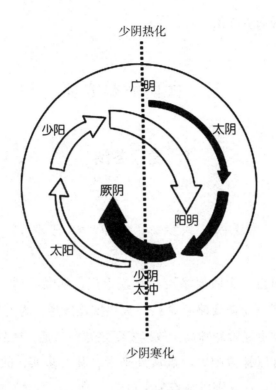

图6 三阴三阳图

少阴是两个极化，可以出现正南的极热，也可以出现正北的极寒。它的寒热，与手少阴心经、足少阴肾经都有关系，所以少阴贯通心肾。

黄连阿胶汤以黄连为君药，用量四两。芍药、阿胶能养心血。鸡子黄是典型的入心的药物，其用量为两枚，之所以为两枚，这与河图中："地二生火，天七成之"有关，其用的是火的生数，所以它能入心火。

黄连阿胶汤核心病机为心火旺盛，灼伤心阴。临床中皮肤多表现为瘙痒、干燥，其中干燥相对更明显。同时伴失眠、烦躁等精神症状。其典型舌象为舌紫红，舌尖红，甚至舌尖刺痛，舌苔相对干净，没有黄腻苔。典型脉象为细滑，有躁数感。若患者失眠较重，可合酸枣仁汤。酸枣仁汤治疗失眠的核心病机为心肝血不足，特别是肝血不足。肝与心为母子关系，若心火灼伤心阴日久，必然进一步导致肝血不足、失眠症状加重，故临床常两方合用。

五、太阴病类方证

1. 麦门冬汤

【组方】

麦门冬七升　半夏一升　人参三两　甘草二两　粳米三合　大枣十二枚

【出处】

麦门冬汤出自《金匮要略》："火逆上气，咽喉不利，止逆下气者，麦门冬汤主之。"《金匮要略心典》："火热挟饮致逆，为上气，为咽喉不利，与表寒挟饮上逆者悬殊矣。故以麦冬之寒治火逆，半夏之辛治饮气，人参、甘草之甘以补益中气。盖从外来者，其气多实，故以攻发为急；从内生者，其气多虚，则以补养为主也。"

【医案】

李某，女，75岁，2014年12月17日初诊。

主诉：全身皮肤瘙痒3月。

现症：无原发皮疹，皮肤干燥，散在抓痕；既往怕冷，遇热则痒，纳可，发病时胃中热不喜食，易打嗝，口干，少饮水，口苦，睡后流涎，反复口腔溃疡，便秘。舌紫暗，苔黄腻。右关弦小滑，右寸滑，左关弦小滑，左寸小滑。

诊断：皮肤瘙痒症。

处方：麦门冬汤合芩连地黄汤加减。

麦冬10g、南沙参10g、法半夏6g、甘草3g、黄连3g、黄芩10g、大枣10g、生姜3g、生地黄5g、玉竹10g。5剂，每日1剂。

2014年12月22日二诊。

现症：瘙痒减轻，胃热、胀满好转，流涎减轻，口腔溃疡减轻。舌脉同前。

处方：前方基础上加用熟地黄 10 g、黄柏 6 g。7 剂，每日 1 剂。

2014 年 12 月 29 日三诊。

现症：无明显瘙痒；躯干，双手心发热明显，眼睑黏，便秘。

处方：前方基础上加用菊花 10 g、白芍 10 g。7 剂，每日 1 剂。

2015 年 1 月 5 日四诊。

现症：瘙痒基本消失。前述症状皆好转，胸腹偶有掣痛。

处方：前方基础上去掉玉竹、白芍，加用酸枣仁 10 g。

随访治愈。

【方药体会】

理解麦门冬汤可参照笔者在本书 161 页"三因司天方"部分的论述。从此方的组成来看存在胃的气阴不足：人参、甘草、粳米、大枣都能益胃养阴，加上大剂量的麦冬，养胃阴和益胃气的疗效就更为显著。此类方证患者应该是胃气阴不足之后出现虚火上犯，故需半夏降胃逆，而大剂量麦冬同样有降低逆气之效。在《伤寒论》及《金匮要略》中共有 5 首方剂应用麦冬，本方用量最大为七升，而温经汤、竹叶石膏汤次之，仅为一升。本方用量之七升与《河图》里面火之"成数"相同，这进一步证明了《伤寒论》跟《河图》的关系。结合三因司天方，我们知道这类患者应该具有典型的肺胃逆火之脉，该脉象主要表现为右关和右关上都有一定的滑象（其脉从关一直连到关上，不一定能达到右寸，但是其关上肯定都有一定的滑象）。

该医案患者胃中有热，热邪上冲出现打嗝、口腔溃疡，热迫于下出现便秘，热邪伤气阴出现纳呆。脉象表现为右关弦滑，右寸滑，左寸关也显滑。脉症相符，故选用麦门冬汤，但患者滑脉由关至寸，说明虚热上犯明显，故前方基础上加用大队养阴药物。虽然是胃热伤阴、虚火上犯之证，但本患者是黄腻苔，表明夹有湿邪，故加黄芩、黄连清热燥湿。笔者前文提到过此取法于芩连地黄汤，湿热和阴虚在临床上是可以同时存在的，所以临床远比教科书复杂得多。

2. 大黄附子汤

【组方】

大黄三两　附子三枚（炮）　细辛二两

【出处】

大黄附子汤出自《金匮要略》："胁下偏痛，发热，其脉紧弦，此寒也，以温药下之，宜大黄附子汤。"吴鞠通《温病条辨》："附子温里通阳，细辛暖水脏而散寒湿之邪；肝胆无出路，故用大黄，借胃腑以为出路也。大黄之苦，合附子、细辛之辛，苦与辛合，能降能通，通则不痛也。"

【医案】

李某，男，48 岁，2017 年 9 月 27 日初诊。

主诉：全身瘙痒 2 月。

现症：全身未见原发皮疹，自觉瘙痒明显，尤以腹股沟、小腹为重，眠差，怕冷，少汗，疲倦，便秘。脉弦滞空略滑。

诊断：皮肤瘙痒症。

处方：大黄附子汤加减。

麻黄 6 g、附片 8 g、细辛 6 g、酒大黄 8 g。7 剂，每日 1 剂。

2017 年 10 月 10 日二诊。

现症：瘙痒明显好转，睡眠改善，仍怕冷。脉弦空。

处方：守前方，酒大黄减量至 6 g，酌加白鲜皮 6 g。14 剂，每日 1 剂。

随访治愈，未再复诊。

【方药体会】

《金匮要略》原文："胁下偏痛，发热，其脉紧弦，此寒也，以温药下之，宜大黄附子汤。"本条文用大黄不易理解，虽言胁下偏痛，但本方却与阳明无直接联系，此条文应参考本书 66 页麻黄附子细辛汤和 69 页六分散进行理解。本方中附子、细辛入少阴，由于少阴与阳明互为司天在泉，所以加入大黄。大黄附子汤可与麻黄附子细辛汤合用，有取六分散之意。

结合本例患者疲惫、眠差等症状分析，考虑为阴证，其便秘为阳虚便秘。临床中此方也多见寒热错杂的病证类型，阳虚之少阴病同时伴有阳明里热证候。

3. 甘麦大枣汤

【组方】

甘草三两　小麦一升　大枣十枚

【出处】

甘麦大枣汤出自《金匮要略》："妇人脏躁，喜悲伤，欲哭，象如神灵所作，数欠伸，甘麦大枣汤主之。"《金匮要略论注》："小麦能和肝阴之客热而养心液，具有消烦利溲止汗之功，故以为君；甘草泻心火而和胃，故以为臣；大枣调胃，而利其上壅之燥，故以为佐。盖病本于血，心为血主，肝之子也，心火泻而土气和，则胃气下达；肺脏润，肝气调，燥止而病自除也；补脾气者，火为土之母，心得所养，则火能生土也。"

【医案】

杨某，女，53岁，2016年4月5日初诊。

主诉：全身风团瘙痒数月。

现症：风团伴瘙痒频发，小便多，不喜饮水，失眠严重，腿软严重，头昏，怕冷，怕热，脾大，大便日2~4次。脉沉小滑。

诊断：荨麻疹。

处方：熟地黄60g、巴戟天10g、麦冬10g、肉桂5g、天冬10g、五味子10g、茯苓10g、干姜6g。7剂，每日1剂。

2016年4月12日二诊。

现症：全身风团瘙痒同前，失眠好转，余症同前。

处方：前方基础上熟地黄用量40g、加用乌梅10g、银柴胡15g、茜草 20 g、丹参 10 g。7 剂，每日 1 剂。

2016 年 4 月 19 日三诊。

现症：风团瘙痒同前，失眠加重，余同前。

处方：乌梅 30 g、陈皮 6 g、丹参 10 g、附片 8 g、当归 10 g、党参 10 g、干姜 6 g、桂枝 6 g、黄柏 10 g、黄连 5 g、细辛 6 g、银柴胡 10 g、茜草 15 g、砂仁 5 g。7 剂，每日 1 剂。

2016 年 5 月 17 日四诊。

现症：全身风团瘙痒同前；少饮水，失眠严重，小便多，大便日 3～4 次，颈椎疼痛。

处方：黄连 6 g、附片 10 g、干姜 15 g、黄柏 10 g、黄芩 10 g、小茴香 10 g、炙甘草 10 g、茯神 20 g、苍术 10 g。7 剂，每日 1 剂。

2016 年 5 月 24 日五诊。

现症：风团瘙痒同前，失眠同前。脉沉弱。

处方：甘麦大枣汤加减。

甘草 10 g、大枣 10 g、浮小麦 30 g、桂枝 6 g、茯神 12 g、炒麦芽 10 g。7 剂，每日 1 剂。

2016 年 6 月 2 日六诊。

现症：风团瘙痒减轻，失眠同前。

处方：前方基础上茯神加至 20 g。6 剂，每日 1 剂。

2016 年 6 月 8 日七诊。

现症：风团瘙痒明显减轻，汗出、失眠略减轻。

处方：前方基础上浮小麦减量为 20 g，去掉炒麦芽，加用淮小麦 30 g。7 剂，每日 1 剂。

2016 年 6 月 16 日八诊。

现症：全身风团瘙痒明显好转。失眠减轻、怕热多汗减轻。

处方：前方基础上淮小麦加到 35 g。14 剂，每日 1 剂。

随访治愈，未复诊。

【方药体会】

甘麦大枣汤是典型的太阴病篇方，由甘草、小麦、大枣三味甘药组成。淮小麦安神作用明显，在临床中效果优异。虽然有医家认为可用麦芽替代淮小麦，但是笔者认为安神功效淮小麦优于浮小麦，而麦芽又次于浮小麦。甘味之品可安神，甜食容易让人心情舒缓，甚至心情愉悦，所以小孩喜欢甜食，有些人焦虑后也喜欢甜食。临床甘药单方高粱米汤治疗虚证不夹邪气的失眠也很有效。所以，甘淡之品对缓解焦虑、虚火非常有效。临床中脏躁的极度神经异常表现并不多见。有些顽固性的失眠患者可考虑选用甘麦大枣汤，这类患者未夹杂邪气，脉象常表现为沉弱、沉缓或沉小滑。

本例患者一诊到四诊前后给予引火汤、乌梅丸、附子泻心汤均无效，五诊考虑该患有严重失眠、头昏、小便多、不喜饮水、脉沉弱而小滑，应辨为水饮证伴心气不足，故用甘麦大枣汤合苓桂枣甘汤（原名为茯苓桂枝甘草大枣汤，方便与苓桂术甘汤对比记忆，简称为苓桂枣甘汤），因患者水饮扰动心神，茯苓改为茯神。笔者发现临床水饮上泛同时合并一定的烦躁症状时用此合方效佳。该患者浮小麦用至30 g后风团瘙痒明显减轻，茯神加量后失眠减轻。患者始终伴汗出、怕热、头昏、失眠，考虑虚热上泛所致，后改为淮小麦症状明显好转。

4. 当归芍药散

【组方】

当归三两　芍药一斤　茯苓四两　白术四两　泽泻半斤　芎劳半斤（一作三两）

【出处】

当归芍药散出自《金匮要略》："妇人怀娠，腹中㽲痛，当归芍药散主之。""妇人腹中诸疾痛，当归芍药散主之。"黄元御《金匮悬解》："妇人腹中诸疼痛，无非风木之克湿土。气滞血凝之病也。当归芍药散，芎、归、芍药，养肝血而行瘀，苓、泽、白术，燥土气而泻满。与妊娠之腹痛，无二法也。"

【医案】

医案一

陈某，女，33 岁，2015 年 2 月 7 日初诊。

主诉：全身风团瘙痒 6 月。

现症：全身散在风团瘙痒，以腰臀部为甚，怕冷，乏力，大便 2～3 次。舌淡胖苔白。脉濡弱。

诊断：荨麻疹。

处方：当归芍药散加减。

当归 10 g、白芍 10 g、白术 18 g、茯苓 10 g、苡仁 10 g、丹参 10 g、荆芥 10 g、防风 10 g。5 剂，每日 1 剂。

2015 年 2 月 16 日二诊。

现症：全身风团瘙痒偶发，怕冷、乏力均有减轻。舌淡红苔白。右寸浮弱。

处方：守前方，去苡仁、荆芥及防风，酌加泽泻 10 g、紫苏叶 10 g、白芷 6 g。9 剂，每日 1 剂。

患者全身风团瘙痒基本未发，未再复诊。

医案二

李某，女，30 岁，2014 年 11 月 19 日初诊。

主诉：反复肢端散在红斑丘疹伴痒 5 年，加重 1 月。

现症：手足见红斑、水疱，双小腿红斑、丘疹；冬天手足冷，夏天手足热出汗。舌淡暗，舌下络脉略粗。脉沉弱，双关小弦。

诊断：湿疹。

处方：当归芍药散加减。

当归 10 g、白芍 10 g、白术 12 g、茯苓 10 g、泽泻 10 g、川芎 6 g、苍术 6 g。7 剂，每日 1 剂。

2014 年 11 月 27 日二诊。

现症：肢端皮疹瘙痒明显减轻，手足冷症状略缓解，仍多汗。

处方：守前方，酌加藿香 10 g。7 剂，每日 1 剂。

随访皮疹瘙痒进一步好转，未再复诊。

【方药体会】

本方归属于太阴篇中，是非常有名的药方，日本人称之为妇科之圣药。后世著名的方剂逍遥散就是从该方演化而来。

从药物组成来看，当归芍药散包含四物汤中的当归和白芍，五苓散中的茯苓、白术、泽泻，可以当作五苓散合四物汤的简化版。

黄煌教授总结本方适用于女性，且面色萎黄，偏虚弱，乳房发育不大，但是下肢粗壮。肝血虚就会面色萎黄，乳房发育不佳；水湿下注导致下肢粗壮。血虚合水饮之人容易表现为上身小，下身大，临床上多称之为鸭梨人。另外这一类人的皮损表现常为腰腹发病严重。

中医气血津液理论里面讲血和水在人体中可相互转换，当归芍药散既能养血又可利水，是血水同治的经典合方。日本汉方中的连珠饮即苓桂术甘汤合四物汤。著名方剂小四五方中包含小柴胡汤、四物汤以及五苓散。

医案一为女性，怕冷乏力、大便一天2~3次、舌淡胖、苔白为水饮症状，荨麻疹主要在腰腹部，所以考虑予以当归芍药散。医案二中的湿疹女性，冬天怕冷，夏天怕热，具备血虚的典型表现，手足可见水疱考虑有水饮（非手足部位的水疱不一定是水饮证。由于脾胃主四肢，所以手足水疱属太阴水饮），故处方当归芍药散，取得了很好的疗效。

六、厥阴病类方证

1. 乌梅丸

【组方】

乌梅三百枚　细辛六两　干姜十两　黄连十六两　附子六两（炮，去皮）
当归四两　蜀椒四两（出汗）　桂枝六两（去皮）　人参六两　黄柏六两

【出处】

乌梅丸出自《伤寒论》："伤寒脉微而厥，至七八日肤冷，其人躁，无暂安时者，此为脏厥，非蛔厥也。蛔厥者，其人当吐蛔。今病者静，而复时烦者，此为脏寒。蛔上入其膈，故烦，须臾复止；得食而呕，又烦者，蛔闻食臭出，其人常自吐蛔。蛔厥者，乌梅丸主之。又主久利。"张璐《伤寒缵论》曰："乌梅丸中，酸苦辛温互用，以治阴阳错乱之邪，胃中之寒热和而蛔自安矣。厥阴多主下利厥逆，所以久利而变脓血，亦不出此主治也。"

【医案】

医案一

石某，女，78岁，2015年12月7日初诊。

主诉：右上肢、前胸疼痛明显数月。

现症：怕热，头汗多，膝盖痛且冷，口干不喜饮水，眠差。舌红苔少。脉弦大略滞，重按则减。

诊断：带状疱疹后遗神经痛。

处方：乌梅丸加减。

乌梅50g、细辛3g、桂枝6g、黄连3g、黄柏6g、南沙参10g、干姜3g、附片9g、砂仁3g。7剂，每日1剂。

2015年12月21日二诊。

现症：右上肢、前胸疼痛减轻50%，口干减轻，眠差同前。舌红苔薄。脉弦大。

处方：守前方，去桂枝为肉桂6g，酌加当归10g、龙骨30g、牡蛎30g。7剂，每日1剂。

以此方加减继续三诊后临床治愈。

医案二

张某，女，83岁，2017年3月2日初诊。

主诉：全身瘙痒无皮疹数年。

现症：怕热，多汗，膝盖痛。舌紫暗。脉弦大略滞，重按则减。

诊断：老年皮肤瘙痒症。

处方：乌梅丸加减。

乌梅30g、当归5g、党参10g、干姜2g、桂枝6g、黄连6g、黄柏

12 g、砂仁 8 g、细辛 6 g、附片 3 g。7 剂，每日 1 剂。

2017 年 3 月 9 日二诊。

现症：皮肤瘙痒、发热明显好转。

处方：守前方，乌梅减量至 25 g，桂枝加量至 10 g，黄柏减量至 10 g，酌加川牛膝 12 g、丹参 12 g。7 剂，每日 1 剂。

以此方加减继续四诊后临床治愈。

【方药体会】

乌梅丸是《伤寒论》厥阴篇里的主症之方，乌梅丸的药方是以丸药为主，因此本药方剂量很大。本药方重用乌梅 300 枚（相当于乌梅肉 300 g），附子用六两（汉制一两约 15.625 g），附子剂量相当于常规的六倍（一枚中等剂量的附子约重 15 g）。同比下，乌梅汤剂用量为 50 g，这是比较符合临床实际的。

乌梅丸经典的治疗对应病机是上热下寒证。当厥阴出现寒邪以后，引起一种类似于阴火的表现，这也可以称为虚阳外越，但它与真正的潜阳封髓丹的病机不同。本方的"虚阳外越"，有医者从脏腑角度解释为肝寒胆火证。从六经角度究其原因是厥阴为阴之尽头，出现阴向阳的转化，于是表现为寒热错杂的症状。

乌梅丸的上热表现非常重，所以用了大剂量的乌梅、黄柏（六两）、黄连（十六两），此剂量超过了其他温热药的剂量。本方中含有四逆汤的组成，但缺乏甘草含有花椒。其花椒的功效不是针对中焦，笔者认为奠定中焦的是人参、当归（此两味药可以看作简化的八珍汤，入中焦兼顾气血）。而花椒的功效主要是祛除寒气，使气下达功用。常规理论上讲花椒适用于杀虫，治疗蛔厥证，但是本方中花椒的使用应该参考许叔微《普济本事方》中的椒附汤。此汤由花椒、附子组成，具有治疗肾气上逆的功用。

临床上我们常用 10 g 附片配伍 50~70 g 的乌梅治疗上热下寒。乌梅丸的经典症状必须具备吐蛔、烦躁、消渴，气上冲心表现，但是现代吐蛔症状确实罕见。

乌梅丸的使用，总结起来有三大辨证要点：

1. 症状：典型的症状就是上热下寒。上热包括怕热、汗出，但主要以头部为主。乌梅丸的下凉并不是脚凉，而是膝盖冷痛（膝盖属厥阴）。乌梅丸常见于老年女性，尤其是年轻时常有烦躁表现辨证为少阳证的女性。少阳证人年龄大了转成厥阴证，易变成乌梅丸证。老年女性患者，自诉活动后怕热脸红，伴有膝盖疼痛，一般都可使用乌梅丸。

2. 脉象：乌梅丸的经典脉象是弦大脉，触之要有一定滞感，但它不是重按无力，而是重按则减。减脉的观点是李士懋先生提出的。乌梅丸的患者很少出现弦大无力的脉象。弦大无力的脉象是肾精亏乏的表现，用药应选择知柏地黄丸一类的药物，而不是乌梅丸。

3. 时间：顾植山教授提出厥阴病未解时（凌晨三四点钟）出现的诸多症状，都有可能是属于乌梅丸证。这个观点有很好的参考价值，但是跟前两条辨证要点比较，意义要差一些。如果单凭厥阴病未解时出现一些症状就使用乌梅丸，那么有效性可能就不会太高。

综上，在乌梅丸临床使用中，患者的病症、脉象、发病时间节点对诊断乌梅证都有比较重要的意义。

古往今来诸多医家应用乌梅丸多有发挥，而且没有局限于《伤寒论》经典思路和药的剂量。比如李士懋先生就善用乌梅丸，但是他对乌梅丸的理解不同于传统《伤寒论》理论。他认为乌梅丸针对的病机是肝阳虚胆火郁，其认为乌梅丸中温热类药物作用是温补肝阳，而用乌梅、黄连、黄柏此类药物主要是针对胆经郁火。肝阳虚胆火郁是寒热错杂在一起，并不是典型的上热下寒证，所以李士懋先生的药方中乌梅的剂量偏小，一般在 10 g 左右。李士懋先生认为乌梅丸适应证的典型脉象是脉偏弦虚，重按力减。李士懋先生把脉弦重按力减认为是肝阳虚的经典表现。如果临床上患者同时具备了胆火旺的症状，加上患者体质虚弱，便可以用乌梅丸来治疗。李士懋先生在乌梅丸的临床应用方面举了很多例子，创造了很多加减方法。本方可以加补中益气汤，可以加小柴胡汤，有时甚至吴茱萸汤也可以合用，这样就把乌梅丸的治疗范围更加扩展。

温病学家应用乌梅丸也是颇具特色。在《温病条辨》就有加减乌梅汤。具体方法就是把乌梅丸里所有的温热药全部去掉，换成甘凉之品，功效类似于连梅饮。还有的医者把乌梅丸里部分强烈温阳药物如细辛、附片全部去掉，再合用半夏泻心汤，就把乌梅丸变成治疗肝胃不和的方剂。

笔者经治的两个医案，具备典型的上热下寒症状，具体表现为膝盖冷痛，并且有烦躁、口干的症状。而且具备典型的乌梅丸脉象，即脉弦大，重按则减。脉证相符，即可放胆应用乌梅丸。

另外笔者发现在五运六气理论当中，六步之气的主气或客气为厥阴风木的时候，很多患者症状便会与乌梅丸证相符。但是五运六气时相点理论还需要和脉症互参，才能准确使用古典方剂。

2. 柴胡桂枝干姜汤

【组方】

柴胡半斤　桂枝三两（去皮）　干姜二两　瓜蒌根四两　黄芩三两　牡蛎二两（熬）　甘草二两（炙）

【出处】

柴胡桂枝干姜汤出自《伤寒论》："伤寒五六日，已发汗而复下之，胸胁满微结，小便不利，渴而不呕，但头汗出，往来寒热，心烦者，此为未解也。柴胡桂枝干姜汤主之。"成无己在其《注解伤寒论》中释曰："《黄帝内经》曰：热淫于内，以苦发之。柴胡、黄芩之苦，以解传里之邪；辛甘发散为阳，桂枝、甘草之辛甘，以散在表之邪；咸以软之，牡蛎之咸，以消胸胁之满；辛以润之，干姜之辛，以固阳虚之汗；津液不足而为渴，苦以坚之，栝楼之苦，以生津液。"

【医案】

医案一

秦某，女，17岁，2016年6月8日初诊。

主诉：全身风团伴瘙痒3月。

现症：怕冷，平素易腹泻，既往易外感，近2年好转，近日口渴，冬天手足冰凉。舌淡红苔少，脉浮弦略滑。

诊断：荨麻疹。

处方：柴胡桂枝干姜汤加减。

柴胡 10g、白芍 10g、白术 10g、川芎 6g、当归 10g、半夏 10g、桂枝 8g、黄芩 10g、牡蛎 30g、天花粉 10g、泽泻 10g、茯苓 10g、薏苡仁 10g、炮姜 8g。7 剂，每日 1 剂。

2016 年 6 月 14 日二诊。

现症：风团瘙痒减轻 50%，月经期腹痛。脉沉弦。

处方：效不更方，续服此方 14 剂后风团瘙痒基本消失。

医案二

张某，女，22 岁，2015 年 1 月 7 日初诊。

主诉：双下肢青斑、紫斑、结节伴疼痛 4 年。

现症：怕冷，手足冷，烦躁，眠差多梦，唇红，便秘。舌淡暗胖，有齿痕。脉弦滑。

诊断：结节性血管炎。

处方：柴胡桂枝干姜汤加减。

柴胡 6g、黄芩 10g、半夏 6g、干姜 3g、桂枝 6g、牡蛎 30g、天花粉 10、当归 30g、白芍 10g、川芎 6g、茯苓 10g、泽泻 10g、白术 6g。7 剂，每日 1 剂。

2015 年 1 月 14 日二诊。

现症：结节、疼痛明显减轻，烦躁、多梦同前，仍唇红。舌淡暗胖，有齿痕。脉弦滑，寸脉略浮。

处方：守前方，酌加炙甘草 3g、龙骨 30g。14 剂，每日 1 剂。

2015 年 1 月 27 日三诊。

现症：疼痛消失，结节尚未完全消退，烦躁、多梦好转，手足不冷，腿冷。舌暗胖。脉弦滑。

处方：守前方，去天花粉、炙甘草，酌加路路通 10g。21 剂，每日 1 剂。皮疹基本消退。

【方药体会】

柴胡桂枝干姜汤以下简称柴桂姜，其在《伤寒论》里并不在厥阴篇中，而是放到了太阳篇。但六经八纲学派主张将其放在厥阴病类方证中，笔者认为这是有道理的。结合五运六气理论，六气中出现厥阴风木的时候，很多患者可以出现柴桂姜证，说明柴桂姜应该属于厥阴。此外，笔者认为少阳与厥阴相表里，而柴桂姜证就是少阳刚刚转厥阴时一种表现，但是柴桂姜证的阴证并不重。

胡希恕老师认为柴桂姜证的患者很容易合并血虚水饮证，所以经常加当归芍药散。但柴桂姜合当归芍药散不是胡老师首创，早在《千金要方》《外台秘要》及汉代以后的一些医书的记载中就能看到这种合方的影子。某些患者本来有少阳体质在虚寒太阴水饮的引动下，把少阳往厥阴拉动，最终成为厥阴证。这种太阴引动的厥阴证跟少阴寒证引动的厥阴证有区别，例如乌梅丸就是少阴引动的厥阴证，所以其方中没有更多化水饮的药物。柴桂姜和乌梅丸都是寒热错杂证，乌梅丸常见的是上热下寒，柴桂姜是内热外寒。

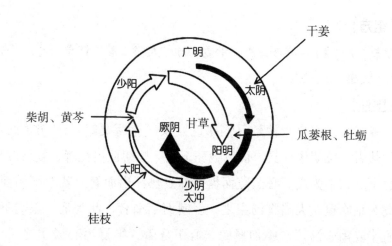

图7 柴胡桂枝干姜汤三阴三阳模式图

按照刘渡舟先生的思路，柴桂姜证病机为脾寒胆热，可以出现腹泻。六经八纲学派认为柴桂姜证的阳微结会出现便秘。笔者认为无论是出现腹泻还是便秘都可以用柴桂姜，但在临床上遇到的患者出现便秘的情况居多。在有便秘的情况下，笔者常把干姜换成生姜；而在有腹泻的时候就用干姜。另外，当出现明显阴证的时候，按照《千金要方》柴桂姜可以合并麻附辛，部分现代医家也习惯以柴桂姜合并真武汤加减。

柴桂姜证的患者有柴胡证的精神症状，表现为轻微的烦躁。另外，柴桂姜证的患者必然怕冷，表现为整个人都怕冷，不只是手足冷。四逆散的患者多表现为手足冷，如果只是手足冷的患者，柴桂姜要慎用。患者有怕冷、便秘、柴胡体质，加上舌苔薄白或腻、脉弦，就可以考虑使用柴桂姜。

有研究仲景脉法的医家认为柴桂姜的患者为双脉弦，但力度不同，一边的脉特别弦大，一边的脉是弦弱。这种脉象对于柴桂姜证有一定提示意义，但笔者认为仅把这种脉象作为柴桂姜的辨证依据不够充分。

3. 半夏泻心汤

【组方】

半夏半升（洗）　黄芩三两　干姜三两　人参三两　甘草（炙）三两　黄连一两　大枣十二枚（擘）

【出处】

半夏泻心汤出自张仲景《伤寒论》及《金匮要略》："伤寒五六日，呕而发热者，柴胡汤证具。而以他药下之，柴胡证仍在者，复与柴胡汤。此虽已下之，不为逆。必蒸蒸而振，却发热汗出而解。若心下满而硬痛者，此为结胸也。大陷胸汤主之；但满而不痛者，此为痞。柴胡不中与之，宜半夏泻心汤。""呕而肠鸣，心下痞者，半夏泻心汤主之。"柯琴在其《伤寒来苏集》云："伤寒五六日，未经下而胸胁苦满者，则柴胡汤解之；伤寒五六日，误下后，心下满而胸胁不满者，则去柴胡、生姜，加黄连、干姜以和之。此又治少阳半表半里之一法也。然倍半夏而去生姜，稍变柴胡半表之治，推重少阳半里之意耳。君火以明，相火以位，故仍名曰泻心，亦以佐柴胡之所不及。"

【医案】

医案一

王某，女，42岁，2014年11月1日初诊。

主诉：面部散在丘疹数月。

现症：腹胀，大便困难，眠差多梦。双关上脉滑。

诊断：痤疮。

处方：半夏泻心汤加减。

党参10g、干姜3g、黄连3g、黄芩10g、法半夏24g、甘草6g、大枣10g、厚朴9g。5剂，每日1剂。

2014年11月5日二诊。

现症：未见新发皮疹，腹胀、大便困难缓解，仍多梦。

处方：守前方，酌加茯苓30g。7剂，每日1剂。

原有丘疹明显消退，续服前方7剂后未再复诊。

医案二

盛某，女，21岁，2014年11月1日初诊。

主诉：头发脱落增加伴头皮油腻数月。

现症：怕冷，四逆，月经量少，多梦。舌淡暗，尖红。双关上脉滑。

诊断：脱发。

处方：半夏泻心汤加减。

党参10g、干姜3g、黄连3g、黄芩10g、法半夏24g、甘草3g、大枣10g、白芷6g、桔梗10g、皂角刺12g。6剂，每日1剂。

2014年12月6日二诊。

现症：患者诉脱发明显减少，面部出现散在丘疹，仍有四逆。舌淡瘀点。脉滑。

处方：守前方，去皂角刺，法半夏减量至18g，酌加附片6g、蒲公英30g、连翘20g。6剂，每日1剂。

头发脱落继续减少，续服前方7剂后未再复诊。

【方药体会】

半夏泻心汤属于厥阴证有很多争议，很多学者认为此方应该是太阴阳明合病，与厥阴无关。笔者认为半夏泻心汤应当列在厥阴篇，其方证是由少阳证因太阴虚寒引动而成。《伤寒论》中提及："柴胡汤证具，而以他药下之……柴胡不中与之，宜半夏泻心汤。"此篇言及少阳证误下之后出现变化，有的实热郁积在里，用大陷胸汤主之；有的下之后为虚热，满而不痛者为痞，宜半夏泻心汤。这就是笔者前面所提及的"少阳、厥阴相表里"，由此可以理解。

厥阴病的寒热错杂，既有乌梅丸这样大幅度的上热下寒，即头热汗出、膝盖冷痛；也有半夏泻心汤这样是以中焦为中心的小幅度的上热下寒，上达腔口，下达外阴；也有柴胡桂枝干姜汤那样更多表现为里热外寒。半夏泻心汤证也可能出现便秘，因为少数患者可能出现热结，但总的来说腹泻更多见。

泻心汤证有一个很重要的脉象特点，就是双关上脉滑，寸、关脉之间（相当于膈部）特有的一种滑象。从脉象上看，左关滑可以一直连续滑到寸部，很少出现右关滑往右寸部，这种特殊的脉象是泻心汤的标志。单纯的泻心汤证脉象没有弦滞、弦大等以肾阳虚为主要表现的阴证脉象。但半夏泻心汤方证也可以合并阳虚证，临床可以给予半夏泻心汤与四逆汤合方，此时脉象发生改变，在双关上滑的同时出现脉弦滞或弦大。皮肤病患者的泻心汤证多合并有少阳虚火，加入玄参、牡蛎等药可以明显提高疗效。

泻心汤方名由来：此"心"病位在膈，处于心脏、胃之间，当其位出现病变之后，胃部出现病症，继而扰动心神，所以治疗这种病证的方名为泻心汤。

4. 甘草泻心汤

【组方】

甘草四两（炙） 干姜三两 黄芩三两 半夏半升（洗） 黄连一两 大枣十二枚（擘）

【出处】

甘草泻心汤出自张仲景《伤寒论》及《金匮要略》："伤寒中风，医反下之，其人下利日数十行，谷不化，腹中雷鸣，心下痞硬而满，干呕，心烦不得安。医见心下痞，谓病不尽，复下之，其痞益甚，此非结热，但以胃中虚，客气上逆，故使硬也。甘草泻心汤主之。""狐惑之为病，状如伤寒，默默欲眠，目不得闭，卧起不安。蚀于喉为惑，蚀于阴为狐。不欲饮食，恶闻食臭，其面目乍赤、乍黑、乍白。蚀于上部则声喝一作嗄，甘草泻心汤主之。"

【医案】

崔某，女，60岁，2016年6月22日初诊。

主诉：面部反复潮红瘙痒数月。

现症：头晕，便溏，潮热，多汗。脉沉弱，关上小滑。

诊断：面部皮炎。

处方：五苓散合甘麦大枣汤。

炙甘草10g、白术10g、白芷3g、大枣10g、浮小麦30g、桂枝8g、桔梗3g、茯神15g、泽泻10g。7剂，每日1剂。

2016年6月29日二诊。

现症：患者面部潮红瘙痒略有减轻，便溏较前好转，口干，小便多，外阴溃烂，眠好。双关上脉滑。舌红苔少。

处方：甘草泻心汤加减。

甘草20g、大枣10g、党参10g、干姜8g、小麦30g、黄连6g、黄芩10g、法半夏10g。8剂，每日1剂。

2016年7月7日三诊。

现症：患者面部潮红瘙痒明显缓解，牙龈出血。脉沉弦小滑。

处方：守前方，黄连加量至8g，酌加紫苏子30g。7剂，每日1剂。

患者面部潮红瘙痒基本缓解，续服前方5剂后未再复诊。

【方药体会】

甘草泻心汤由半夏泻心汤化裁而来，其特点为重用甘草。在《伤寒杂病论》中有两处关于此方记载，《伤寒论》中此方所用甘草为炙甘草，而《金匮要略》则为生甘草。如何选择甘草与热邪上冲所至部位密切相关。若为干呕、心烦等中焦症状为主，提示邪热上冲之处不高，一般选择炙甘草；而若出现口腔、眼睛等部位不适，则提示邪热上冲甚重，上冲部位较高，故用生甘草泻火解毒。笔者通过反复临床运用亦验证皮肤病多用生甘草疗效更佳。

甘草泻心汤常用于狐惑病。狐惑病主要表现之一为"目不得闭"，因此本方证的患者可以出现睡卧露睛，尤其是夏日中午时分。此为体内虚热上冲而致眼睑闭合不全所致。而狐惑病另一重要表现为患者有狐狸之面相，即狐媚之相。狐狸走路轻巧、眼大有异彩，此为一种虚弱夹热上冲的表现。临床上常见目有神采，似戴美瞳之人，常伴有严重失眠，亦因心火外散，无法收敛所致。如果失眠虚热与脾虚相伴随，患者可面露狐媚之相。此外，依据狐惑的道理，口腔、外阴等处皮肤病变亦与甘草泻心汤证密切相关，而外阴病症与厥阴经之循行关系密切，此乃甘草泻心汤证归属于厥阴证的重要依据之一。

甘草泻心汤可合并其他药方加减运用，常重用甘味药如淮小麦等，以加强安神之效。此方亦可加入清热药增进清热之功。

此医案患者因虚热上炎出现头晕、潮热不适，且伴便溏，故予甘草泻心汤再加甘麦大枣汤治之，如此遣方乃得缓解。

5. 麻黄升麻汤

【组方】

麻黄二两半（去节） 升麻一两一分 当归一两一分 知母十八铢 黄芩十八铢 葳蕤十八铢（一作菖蒲） 芍药六铢 天门冬六铢（去心） 桂枝六铢（去皮） 茯苓六铢 甘草六铢（炙） 石膏六铢（碎，绵裹） 白术六铢 干姜六铢

【出处】

麻黄升麻汤出自张仲景《伤寒论》："伤寒六七日，大下后，寸脉沉

而迟，手足厥逆，下部脉不至，喉咽不利，唾脓血，泄利不止者，为难治。麻黄升麻汤主之。"尤在泾《伤寒贯珠集》释："伤寒六七日，寒已变热而未实也，乃大下之，阴气遂虚，阳气乃陷。阳气陷，故寸脉沉而迟。阴气虚故下部脉不至。阴阳并伤，不相顺接，则手足厥逆。而阳邪之内入者，方上淫而下溢，为咽喉不利，为吐脓血，为泄利不止，是阴阳上下并受其病，而虚实冷热亦复混淆不清矣。是以欲治其阴，必伤其阳，欲补其虚，必碍其实，故曰此为难治。麻黄升麻汤合补泻寒热为剂，使相助而不相悖，庶几各行其事，而并呈其效。"

【医案】

孙某，男，28岁，2014年11月25日初诊。

主诉：全身反复刺痒1年。

现症：小便多，体偏壮，怕冷，口干，手足多汗。舌紫红苔润。右寸浮滑，左脉软。

诊断：荨麻疹。

处方：麻黄升麻汤加减。

荆芥10g、防风10g、桂枝6g、白术6g、生姜3g、白芍10g、茯苓10g、黄芩10g、升麻6g、玉竹10g、天冬10g、当归10g、北柴胡6g、枳实6g、甘草3g。7剂，每日1剂。

2014年12月2日二诊。

现症：全身刺痒减轻，活动后瘙痒加重，小便多，怕冷，口干，手足多汗。

处方：守前方，去北柴胡、枳实，去生姜为干姜3g，白术加量至12g，白芍加量至20g，天冬加量至30g，酌加石膏30g、徐长卿6g、丹参10g。7剂，每日1剂。

2014年12月9日三诊。

现症：患者瘙痒明显缓解，小便多、怕冷、口干、手足多汗等症均有所减轻。

处方：守前方，去玉竹，酌加茜草20g。7剂，每日1剂。

治愈，未再复诊。

麻黄升麻汤为《伤寒论》厥阴病篇的一个未解之谜。诸多医家认为此方可能不是出自仲景所制。若仔细研究仲景遣方用药习惯，此方与《伤寒论》其他药方确有较大差别。麻黄升麻汤之条文记载脉象十分清晰，寸脉沉，尺脉不至，意为体内气机不畅，不可正常升清、降浊，此乃瘀毒之象也。但此方用药驳杂含混，以合方角度分析，为太阳、少阳、阳明、太阴之合病。细看方中太阳有麻黄、桂枝解表，少阳有黄芩汤之黄芩、芍药，阳明有白虎汤之石膏、知母、甘草，而太阴则有当归芍药散之当归、芍药、茯苓、白术、干姜等。因有干姜，故此方温太阴之效强于当归芍药散，又配伍麦冬、玉竹以养太阴之阴液。至于升麻一味，扶阳派医家认为此药之自然纹理类似于车轮之纹路，有运转阴阳、升清降浊之功效，故既可助麻、桂升清，亦可配合太阴、阳明之降浊。综合用药看，此方更类似千金、外台之类方。

从条文来看，麻黄升麻汤方证确有瘀毒表现，上部可见"喉咽不利，唾脓血"，下部可见"泄利不止"。此时寸尺二脉均不强，此为瘀毒不出所致气郁的表现。升麻升清降浊而可排毒，用于此处符合用药思路。而此处疑点在于，仲景其实不常用升麻，仅麻黄升麻汤及升麻鳖甲汤中出现此药。

麻黄升麻汤证按照条文脉象辨证难度较大，笔者常通过症状辨证用方。本方证经典的临床表现为咽喉部疼痛或化脓血伴有泄泻，但临床上不能囿于条文描述。此医案中患者的症状以六经八纲辨证思路梳理，可见多经合病之象：全身刺痒、怕冷、右寸脉有浮象，考虑有表证，口干渴考虑阳明热，手足多汗与少阳有热相关，而小便多则为太阴水饮所致，综上，太阳、阳明、少阳及太阴诸证均现，故以麻黄升麻汤治之。笔者用此方时，以荆、防替代麻黄为参考胡希恕先生之常规治验，针对太阴水饮证有当归芍药散合升麻、玉竹以健脾，亦合用了四逆散中柴、芍、枳、草。此患者用药症状减轻后，笔者进一步加强治太阴之力，即去生姜为干姜，亦加量白术及养阴之芍药、天冬，再加入丹参、茜草，如此遣方用药、加减化裁，方可愈之。

6. 温经汤

【组方】

吴茱萸 三两　当归 二两　川芎 二两　芍药 二两　人参 二两　桂枝 二两

阿胶 二两　生姜 二两　牡丹皮 二两（去心）　甘草 二两　半夏 半升　麦冬 一升

（去心）

【出处】

温经汤出自张仲景《金匮要略》："问曰：妇人年五十所，病下利数十日不止，暮即发热，少腹里急，腹满，手掌烦热，唇口干燥，何也？师曰：此病属带下。何以故？曾经半产，瘀血在少腹不去。何以知之？其证唇口干燥，故知之。当以温经汤主之。"尤怡在《金匮要略心典》中道："妇人年五十所，天癸已断而病下利，似非因经所致矣。不知少腹旧有积血，欲行而未得遽行，欲止而不能竟止，于是下利窘急，至数十日不止。暮即发热者，血结在阳，阳气至暮，不得入于阴，而反浮于外也。少腹里急腹满者，血积不行，亦阴寒在下也。手掌烦热病在阴，掌亦阴也。唇口干燥，血内瘀者，不外荣也。此为瘀血作利，不必治利，但去其瘀而利自止。"

【医案】

潘某，女，27岁，2016年7月7日初诊。

主诉：肢端散在丘疹伴瘙痒数周。

现症：怕冷怕热，痛经，唇干、手足干燥，纳呆，多梦。脉弦细。

诊断：过敏性皮炎。

处方：温经汤加减。

桂枝6g、白芍8g、川芎6g、当归8g、党参10g、法半夏8g、甘草10g、麦冬30g、牡丹皮10g、生姜3g、吴茱萸5g、阿胶5g。7剂，每日1剂。

2016年7月14日二诊。

现症：患者皮疹瘙痒明显减轻，其余诸症均有所缓解，脉弦软。

处方：守前方，去党参，酌加南沙参12 g。7剂，每日1剂。

未复诊。

【方药体会】

此方出自《金匮要略》，据原条文"腹里急，腹满，手掌烦热，唇口干燥"所示其所治为血虚有热之证，从其组方结构即可印证，方中运用当归、川芎、芍药、阿胶、丹皮诸药奏养血清热之效，但除治血虚有热之外，方中桂枝、生姜、甘草、芍药构成"桂枝汤"，提示此方还具有一定解表通阳之效。而从六经八纲辨证看，此方证则属太阳阳明太阴合病，其外有表寒未解，故有"桂枝汤"散寒温通，里有太阴血虚，则用当归芍药之类，太阴气分当用人参，重用麦冬清降阳明；换一个角度，若从气血辨证角度分析，此方证为气血虚弱之后出现的寒热错杂之证，以四物汤加丹皮、阿胶等养血清热，人参健脾益气，方中吴茱萸配桂枝可散寒而温通血分，值得注意的是现今吴茱萸用量较原方小，多为5～10 g。综上，故此方所治为气血不足、风邪未解、虚热内生之证。据黄煌教授辨证经验，温经汤证患者多有手干、唇干、痛经等典型表现，笔者通过临床观察也印证了这一观点。

此方麦冬用量较大，其主要作用为佐降阳明，参考三阴三阳图理解，此方以桂枝汤解太阳、太阴，打开三阳三阳图，以四物汤加人参以养血益气入太阴平补，但尚缺乏阴阳运转之力，此时再以大剂量麦冬佐降阳明，才推动三阴三阳图运转。因月经前期属阳明降的阶段，因此顾植山教授在月经前应用温经汤治疗相关病证收效良好。

此方虽以滋补气血为主，结合扶阳派理论理解，补气血之法当在温阳散寒之后，一切治疗重点当在于阳气的运转，所以此方在阳气未通之前慎用。笔者结合扶阳派经验考虑，对于温补类药方，原则上当先以温通而治，再上温补之法。除非患者脉芤明显、尺脉极弱，才考虑通补兼施。

7. 侯氏黑散

【组方】

菊花四十分　白术十分　细辛三分　茯苓三分　牡蛎三分　桔梗八分　防风十分　人参三分　矾石三分　黄芩三分　当归三分　干姜三分　芎䓖三分　桂枝三分

【出处】

侯氏黑散出自《金匮要略》："侯氏黑散治大风，四肢烦重，心中恶寒不足者。"沈明宗《沈注金匮要略》云："直侵肌肉脏腑，故为大风，邪困于脾，则四肢烦重，阳气虚而未化热，则心中恶寒不足。故用参术茯苓健脾安土，同干姜温中补气，以菊花防风能祛表里之风，芎归宣血养血为助，桂枝导引诸药而开痹着，以矾石化痰除湿，牡蛎收阴养正，桔梗开提邪气，而使大气得转风邪得去，黄芩专清风化之热，细辛祛风，而通心肾之气相交。"

【医案】

医案一

向某，女，52 岁，2016 年 11 月 29 日初诊。

主诉：左侧颈部拘急疼痛数月。

现症：热痛，背心冷，大便不畅，胸口梗。舌色紫胖腻。脉弦滑。

诊断：带状疱疹后遗症。

处方：侯氏黑散加减。

菊花 15 g、细辛 6 g、防风 8 g、白术 10 g、党参 10 g、当归 10 g、川芎 12 g、茯苓 10 g、桔梗 10 g、干姜 6 g、牡蛎 30 g、桂枝 8 g、天花粉 10 g。4 剂，每日 1 剂。

2016 年 12 月 3 日二诊。

现症：疼痛减轻约 40%。舌紫苔腻。

处方：守前方，细辛减量至 3 g，当归减量至 6 g，川芎加量至 15 g。

7剂，每日1剂。

2017年1月10日三诊。

现症：疼痛明显缓解，仅偶有轻微疼痛。

处方：守前方，干姜减量至3g。7剂，每日1剂。

医案二

李某，女，26岁，2017年6月23日初诊。

主诉：面部散在红丘疹。

现症：怕冷，月经延后，口臭，纳呆，大便数日一行，眠差。

诊断：痤疮。

处方：侯氏黑散加减。

菊花20g、细辛6g、防风8g、白术10g、党参10g、当归6g、川芎10g、茯苓10g、桔梗10g、干姜2g、牡蛎30g、桂枝6g、天花粉10g。7剂，每日1剂。

2017年6月30日二诊。

现症：丘疹明显减少，胃口好转，口臭，便秘，小便多，少汗。脉弦，寸脉略浮大。

处方：守前方，细辛减量至3g，酌加紫苏叶6g、赤小豆8g、连翘12g。7剂，每日1剂。

守此方续服，临床治愈。

【方药体会】

此方虽出自《金匮要略》，但从其组方结构来看更像《千金要方》《外台秘要》类方。从拆分法角度看，此方实为柴胡桂枝干姜汤加当归芍药散变方，以柴桂姜加当归芍打底，在此基础上加减化裁而来，在《千金要方》《外台秘要》中可多见这种组合的应用，这也印证了柴桂姜加当归芍为古人常用的一个经典配伍。柴胡桂枝干姜汤以柴胡为君和解少阳厥阴，重点在于调和气机，其解表清热之力较轻，而侯氏黑散则易柴胡为菊花，既可疏风，亦能清肝胆热，加桔梗、防风、细辛之类，增强了整方的解表力量，故相比柴桂姜方，此方更适合于风邪较重之证。

风邪致病，易郁闭气机，可致少阳郁热内生，痰湿内阻，终成痰、瘀、热互结之证，故此方去酸敛之芍药，用矾石增强燥湿化痰，相比柴桂姜方中所用天花粉化痰力量更强。

案一患者主要表现为左侧颈部疼痛，颈部发病多与少阳、厥阴经密切相关，其次患者寒热错杂证明显，如背心冷，受热之后疼，兼大便不畅等，属里有郁热，外有寒邪之证，故初考虑予柴桂姜治疗，但其脉弦滑，舌紫胖而苔腻，提示患者痰热郁火较重，另患者胸口发梗这一症状考虑上焦有郁滞，故综合辨证投以侯氏黑散治之收效甚好。据笔者皮肤科用药经验，桂枝配当归会产生明显的燥热之象，对于内热较重的皮肤病患者需酌情考虑，故笔者在该其复诊用药时温燥之品逐步减量，随症加减，综合辨证而彻底治愈。

案二患者也为明显的寒热错杂之证，其表现为怕冷，大便数日一行，口臭等等，且该患者面部散在的丘疹、痤疮，提示与热浮上焦相关，而侯氏黑散中桔梗、菊花等药物可舒利上焦，清解郁热，故予此方治疗。复诊见其寸部脉大，考虑为风邪郁闭上焦所致，而侯氏黑散原方可治大风，所用为防风、细辛之类治疗四肢烦重之症，而针对皮肤病应该顺着侯氏黑散的解表思路，以紫苏、连翘解表散疡，收效良好。

8. 当归四逆汤

【组方】

当归三两　桂枝三两（去皮）　芍药三两　细辛三两　甘草二两（炙）　通草二两　大枣二十五枚（擘，一法十二枚）

【出处】

当归四逆汤出自《伤寒论》："手足厥寒，脉细欲绝者，当归四逆汤主之。"尤怡在其《伤寒贯珠集》中有云："手足厥寒，脉微欲绝者，阳之虚也，宜四逆辈，脉细欲绝者，血虚不能温于四末，并不能荣于脉中也，夫脉为血之府，而阳为阴之先，故欲续其脉，必益其血，欲益其血，必温其经，方用当归、芍药之润以滋之，甘草、大枣之甘以养之，桂枝、细辛之温以行，而尤藉通草之入经通脉，以续其绝而止其厥。"

【医案】

盛某，女，44 岁，2014 年 12 月 9 日初诊。

主诉：全身风团瘙痒 4 年。

现症：桂枝人，怕热亦怕冷，无汗，四逆，大便偏干。舌暗胖润。脉沉软小弦。

诊断：荨麻疹。

处方：当归四逆汤加减。

当归 10 g、桂枝 6 g、白芍 10 g、炙甘草 6 g、生姜 3 g、大枣 10 g、细辛 3 g、墨旱莲 20 g、茜草 30 g、丹参 20 g。7 剂，每日 1 剂。

2014 年 12 月 16 日二诊。

现症：风团瘙痒此周仅发作 1 次，大便正常，怕冷、四逆同前，舌脉同前。

处方：守前方，倍当归、桂枝之量，余药同前。7 剂，每日 1 剂。

2014 年 12 月 24 日三诊。

现症：风团瘙痒此周未发作，纳呆，胃痞。脉小滑。

处方：守前方，酌加麦冬 10 g、山药 10 g。7 剂，每日 1 剂。

患者服药期间仍未发病，续服前方 15 剂，后未再复诊。

【方药体会】

当归四逆汤出自《伤寒论》的厥阴篇。但是笔者认为当归四逆汤在临床上的应用和常规的厥阴证方剂有区别。

厥阴证的理解主要看 337 条："凡厥者，阴阳气不相顺接，便为厥。"此条说的就是厥阴证的病机，其和阴阳顺接有很大关系。因为六经循环中厥阴既是终点也是起点。既是阴气到了尽头，但是同时也代表阳气的开始升发。这和内经的阴阳开阖枢理论是一致的。

《伤寒论》337 条提到的"厥者"是厥阴证而不是单纯的厥阴症状。单纯厥阴症状所指是手足逆冷。手足逆冷只是厥阴证的表现之一。当归四逆汤证确实有手足逆冷的表现，其方证当属于局限性厥阴证。《伤寒论》厥阴篇内容驳杂，有些方证属于经典的厥阴证，有些方证仅仅是具有厥阴症状。

经典厥阴证应该出现寒热错杂的表现，所以六经八纲学派里将柴桂姜、乌梅丸、麻黄升麻汤和泻心汤系列全列为厥阴证。这些方证确实符合阴阳不相顺接的表现，只不过它们阴阳不相顺接的程度和位置不同。而且当笔者研究学习五运六气时发现，当五运六气每年六部中的主气或者客气出现厥阴时，使用六经八纲学派重新归类的厥阴证方剂往往有优异的效果。

当归四逆汤是以桂枝汤为主，增加有当归、细辛、通草（但要注意那个年代的通草应该是现在的木通）。当患者有太阳表证，又更偏阴血证，再加上手足逆冷的表现，就可以考虑用当归四逆汤。所以，本方证患者既有桂枝人的表现，又有明显的四逆，同时舌脉提示有阴证（舌暗胖润或青紫水滑、脉滞或弱或芤）。至于当归四逆汤中大枣的用量到底是 25 枚还是 12 枚，仍有争议，但笔者临床只是用常规剂量的大枣。

经典方的加减，多是顺着原方方意进行延伸。本例医案中当归四逆汤的加减就考虑两个方面。

第一，顺势而为。比如药方中有当归，那么相应的患者肯定有血虚的表现，本医案的患者在血虚的情况下，同时伴血虚有热，所以在当归基础上可以加丹参，然后又加墨旱莲、茜草。

第二，合经用药。太阳和太阴之间有一种密切的"同象"联系（两者互为司天在泉，都呈现"开"象），就如同前文所述桂枝汤的表里加减。当归四逆汤中的大枣加量到 25 枚可能就是同时考虑了太阴方向。该医案的患者确实有一些纳呆、胃痞的太阴症状，笔者用的是山药，如果按照原方的思路，令大枣加量也未尝不可。

第二章 汉方

1. 腾龙汤

【组方】

牡丹皮 4g 桃仁 4g 瓜子仁 4g 苍术 4g 薏苡仁 8g 甘草 1g
生大黄 1~2g 芒硝 2~3g

【出处】

腾龙汤出自《日本汉医名方选》，是在《金匮要略》大黄牡丹汤基础上另加苍术、薏苡仁、甘草三味而成，故该方大部分为消炎祛瘀之药。《汉方后世要方解说》："为竹中文辅之家方，为大黄牡丹皮之家味方。用于热毒逼迫于下焦所致之诸症，消散痔毒，亦可用于剧痛之急迫症状。除下焦痔疮热毒之目标之外，亦可用于阑尾炎、横痃、肛门周围炎、睾丸炎、前列腺炎、盆腔腹膜炎等实证之炎症。"

【医案】

宋某，女，63岁，2017年3月3日初诊。

主诉：右侧腹部疼痛数月。

现症：口苦干，口臭，怕冷。舌暗，脉沉缓。

诊断：带状疱疹后遗神经痛。

处方：腾龙汤加减。

桂枝 10g、赤芍 12g、冬瓜子 12g、茯苓 10g、法半夏 12g、厚朴 12g、酒大黄 2g、牡丹皮 12g、桃仁 10g、茯神 12g、薏苡仁 30g、紫苏子 15g。7剂，每日1剂。

服后患者疼痛明显缓解，此后续服前方15剂，疼痛消失。

【方药体会】

腾龙汤是日本汉方医家竹中文辅的家传方，其方名由来尚未可知。

汉方多在经方基础上加减，此方即在大黄牡丹汤基础上加苍术、薏苡仁、甘草。大黄牡丹汤功效为泻热破瘀，散结消肿，其中大黄泻热逐瘀，桃仁活血祛瘀，牡丹皮凉血活血，芒硝软坚散结，冬瓜仁清热利湿，显然该方清热利湿作用相对较弱。为增强清热利湿之效，所以加用苍术、薏苡仁后而成腾龙汤。

带状疱疹总与湿热火毒相关，故历代医家多以清热化湿解毒为基本治法。该患者皮损发于腹部，伴口干苦、口臭等症，辨证瘀热滞于胃肠，方用大黄牡丹汤加减。临证时若需加强清热利湿之效，可予腾龙汤，并重用薏苡仁；若需加强活血祛瘀之效，则可合用桂枝茯苓丸。

2. 伯州散

【组方】

津蟹　反鼻　鹿角（各为霜）等分

上药分别为霜，混合，每服五分，日三次，喜饮酒者，亦可以无灰温酒送下，并可外敷疮面。

【出处】

伯州散出自伯耆州民间，亦有传为伯耆守家之家传方，旧名黑龙散。汤本求真《汉方新解》："此方主治痈疽、疔肿、瘰疬、乳痈、下疳溃烂难愈及痔瘘、脱疽等证，屡试有效……伯州散以有亢奋、强壮、镇痉、镇痛、祛痰、排脓、止血、止泻等作用，虽可活用于各种症患，然亢奋强壮为其主作用，其外则为副作用，故若内热而见舌苔，内脏有急性炎症灶，假令有溃疡、肠出血等症状者，绝对禁忌。又本药原属以冷性衰弱者为目的之方，故对于强壮肥满之人，不可不加以斟酌。"《霉疬新书》亦提及伯州散"治一切顽疮结毒瘰疮"。该方对日本汉方界影响较大，永田德本遗稿中的排脓黑散、排脓散，松原家藏的沉香解毒散，有持家藏的起世散（黑龙散）等，均为本方加味而成。

【医案】

姚某，男，71岁，2017年10月10日初诊。

主诉：全身红斑、鳞屑伴瘙痒数年。

现症：四肢为重，怕热，纳呆，脚肿，便秘，小便多。舌暗胖，苔水滑。脉沉弱。

诊断：银屑病。

处方：伯州散合千金水肿方加减。

乌梢蛇10g、鹿角霜6g、鬼箭羽12g、丹参12g、白术10g、茯苓10g、泽泻10g、独活6g、桂枝6g、秦艽6g、知母8g、海藻12g、紫草10g、白茅根10g、板蓝根10g。8剂，每日1剂。

2017年10月18日二诊。

现症：全身红斑明显变暗，鳞屑明显减少，脚肿消失，纳呆减轻，仍诉怕热、便秘及小便多，睡眠不规律。

处方：守前方，去茯苓为茯神12g，泽泻加量至12g，海藻加量至20g，酌加槐花10g。14剂，每日1剂。

患者全身皮疹及瘙痒进一步好转，续服前方14剂后未再复诊。

【方药体会】

伯州散是日本汉方里的经验方，其伯州是地名。该方由津蟹、反鼻、鹿角三味药组成。本方为强壮性的排毒、解毒方，故体质强壮者慎用。一般用于亚急性或慢性化脓性疾病。津蟹不是螃蟹，而是鼹鼠烧成炭，具有强壮、排脓、解毒、消肿收敛作用，现在药店一般无此药，故医家认为可以用土鳖虫，或者偏温的活血药代替。反鼻是蝮蛇烧焦而成，有兴奋、强壮、发表、温补、镇痛、排脓、促进肉芽生长的作用，现在药店多不备此药，可用乌蛇（乌蛇炭更佳）替代。鹿角即鹿角霜。本方解毒可以缓解郁滞，排毒可以使郁滞散发，有一定的行气血作用。

笔者主要用本方治疗银屑病及带状疱疹，因为它们都跟郁毒有关，尤其是带状疱疹及银屑病伴风寒湿郁滞者。本例患者有水饮，表现为脚肿、小便多；有热证，表现为怕热，便秘；有脾胃虚弱，表现为纳呆；

故予伯州散化裁，为避免温燥太过耗伤营血，改予乌蛇、鹿角合《千金要方》水肿方（后文再述）。《千金要方》水肿方有化湿活血的作用，与伯州散两方相合，强壮化湿解毒而收良效。

3. 十味败毒散

【组方】

柴胡3g　独活3g　樱皮（或朴樕）3g　防风3g　桔梗3g　川芎3g　茯苓4g　荆芥1g　甘草1g　干姜1g

【出处】

十味败毒散出自日本华冈青州氏，在《日本汉医名方选》中有载："本方为华冈青州氏所制，系在《万病回春》荆防败毒饮的基础上去前胡、薄荷、连翘、枳壳、金银花，加樱皮或朴樕而成。"浅田家用此方时多加连翘，大塚敬节多加薏苡仁。

【医案】

袁某，女，45岁，2017年3月10日初诊。

主诉：全身风团瘙痒数月。

现症：喉梗，下午3点睡前发，焦虑，四逆。舌红胖干。双脉弦硬、左寸浮。

诊断：慢性荨麻疹。

处方：四逆散合半夏厚朴汤加减。

柴胡10g、白芍10g、法半夏10g、甘草10g、厚朴10g、生姜6g、紫苏叶6g、紫苏子10g、茯苓10g、枳实10g、栀子10g。3剂，每日1剂。

2017年3月13日二诊。

现症：风团瘙痒发作次数有所减少，喉梗明显减轻。舌红胖润。

处方：守前方，酌加苦杏仁10g。7剂，每日1剂。

2017年3月17日三诊。

现症：患者诉服用带鱼后喉梗反复加重。舌红胖润。脉同前。

处方：守前方，去紫苏叶、苦杏仁，酌加紫苏梗12g、陈皮6g，紫苏子加量至12g。7剂，每日1剂。

2017年3月24日四诊。

现症：喉梗同前。双脉弦硬、左寸浮。

处方：十味败毒散加减。

柴胡10g、川芎10g、独活10g、防风10g、干姜3g、甘草10g、桔梗10g、荆芥6g、茯苓10g、厚朴6g。7剂，每日1剂。

2017年3月30日五诊。

现症：喉梗明显减轻，口渴有痰。脉小弦。

处方：守前方，干姜减量至2g，酌加薏苡仁15g。7剂，每日1剂。喉梗基本消失，未再复诊。

【方药体会】

十味败毒散出自汉方，由《万病回春》荆防败毒散加减而来。败毒散包含一系列方剂，主要有荆防败毒散、人参败毒散、十味败毒散等。温病学家赵绍琴先生擅用败毒散合升降散加减。败毒散从经方来分析应属太阳少阳合病，方中荆芥、防风、生姜解表，柴胡、枳壳调少阳之气。十味败毒散在荆防败毒散基础上去前胡、枳壳、羌活解表药物，加樱皮着眼于调气化湿。少阳郁结后可能出现痰气郁阻，可能化热，也可能表现为气机不畅，这些情况下可考虑使用十味败毒散。

荨麻疹的喉梗即西医学的喉头水肿。笔者观察到很多荨麻疹患者喉梗与少阳气机郁滞有关，可伴随一定的精神症状，与咽喉部位属少阳相符。该患者为中年女性，有明显的喉梗，且有四逆，以及焦躁的情绪，考虑发病与全身气机和代谢不良有关，故予四逆散合半夏厚朴汤加减治疗，荨麻疹症状明显好转。但患者喉梗不能有效缓解，时常反复，脉诊提示双脉弦硬，弦为气机郁滞，弦硬提示郁滞程度较重，左寸脉浮考虑表未解。仔细思考后认为该患者少阳气机郁滞为主，兼有太阳表证未解，故予十味败毒散治疗，方中柴胡、川芎、桔梗、防风等解表药，能使少阳气机缓解又能达太阳解表，使用该方后患者喉梗迅速缓解，取得了很好的治疗效果。此后，笔者在临床中发现荨麻疹伴喉梗、四逆的患者可首选半夏厚朴汤合四逆散，很多患者能缓解，如不能缓解，可考虑十味败毒散，多可获效。

4. 连珠饮

【组方】

茯苓5g　桂枝4g　当归3g　川芎3g　芍药3g　地黄3g　白术3g　甘草2g

【出处】

连珠饮出自《日本汉医名方选》："连珠饮为本间枣轩之经验方，其药物组成乃由《伤寒论》之苓桂术甘汤与《和剂局方》四物汤之合方，亦属古方与后世方之合方。取苓桂术甘汤健脾渗湿，温化水饮之功，以镇水、气之上逆。用四物汤养血补血之效，以治血虚，故对血虚、水逆所致之眩晕者有显著效果。然而本方不能用于口唇、眼结膜、指甲等严重贫血和胃肠虚衰之易下利者。本方临床应用之要点，要辨明血虚之轻重与水饮之有无，凡血虚挟水饮内滞者，可应用本方，对脾虚泄利者，不宜本方，实恐四物汤滑肠之故。"

【医案】

医案一

谢某，女，40岁，2017年3月4日初诊。

主诉：面部红斑干燥瘙痒1月。

现症：月经提前，多梦。舌鲜红。脉沉缓。

诊断：面部皮炎。

处方：连珠饮加减。

桂枝10g、茯神12g、泽泻10g、猪苓10g、白术10g、生地10g、当归10g、川芎10g、白芍10g、黄连8g、黄芩10g、白芷6g、紫苏叶8g。7剂，每日1剂。

2017年3月11日二诊。

现症：面部干燥瘙痒基本消失。

处方：守前方，去紫苏叶为紫苏子20g。7剂，每日1剂。

患者治愈，未再复诊。

医案二

杨某，男，45岁，2017年2月3日初诊。

主诉：全身风团瘙痒2年。

现症：多梦，怕热，多汗。脉左滑右弱。

诊断：荨麻疹。

处方：连珠饮加减。

桂枝10g、白芍10g、白术10g、川芎6g、当归10g、黄芩12g、生地12g、泽泻10g、猪苓10g、茯苓12g、黄连10g。6剂，每日1剂。

2017年2月9日二诊。

现症：风团瘙痒减轻，多梦、多汗均减轻，便秘。

处方：守前方，桂枝减量至5g，酌加大黄粉2g。7剂，每日1剂。

2017年3月6日三诊。

现症：服药期间风团瘙痒消失，停药10天左右少量新发，仍有多梦、多汗，但较首诊减轻。

处方：守前方，续服14剂，每日1剂。

患者诉风团瘙痒基本未发，余症缓解，续服14剂后未再复诊。

医案三

张某，女，49岁，2015年10月14日初诊。

主诉：全身散在红斑、丘疹伴瘙痒数年。

现症：手足皮疹严重，肛门瘙痒，怕热，易头晕，喜饮水，多汗。舌青紫，舌下络脉粗。脉沉软滑。

诊断：湿疹。

处方：连珠饮加减。

桂枝6g、茯苓10g、泽泻20g、猪苓10g、白术12g、当归10g、白芍10g、川芎6g。7剂，每日1剂。

2015 年 10 月 21 日二诊。

现症：手足皮疹瘙痒明显减轻，躯干、肛门瘙痒同前。脉沉软。

处方：守前方，茯苓加量至 20 g，酌加蚕沙 10 g、五灵脂 10 g、牵牛子 10 g。7 剂，每日 1 剂。

2015 年 10 月 29 日三诊。

现症：手足皮疹瘙痒基本消失，躯干、肛门瘙痒减轻。脉沉弱。舌暗淡。

处方：守前方，去蚕沙为薏苡仁 10 g。10 剂，每日 1 剂。

【方药体会】

连珠饮出自日本汉方，由苓桂术甘汤加四物汤组成，主治血虚水饮。前文我们已介绍过当归芍药散，它是《伤寒论》中治疗血虚水饮的典型药方。笔者认为当归芍药散理解为五苓散加四物汤更为合适，而连珠饮则是苓桂术甘汤加四物汤合方。

临床中五苓散比苓桂术甘汤治疗范围广，因此选用五苓散加四物汤的机会更多。五苓散可治疗水饮化热，而苓桂术甘汤无此功效。此外，苓桂术甘汤无补脾的作用，如果脾虚患者出现虚弱下利，不适合选用连珠饮，因四物汤中生地、芍药容易造成腹泻。但苓桂术甘汤、五苓散可健脾，健脾和补脾具有差异性。如果患者有脾虚，可合用四君子汤，演化为八珍汤加五苓散，这些合方可以灵活变化使用。

医案一患者有多梦表现，多梦是水饮的一个标志性症状。脉诊提示沉、弱、缓，这些也符合水饮表现。同时患者月经提前、舌鲜红苔少，应考虑血虚夹热，可以用连珠饮进行加减，但该方解表力量弱，针对面部皮肤，可加用白芷、紫苏叶祛面部风邪。

与经方加减一样，连珠饮合方可在原方的基础上扩展式加减。如医案二，患者左脉滑、右脉弱，提示血虚有热，且可能夹杂一定的湿热，因此选用芩连四物汤加五苓散，该患者取得较好效果。临床中笔者部分患者在使用连珠饮或五苓散加四物汤效果不佳情况下，如辨有血分热，或夹湿热，甚至热毒，都可用芩连四物汤。

顺着连珠饮，可将该方中苓桂术甘汤加四物汤改为五苓散加四物汤，再扩展可改为五苓散加芩连四物汤。当患者水饮凝结成痰，从而进一步化热时，临床须加化痰药物。医案三即为痰热证，不能仅用五苓散，该患者加用蚕沙、五灵脂、牵牛子利水化痰，皮损才得到进一步改善。由以上医案可知，随着患者病情的变化，这种原方方意扩展加减是可以呈现同心圆式的延伸。

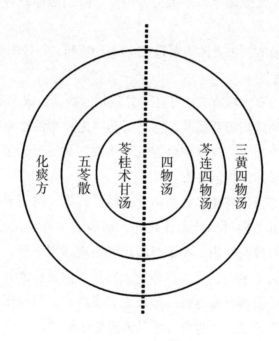

图 8　连珠饮演化模式图

5. 女神散

【组方】

当归 3～4g　川芎 3g　白术 3g　香附 3～4g　桂枝 2～3g　黄芩 2～4g　人参 1.5～2g　槟榔 2～4g　黄连 1～2g　木香 1～2g　丁香 0.5～1g　甘草 1～1.5g　大黄 0.5～1.0g（无大黄亦可）

【出处】

女神散出自《日本汉医名方选》："功效：调血行气，凉血安神。主治：产前或产后之神经症、月经不调，妇人病而兼有上冲与眩晕者。"此方为浅田宗伯之家传方，载日本医书《勿误方函口诀》，又名安荣汤。汉方医家认为，本方适用于血道病而伴有上冲，眩晕症状者，对妇女产前产后之神经症，月经异常，更年期综合征及其他妇科疾病，可起到精神安定剂的作用，故广泛用于心悸、眩晕、头痛、头重、精神不安等植物神经功能紊乱之证候群。因本方可顺气清血热，故又名安荣汤。若大便道畅者，可去大黄。本方证的体质特征少，瘀血症状也不甚明显、脉证、腹证均非虚象，体力中等。

【医案】

卿某，女，7岁，2017年2月28日初诊。

主诉：全身风团瘙痒数月。

现症：纳呆，便秘，烦躁，难入睡。

诊断：慢性荨麻疹。

处方：女神散加减。

莲子12g、白芍8g、沉香粉1g、川芎6g、当归6g、党参8g、桂枝3g、黄连6g、黄芩8g、酒大黄2g、木香8g、生地黄8g、细辛3g、藿香3g。7剂，每日1剂。

2017年3月7日二诊。

现症：风团瘙痒明显缓解，纳呆、便秘消失。

处方：守前方，莲子加量至15g。7剂，每日1剂。

患者风团瘙痒基本未发，未再复诊。

【方药体会】

女神散来源于日本汉方。日本人比较重视体质辨证，汉方的很多药方的名字都有指向性意义。女神散是主要针对女性的一首方剂，该女性具有虚弱、焦虑的特点，还有一定的表邪不散。该方针对的是类似于中国古代美女林黛玉体质。

女神散适应证特点近似于柴桂姜加当归芍，其有少阳证，或者是少阳转厥阴造成的内部瘀滞，还有太阴虚寒伴有表邪未解。

女神散和柴桂姜加当归芍有一定的区别：柴桂姜加当归芍用牡蛎、天花粉退阳明虚热，其方证没有阳明实热，但女神散适应证中阳明实热明显要重的多。女神散中有当归、川芎、白术、人参、甘草，可以把这个理解为一个简化的八珍。药方中的丁香是解少阳的，少阳郁积到比较严重的程度就要用丁香，这是扶阳派的医学观点。药方中的香附、木香、丁香的作用就像柴胡一样，但疏解少阳郁滞的力量更大。本方阳明热明显，所以黄连、槟榔、大黄的药量比较重，但是女神散缺乏化湿的作用。

女神散有一个重要的加减叫清心汤。清心汤中去掉温燥的白术、香附，加莲蓬根（莲蓬根是荷叶莲蓬下面的根。如同荷叶能够清胆火，莲子能清心火，古人认为莲蓬根同样有清心的作用。临床可以用莲子或莲子心替代莲蓬根）、沉香清降心火，然后再加白芍、生地，这就类似芩连地黄汤加减，针对的都是血虚有热的病机。清心汤药方中加入了细辛。细辛配桂枝很好理解，因为当归四逆汤里有这种配法。当归四逆汤证病情严重时可以加通草、细辛。细辛能通督脉强壮，所以麻附辛是少阴的药方。同样道理，清心汤也有一定的表阴证。

医案中的患者纳呆，考虑脾虚；又有便秘，阳明热明显；烦躁，考虑少阳火；难以入睡，说明这个火象上炎达到一定程度。患者还有易感冒等表虚症状，但是其他血虚的症状不典型。所以药方用女神散，参考清心汤加入莲子、细辛，因为患者纳呆明显，所以没用丁香，用藿香。

通过这个药方和医案，笔者分析清心汤以及女神散，是少阳阳明太阴太阳多经的合并证。另：笔者近期临床发现，此方对儿童之荨麻疹、特应性皮炎多有特效。而原方标明治疗胎前产后之妇科病，由此推测儿童体质某种程度为母亲体质之延续。

第三章　千金外台方

一、千金备急方

1. 乐令建中汤

【组方】

前胡一两　细辛一两　黄芪一两（蜜涂炙）　人参一两　桂心一两　橘红一两（去白）　当归一两（洗去土）　白芍药一两　茯苓一两（去皮）　麦门冬一两（去心）　甘草一两（炙）　半夏七钱半（汤洗七次切）　姜四片　枣一个

【出处】

乐令建中汤出自《千金要方》，原文："治虚劳少气，心胸冷淡，时惊惕，心中悸动，手脚逆冷，体常自汗，五脏六腑虚损，肠鸣风湿，荣卫不调，百病，补诸不足，又治风里急方。"《太平惠民和剂局方》言之"治血气劳伤，五脏六腑虚损，肠鸣，神倦，荣卫不和，退虚热，除百病。"《千金方衍义》中释曰："小建中、黄芪建中、内补建中三方合用，表里兼该。加细辛、前胡祛风下气，橘皮、半夏利膈除痰，人参、茯苓、麦冬滋培津气"。

【医案】

管某，女，34岁，2017年5月8日初诊。

主诉：全身反复风团瘙痒数年。

现症：每日口服西药1片，怕冷怕热，盗汗，劳累心慌，易感冒，胃胀，口腔溃疡，尿频，夜尿2～3次，末次月经延后，量少。舌淡胖紫苔腻。脉沉弱小滑，右寸浮大。

诊断：慢性荨麻疹。

处方：半夏泻心汤加减，效不显。

2017 年 5 月 15 日二诊。

现症：风团瘙痒明显，余症同前。舌脉同期。

处方：乐令建中汤减味。

前胡 10 g、白芍 12 g、陈皮 10 g、当归 5 g、党参 10 g、法半夏 12 g、甘草 6 g、桂枝 6 g、黄芪 12 g、麦冬 12 g、生姜 5 g、细辛 3 g、大枣 6 g。7 剂，每日 1 剂。

2017 年 5 月 22 日三诊。

现症：风团瘙痒明显减轻，尿频、腹胀明显减轻。

处方：守前方续服 14 剂，每日 1 剂。

治愈，未复诊。

【方药体会】

建中汤起源于《伤寒论》，包含小建中汤和大建中汤。其中小建中汤应用最为广泛。小建中汤是由桂枝加芍药汤化裁而来，其中桂枝、芍药比例为 1∶2，再加饴糖。芍药补阴血，饴糖建中益气，芍药配饴糖类似于八珍汤，所以本药方也可以说是桂枝汤加八珍汤而来。针对病机就是太阳太阴合病。

小建中汤的加减方法众多，演化出一系列方剂。黄芪建中汤和当归建中汤都是在小建中汤基础上加减而来。其中黄芪建中汤功效为益气解表，其善治表虚邪气者。当归补太阴血分，所以其加减方又称作"内补当归建中汤"。

著名方剂前胡建中汤其组方内除了小建中汤药物外，还包含黄芪、当归、前胡、人参、半夏、茯苓、白糖。此方符合《千金要方》的习惯性加减，因为千金类方喜用八珍汤，非常重视太阴气血。本方中前胡能太阳、太阴双解，故为君药。另外前胡偏凉，亦符合《千金要方》的寒热并用思路。同时前胡功能下气化痰，降气机，令八珍汤所补气血更调达舒畅。

乐令建中汤是在前胡建中汤的基础上加减而来。方中黄芪温敛，收敛表气；桂枝和细辛合用，加重散太阳表寒的力量；半夏配陈皮，功能健脾化痰；麦冬去胃中虚热；当归、芍药滋补阴血。《千金要方》中方剂组方特点在于寒热并用，表寒、表热、气血均涉及，气分虚热伤阴都照顾到。

从方药传承来看，从前胡建中汤开始，就已经不倍用芍药了，原因就是方中已有当归补血。另外前胡建中汤和乐令建中汤药物组成中还有一点重要区别，就是前者有白糖，后者方中无白糖，原因就是乐令建中汤方中有人参、半夏、麦冬、陈皮，健脾力量已足够。

笔者应用乐令建中汤所治此例患者，病机特点为表里同病，虚实夹杂，寒热夹杂。在表，表气不足又有寒邪，表现为怕冷、怕热、盗汗、风团、瘙痒；在里，劳累、心慌、胃胀，伴纳呆，脾胃气血不足；有口腔溃疡，虚热上泛；尿频、夜尿多，有一定水饮。舌淡紫，脉右寸浮大，此为黄芪脉，表虚不能收敛，脉整体是沉弱小滑。故应用乐令建中汤治疗，疗效卓著。

2. 桃奴汤

【组方】

桃奴二两　当归二两　人参二两　干姜二两　芎䓖三两　甘草三两　丹砂一两　麝香一两　茯苓一两　犀角一两　鬼箭羽一两　桂心一两

【出处】

桃奴汤出自《千金要方》，原文："治中恶毒气，蛊疰，心腹卒绞痛方。"《千金方衍义》言："桃奴汤中专取桃奴杀鬼精物，鬼箭羽破血除风。其间干姜即前方萸、附之意，犀角即栀、豉之意。桂心、当归散血温经之用则一，其余诸味可以意推。"

【医案】

张某，男，72岁，2017年7月1日初诊。

主诉：左腋下疱疹后疼痛1年。

现症：疲惫，怕热。舌紫红，苔黄腻，剥苔。

诊断：带状疱疹后遗神经痛。

处方：桃奴汤加减。

桃仁10g、炒九香虫10g、川芎12g、当归3g、党参8g、干姜3g、甘草10g、鬼箭羽12g、桂枝3g、升麻10g、茯苓10g、瘪桃干10g。8剂，每日1剂。

2017年7月14日二诊。

现症：疼痛减轻约50%。舌紫红，苔白腻。

处方：守前方，去升麻，酌加木香8g、水牛角20g，鬼箭羽加量至15g，桃仁加量至12g，茯苓加量至12g。7剂，每日1剂。

2015年6月23日三诊。

现症：疼痛进一步缓解。

处方：守前方，去木香，酌加浙贝母6g。7剂，每日1剂。

治愈，未复诊。

【方药体会】

桃奴汤出自《千金要方》，桃奴汤含有人参、茯苓、甘草、当归、川芎几味益气健脾、活血养血的药，故笔者认为此方是以八珍汤为基础。原文中记载本方治疗中恶毒气、心腹疼痛，所以除了补气血之外，还用了温通法解毒、排毒。因此在八珍铺底之后，还加入干姜、肉桂（桂心应为肉桂）、麝香等温通的药。唐宋之前的医家喜欢用温通法促进血液循环、气血运行进行排毒、解毒。在桃奴汤中，干姜是温气的药物，肉桂温血，鬼箭羽入血分活血，还有麝香、朱砂、犀角、桃奴等古人的专用解毒药物。

桃奴又称为碧桃干，是桃子未经过受精所结的晚熟的一种小桃子，在《神农本草经》《本草经集注》均记录其"杀百鬼精物"，现在理解为有祛邪解毒的作用。碧桃干主要功效是生津止汗、止咳，也可以用来治疗胃痛，另外部分后世医家认为桃仁可以替代碧桃干。千金方里许多药物难以购买，都需要其他药物替代，例如犀角现大多用水牛角替代，也有古人用升麻替代犀角以透邪解毒。彭坚老师认为麝香可以用九香虫替代。

　　本医案中，患者舌紫红，血分有瘀热，在这种情况下单纯使用清热药物是无效的，需要使用通血分、解毒的药，因此选用桃奴汤。方中当归、川芎、炒九香虫、桃仁、鬼箭羽均可通血分，其通血分力量大，但清热力量小。患者虽有苔黄腻的热象，但笔者未随意加减原方药物，只是减少干姜、桂枝的用量。患者初用时，以升麻替代犀角，病情得到缓解后，笔者再进一步加大桃仁、鬼箭羽的用量以活血，去升麻，以水牛角替代犀角清热解毒，木香行气止痛，用药后患者取得良好的效果。

　　笔者认为，学习千金方，一要懂寒热并用，二要知道八珍铺底。

3. 五香连翘汤

【组方】

青木香六铢　　熏陆香六铢　　鸡舌香六铢　　沉香六铢　　麻黄六铢　　黄芩六铢　　大黄二两　　麝香三铢　　连翘半两　　海藻半两　　射干半两　　升麻半两　　枳实半两　　竹沥三合

【出处】

五香连翘汤出自《千金要方》："治小儿风热毒肿，肿色白，或有恶核瘰，附骨痈疽，节解不举，白丹，走竟身中，白疹瘙不已方。"《千金方衍义》言："风热毒肿色白，明是气滞痰结，故需五香达窍为主。其麻黄佐升麻以开肌肤，枳实佐大黄以荡肠胃，黄芩佐连翘以散风热，海藻佐射干以软坚结，竹沥专行经络，以开痰气也。"《肘后方》："核生于肉中，形如豆或梅李，推之可动，患处疼痛，发热恶寒的病证。多因风热毒邪搏于血气、复为风寒乘袭所致。宜内服五香连翘饮。"

【医案】

李某，男，41岁，2015年10月17日初诊。

主诉：全身散在丘疹瘙痒数年。

现症：怕热，多汗，鼻塞，偶便秘。舌红苔白腻。脉小滑数。

诊断：特应性皮炎。

处方：千金苇茎汤加味。

芦根10g、薏苡仁10g、冬瓜子15g、桃仁10g、蝉蜕6g、桑叶10g、菊花10g、桔梗10g、连翘10g、薄荷10g、滑石10g、甘草3g。5剂，每日1剂。

此后二诊至五诊均予上方加减，患者皮疹瘙痒反复。

2016年1月1日六诊。

现症：全身丘疹瘙痒反复，鼻塞减轻，怕热，皮肤干燥，说梦话，舌尖红。

处方：五香连翘汤加减。

连翘10g、黄芩10g、酒大黄20g、木香6g、沉香10g、海藻10g、麻黄6g、射干6g、升麻6g、竹茹5g、枳实6g、白芷6g。7剂，每日1剂。

2016年1月11日七诊。

现症：颈部略瘙痒干燥，余皮疹基本消退。舌边尖红，苔白。脉小滑。

处方：守前方，去竹茹，酌加淡竹叶10g，酒大黄加量至30g。7剂，每日1剂。

患者皮疹瘙痒基本缓解，续服前方14剂后未再复诊。

【方药体会】

五香连翘汤出自《千金要方》，古代很多医著有此方的记载，是外科比较常用的药方。此方中含有五种香料：青木香、熏陆香、鸡舌香（母丁香）、沉香和麝香。用这些香料的目的：一是推动气血运行，二是有行气化痰的作用兼能燥湿。但是此方中很多香料现在缺乏，比如鸡舌香、薰露香，现在很难见到了，麝香只能用替代药物，青木香是马兜铃的干燥根，所以用马兜铃代替也可以。

这个药方总体来说，思路比较清晰。前文笔者讲过，湿可以凝结为痰，所以除了用这么多香料行气化痰之外，里面还有明确的化痰药物，比如海藻、射干、竹沥；配麻黄、连翘、赤小豆来祛风、清热、散湿；升麻、枳实行气散瘀；黄芩、大黄清热燥湿。所以此方可以看作是祛风、

中医经典名方诊疗皮肤病实录

清热、化痰的一个药方。

本医案的患者，有表证，表现为鼻塞；有阳明热证，表现为怕热多汗、偶尔便秘；有化湿的表现：舌红、苔白腻。所以初诊用了千金苇茎汤加桑菊饮来解表、清热、化湿，但是效果欠佳，考虑到"湿"在"热"的作用下凝结成为痰热，所以用了五香连翘汤。用了木香、沉香这两种香，竹沥不易获得，就用竹茹代替，其余药基本就按照原方组成。从风、热、痰来治疗此患者，有明显好转。

4. 九江散

【组方】

当归七分　石南六分　附子十六分　蹢躅十六分　秦艽十六分　菊花十六分　干姜十六分　防风十六分　雄黄十六分　丹砂十六分　麝香十六分　斑蝥十六分　蜀椒一分　连翘一分　鬼箭羽一分　石长生八分　知母八分　鬼臼十一分　人参十二分　王不留行十二分　石斛十二分　天雄十二分　乌头十二分　独活十二分　防己十二分　莽草十二分　水蛭百枚　蜈蚣三枚　虻虫十枚　地胆十枚

【出处】

九江散出自孙思邈《千金要方》："上三十味，诸虫皆去足翘，熬炙令熟为散，酒服方寸匕，日再。其病入发，令发白，服之百日愈，发还黑。治白癜风，及二百六十种大风方。"此方亦载于《千金翼方》《疯门全书》《国药体用笺》。张璐《千金方衍义》："九江散类集祛风破血，散结辟毒诸药，为白癜风之专药。风毒入发，令人发白，服之百日还黑，岂非风毒去，而气血复之，一验钦。"

【医案】

童某，女，52岁，2016年2月17日初诊。

主诉：全身红斑鳞屑伴瘙痒2年。

现症：少汗、怕热、皮肤热、口干苦、口渴喜饮、口腔溃疡、大便干。舌紫苔白腻。脉弦软偏细。

诊断：银屑病。

处方：九江散加减。

当归10g、白鲜皮10g、独活10g、防风10g、菊花10g、苦参10g、连翘10g、石膏30g、石楠藤10g、防己10g、干姜3g、花椒3g、秦艽10g、石斛10g、檀香3g、王不留行10g、知母10g、蜈蚣1g、栀子10g。7剂，每日1剂。

2016年2月24日二诊。

现症：全身红斑鳞屑好转，瘙痒减轻，皮肤热、口干苦、口渴喜饮均减轻，大便正常，口腔溃疡。舌紫苔白。双脉浮弦。

处方：守前方，去防己，菊花加量至20g，酌加黄芩10g。7剂，每日1剂。

2016年3月1日三诊。

现症：全身红斑鳞屑明显减轻，热痒明显，耳背下颌瘙痒，大便偶干燥。舌紫红，苔白腻。右寸浮弦。

处方：守前方，去王不留行、栀子，酌加水蛭3g、菊花20g、黄芩10g、苦参20g、地榆20g。7剂，每日1剂。

全身皮疹瘙痒进一步缓解，后四诊、五诊均续服前方。

【方药体会】

九江散以地理命名。千金方中另有九江太守散一方与之相似，均指九江市的地方长官搜集到的药方。

九江散为散剂，用药十分复杂，大部分为常见药物，少数药物现已罕见。其组成主要有祛风除湿药物、虫类搜风药物、解毒药与活血药，且部分药物具有毒性。方中有较多祛风除湿之药，如石南、独活、防己、防风、秦艽、菊花、花椒、王不留行等。更将附子、乌头及天雄合用，此三味药虽有一定区别，但目前临床仅用川乌即可。古代医家认为石斛亦可祛风除湿，现代研究证实其对风湿性关节炎确有疗效。蹢躅（即杜鹃花）、莽草、石长生等祛风除湿之药，现已少见，且均有一定毒性。方中还可见大量虫类药物，如水蛭、蜈蚣、虻虫等常见药。另有地胆一味，为一种特殊昆虫，现已基本不用。至于斑蝥，现代药理研究发现含有斑蝥素，故多用于肿瘤疾病，皮肤科运用较少。另外本方还应用几味古代专用解毒中药，如朱砂、麝香、斑蝥、鬼臼，概因医家认为风湿瘀久可成毒邪，故需佐以解毒之品。此外，余下还有少许活血之品。以药测方，九江散总体功效即为祛风除湿、活血解毒。

九江散治疗银屑病有一定疗效，因中医认为银屑病乃风湿日久，病入血分而成。笔者后又将此方用于硬皮病，效果显著，可明显改善皮肤硬化症状。笔者临证总结，硬皮病之病机以风痰瘀阻为主，血虚及血热尚轻，故以九江散加减论治，并可贯穿疾病全程。至于原文提及此方服之百日，可使白发还黑，以"治白癜风"，说明其对色素异常类疾病应有一定影响，但笔者尚未应用于此，仍待进一步观察。

此医案中患者全身浸润性红斑，其上鳞屑，伴瘙痒，皮损泛发，面积将近60%～70%，且少汗、舌紫、脉偏弦，故首诊考虑为风邪久瘀之表现。又有怕热、皮肤热、口干苦、口渴喜饮等，乃久瘀之风邪日久化热，故以九江散祛风除湿，又加入清阳明热之药如石膏、知母，服之患者皮损迅速消退，好转可达30%～50%。但之后再沿用此方病情反复，时轻时重，需及时调为养血凉血化湿之方，方可长期缓解。

5. 石南汤

【组方】

石南一两　干姜一两　黄芩一两　细辛一两　人参一两　桂心一两半　麻黄一两半　当归一两半　川芎一两半　甘草二两　干地黄十八铢　食茱萸三十铢

【出处】

石南汤出自《千金要方》："治六十四种风注走入皮肤中如虫行，腰背僵直、五缓六急、手足拘挛，瘾疹搔之则作疮、风尸身痒，卒风面目肿起，手不出头、口噤不能言方。"《千金方衍义》有言："此首取石南胜阴复阳，专治风痹萎弱；麻桂、细辛祛风散邪；姜、萸、参、草实脾杜湿；芎、归、地黄养血荣筋；黄芩一味开发郁闭之风热，风能胜湿，当无大筋弛短小筋弛长之患矣。"

【医案】

陈某，女，57岁，2016年1月15日初诊。

主诉：全身风团瘙痒1年。

现症：腰部、大腿严重，睡热痒，活动后燥热、心烦，既往腹泻。脉弦大略紧。

诊断：慢性荨麻疹。

处方：乌梅丸加减。

乌梅10g、丹参10g、当归10g、党参10g、桂枝6g、黄柏6g、黄连3g、银柴胡6g、茜草10g、附片3g、干姜3g、细辛3g、砂仁3g。4剂，每日1剂。

2016年1月18日二诊。

现症：全身风团瘙痒略减轻，早晚严重。

处方：守前方，去桂枝、银柴胡，酌加白芍10g、肉桂3g。4剂，每日1剂。

2016年1月20日三诊。

现症：全身风团瘙痒同前。

处方：石南汤加减。

石楠藤10g、白芍10g、川芎6g、当归10g、党参10g、甘草3g、桂枝6g、黄芩10g、生地黄5g、干姜3g、细辛3g、麻黄6g。4剂，每日1剂。

2016年1月27日四诊。

现症：风团瘙痒明显好转，无汗，脉弦大略紧。

处方：守前方。3剂，每日1剂。

后患者复诊均沿用前方，治愈。

【方药体会】

石南汤以治太阳太阴合病。方中以麻黄、细辛、桂心解表。桂心指肉桂，其温阳效果更强，解表之力稍弱，另有石南一味，亦有解表祛风除湿之效。此方以八珍汤为基础，包括人参、甘草、当归、川芎、生地诸药，针对左肝右脾，可调肝健脾。原方有食茱萸一味，现今已无此药，而常以吴茱萸代之。吴茱萸可治肝寒温脾阳，肝脾兼顾，更加黄芩治肝经有热，干姜治脾中有寒，诸药合用，故此方基本思路为兼顾表里，调和肝脾。

此医案中，患者全身风团、瘙痒，脉略紧，存在一定表证，而其动则燥热、心烦，既往腹泻，脉弦大略紧，则为肝热脾寒之象，综合考虑为表里失顾，肝脾不调，故以石南汤治之乃愈。

6. 千金水肿方

【组方】

鬼箭羽五两　丹参五两　白术五两　独活五两　秦艽三两　猪苓三两
知母二两　海藻二两　茯苓二两　桂心二两

【出处】

千金水肿方出自孙思邈《千金要方》卷二十一水肿第四篇，该篇共载论一首、方四十九首、证三首、灸法二首，皆论述各型水肿之证治。本方无名，笔者自拟，其中原文有云："有人患水肿腹大，其坚如石，四肢细小，劳苦足胫肿，小饮食便气急，此终身之疾。服利下药不瘥者，宜服此药，微除风湿，利小便，消水谷，岁久服之乃可得力，瘥后可常服方。"后世医家对该方论述较少，仅张璐在其《千金方衍义》中有所提及："终身之疾，攻之不瘥，不无性命之忧。莫若和其血气兼除风水，以图苟安为愈也。"

【医案】

徐某，男，61岁，2017年10月18日初诊。

主诉：反复外阴溃疡伴痛痒2年余。

现症：2015年发病，平素白带量多色黄，怕风，多汗，失眠多梦，头胀痛，口不渴。舌红胖无苔。

诊断：外阴溃疡。

处方：千金水肿方加减。

鬼箭羽12g、白术10g、丹参12g、独活6g、桂枝6g、秦艽6g、知母8g、猪苓8g、茯苓10g、海藻12g。7剂，每日1剂。

2017年10月25日二诊。

现症：服第二服药时溃疡有所增多，此后继服则溃疡无新发，痛痒明显减轻，怕风、多汗、头胀痛等症稍有缓解，诉牙根处疼痛。左脉软，右脉小滑。

处方：守前方，桂枝加量至10g，酌加泽泻12g、牡蛎12g。7剂，每日1剂。

患者外阴部溃疡明显好转，续服前方14剂后未再复诊。

【方药体会】

千金水肿方出自《千金要方》，其成书于唐代。中医方剂，一直到南宋以前的组方大多都与《伤寒论》有关。故本方可以理解为五苓散化裁：五苓散中用桂枝主要起解表温化水气之效，其作用长于调和营卫，若风湿之邪由外入里达于络脉，则非桂枝所长，故加用独活、秦艽以祛风除湿。五苓散中用泽泻主要起利水兼清阳明热邪之效，本方去泽泻，改用知母清阳明热，海藻利水化痰，表明水饮蕴久产生痰热。血不利则病水，水饮日久不去亦可导致瘀血内停，故加用鬼箭羽、丹参凉血活血。

医案的患者具有五苓散之太阳、太阴、阳明症状，但是其比五苓散更严重一些。本患在怕风多汗的常规表证基础上有外阴的痒痛，考虑其表邪可能比一般的要深在，而且其有头胀痛、多梦、舌偏红胖无苔、口不渴、白带偏黄等水饮化热的表现。故予千金水肿方治疗后诸症明显缓解。

7. 阿伽陀丸

【组方】

紫檀五两　小柏五两　茜根五两　郁金五两　胡椒五两

【出处】

阿伽陀丸出自孙思邈《千金翼方》。书中记载以上五味为"主诸种病及将息服法，久服益人神色，无诸病方"。后分条详述临床诸证之加减变化及用法区别，故称其"主万病"也。因篇幅所限，仅摘录一二如下："诸咽喉口中热疮者，以水煮升麻，取汁半合，研一丸如梧子大，旦服之，二服止。禁酒、肉、五辛，宜冷将息。诸下部及隐处有肿，以水煮牛膝、干姜等，取汁半合，研一丸如梧子大，旦服之，四服止。禁酒、肉、五辛、生冷、醋滑……"此外，亦有诸猝死、诸消渴者、诸患疔疮、诸吐血、诸寒疟、诸得药毒等多种病症之详述。

【医案】

滕某，男，45 岁，2017 年 10 月 11 日初诊。

主诉：全身红斑、斑疹、鳞屑 5 月。

现症：疲惫，肩紧不适，余无他症，舌红中间见长纵裂纹。脉沉弱。

诊断：玫瑰糠疹。

处方：阿伽陀丸合伯州散加减。

黄柏 12g、木香 6g、郁金 10g、花椒 2g、乌梢蛇 10g、鹿角霜 6g、土鳖虫 6g、牵牛子 6g、皂角刺 10g、炒刺猬 10g。7 剂，每日 1 剂。

2017 年 10 月 18 日二诊。

现症：全身红斑鳞屑明显消退，诉多梦、有痰。

处方：守前方，酌加紫苏子 12g。14 剂，每日 1 剂。

患者治愈，未再复诊。

【方药体会】

阿伽陀丸源自印度梵医，阿伽陀药在佛教中寓意"包治百病的灵丹妙药"。唐朝时期，由于世界各地文化的交流与融合，对当时的中医学也产生了一定的影响，在《千金要方》中，我们就可以看到很多外来医学的身影，其中较为常见的就有梵医，如耆婆万病丸、阿伽陀丸等。

阿伽陀丸组方有紫檀、小檗、茜草、郁金、胡椒。紫檀咸寒，具有降肝经虚热之效。小檗是一个科属，小檗科包含药物较多，有来源于印度、日本、中国等不同品种，来源于印度者称芒小檗。小檗科植物大多含有小檗碱，均具有清热燥湿、泻火解毒之效。茜草、郁金凉血、清肝热。四药相合具有清肝之虚热、凉血解毒之功。而胡椒辛热，温中散寒、下气消痰，主治胃腹疼痛。全方主治肝胃不调，肝经有虚热、而胃中有虚寒诸症。该方也体现了《千金要方》寒热并用的特点。

临床中应用该方加减可以治疗很多疾病，故又有万病丸之称。此方可治"龙病"，龙病不易理解，古籍描述有饥渴寒热、时来时去及神识症状，这与《伤寒论》中"往来寒热"贴近。结合药证推测此方亦可治疗少阳虚热（少阳通血室），与小柴胡汤理法相通。古人认为紫檀可用苏木代替。在笔者看来，临床使用中，可以在苏木基础上再加用咸寒之品的石决明、牡蛎替代紫檀。

本案为一病程5个月的玫瑰糠疹患者，其舌红，舌中有长裂纹，脉沉弱。以古汉方思路，病久之人具有素体虚弱，邪气日久，潜藏血分、伤及阴血等特点。故用强壮的祛邪药物伯州散合用治疗血热的药物阿伽陀丸。该患者还有多梦、咯痰等症状，考虑为水饮所致，故加用皂角刺、牵牛子。该加减变化源于伯州散中一个著名的固定加减法，强壮祛邪作用之余能祛除瘀滞。

8. 三物黄芩汤

【组方】

黄芩二两　苦参二两　干地黄四两

【出处】

三物黄芩汤出自孙思邈《备急千金要方》："治妇人在蓐得风，盖四肢苦烦热，皆自发露所为，若头不痛但烦热，与三物黄芩汤，头痛与小柴胡汤方。"《本经证疏》谓："仲景用黄芩有三耦焉，气分热结者，与柴胡为耦（小柴胡汤、大柴胡汤、柴胡桂枝干姜汤、柴胡桂枝汤）；血分热结者，与芍药为耦（桂枝柴胡汤、黄芩汤、大柴胡汤、黄连阿胶汤、鳖甲煎丸、大黄䗪虫丸、奔豚汤、王不留行散、当归散）；湿热阻中者，与黄连为耦（半夏泻心汤、甘草泻心汤、生姜泻心汤、葛根黄芩黄连汤、干姜黄芩黄连人参汤）。"

【医案】

冉某，女，49 岁，2014 年 10 月 28 日初诊。

主诉：全身风团瘙痒 8 月。

现症：发作时手心热甚，多梦，怪梦，性格温和，月经淋漓，便秘。双尺弦硬。舌暗紫有瘀点。苔黄腻。

诊断：荨麻疹。

处方：三物黄芩汤加减。

生地黄 15 g、苦参 20 g、黄芩 20 g、徐长卿 6 g、茜草 40 g、紫草 10 g、墨旱莲 10 g。7 剂，每日 1 剂。

2014 年 11 月 4 日二诊。

现症：患者全身风团瘙痒明显消退，自诉服 1 剂后皮疹即刻消退，但额头发冷、无法入睡，无手足热。脉弦软。

处方：守前方，酌加阿胶 4 g、当归 10 g。6 剂，每日 1 剂。

患者风团瘙痒基本未发，续服前方 14 剂后未再复诊。

【方药体会】

本方为《金匮要略·妇人产后病脉证并治篇》附方，根据《千金要方》记载"三物黄芩汤，治妇人在草蓐，自发露得风。四肢苦烦热，头痛者，与小柴胡汤；头不痛但烦者，此汤主之"，可知此方与小柴胡汤有所关联，两方证中均含有"四肢苦烦热"症状，不同点在于两方在清热力量的程度上有所差异。《伤寒论》中提及了"热入血室"这一概念，并以小柴胡汤治之，因肝藏血，而少阳通于血室，故原用小柴胡汤和解以治。但从实际清热效果来看，小柴胡汤所主主要在气分，而对于热入血室之证，当选用三物黄芩汤之类。

方中黄芩清泄少阳之热，苦参归心肝两经，同时清理湿热，与黄芩配伍可进一步增强清心泄肝之力，佐以清热凉血之生地，三药配伍，可用于治疗心肝火旺、血分有热之证。据临床观察，此方证患者有一典型表现，即手心易发热，可伴有脚心热，《千金要方》中所提及的"四肢苦烦热"也印证了这一特点。

本医案患者主要表现为月经淋漓不尽，结合其舌暗紫考虑为血分有热，再综合患者手心易热这一特点，则高度提示为三物黄芩汤证，故投以三物黄芩汤为基础清热泻火，合用茜草、紫草、墨旱莲增强清热凉血之力。另患者多怪梦考虑有水饮夹杂可能，而此方中苦参除了清热，还兼燥湿利水之功，故对轻微水饮之证易有效。结合患者长期便秘，苔黄腻等症考虑，其主要病机为湿热火邪入血分之证，故投以三物黄芩汤加减治疗收效良好。

9. 蜈蚣汤

【组方】

蜈蚣一枚　牛黄一分　丹砂三分　人参三分　大黄二两　鬼臼一两　细辛一两　当归一两　桂心一两　干姜一两　黄芩半两　麝香半两　附子四枚

【出处】

蜈蚣汤出自孙思邈所著《备急千金要方》，原文为："恶疰，邪气往来，心痛彻背，或走入皮肤，移动不定，苦热，四肢烦疼，羸乏短气。"

【医案】

李某，男，55岁，2017年7月24日初诊。

主诉：左下肢水疱、痒痛数周。

现症：怕冷，纳呆，热痒甚。脉弦滞略软。

诊断：带状疱疹。

处方：蜈蚣汤加减。

丹参10g、炒九香虫10g、当归6g、党参10g、附片6g、鬼箭羽12g、桂枝6g、酒大黄6g、水牛角15g、细辛5g、黄芩12g。7剂，每日1剂。

2017年7月31日二诊。

现症：疼痛明显减轻，瘙痒稍缓解。

处方：守前方，7剂，每日1剂。

患者诉疼痛、瘙痒明显缓解，续服前方7剂后未再复诊。

【方药体会】

本方出自《千金要方》，方中牛黄、麝香、丹砂、鬼臼，皆为古方中常见的解毒药品，本方常用于治疗疰病。疰病是指由某种毒邪停留在人体某些部位，久结不去而导致一系列症状的疾病，例如带状疱疹一病，可理解为一种独特的疰病，需综合运用解毒药物来治疗，如本方中麝香、丹砂、牛黄、鬼臼之类，再配伍善于走窜之蜈蚣排毒。毒邪久结于人体经络、肌肤，可致郁热内生，气血久耗也亦导致正气不足，故此方合用大黄清泄阳明之热，黄芩清解血分之热，人参、干姜以滋养气分，当归以濡养血分，另此方合用了桂枝附子细辛可温通经络，以助毒邪外托。

本例患者为典型的带状疱疹后遗症，其郁热之证表现明显，而其脉弦滞而软则提示此人虚象已显，弦滞为阳虚，软为气血不足，其怕冷、纳呆亦为佐证，故治疗时借鉴蜈蚣汤加减清热解毒，扶正祛邪，以九香虫替换麝香、水牛角替换犀牛角，丹参清血热，另加鬼箭、桃仁等解毒托毒治疗，收效显著。

10. 石南散

【组方】

石南三十铢　薯蓣一两　芍药（一作甘草）一两　天雄一两　桃花（一作桃仁）一两　甘菊花一两　黄真珠十八铢　山茱萸一两十八铢　石膏二两　升麻一两半　葳蕤一两半

【出处】

石南散出自《备急千金要方》肉极篇，原文为："治肉热极则体上如鼠走，或如风痹，唇口坏，皮肤色变，主诸风大病方。"

【医案】

李某，男，66岁，2017年6月6日初诊。

主诉：手指红斑疼痛数年。

现症：怕冷、乏力、汗出。舌红干无苔。脉缓略硬。

诊断：皮肌炎。

处方：石南散加减。

石楠藤15g、山药10g、山茱萸10g、附片5g、桃仁10g、菊花10g、黄芪10g、白芍10g、甘草8g、珍珠母10g、石膏15g、升麻10g、玉竹10g。7剂，每日1剂。

2017年6月27日二诊。

现症：患者诉手红疼痛减轻。舌红无苔。

处方：守前方，桃仁加量至12g，玉竹加量至12g。14剂，每日1剂。

患者手红疼痛明显减轻，续服前方14剂后未再复诊。

【方药体会】

《千金要方》中记载有六极，包含肉极、筋极、气极、脉极、骨极、精极。脏腑的余气，都有它的极致病理表现，但肉极具体所指现代疾病并不明确。《千金要方·脾脏》中有论述肉极，认为其与脾脏有关。因脾主肌肉，笔者亦考虑肉极可能与皮肌炎相对应。石南散主治肉极且主症中有皮肤色变，因此选用石南散治疗皮肌炎。石南散的基本病机是风邪壅盛，郁积肌肤，伤及肝肾，化热伤阴。该方证患者可能素体肝肾不足，或邪气日久导致肝肾不足。

石南散也是治疗风邪的一个重要药方。该药方中之石南，笔者临床中选用石南藤。患者风邪久郁，会导致脏腑亏损，且亏损可能比较严重，选用八珍汤则力量不足，可选用金匮肾气丸。石南散中包含山药、山茱萸、天雄，可看作金匮肾气丸的简化。因此该方不是八珍汤为底，而是金匮肾气丸铺底。

石南散病机除了有风邪久郁，同时里有虚热，并且虚热严重。首先是肝经虚热，方中选用菊花、芍药、珍珠、玉竹降肝经虚热；同时患者气分有热，用升麻、石膏清透气分热。方中升麻配石南祛风解毒，此外升麻有升清降浊作用，配石膏也可以退虚热。升麻配石膏，属于经典配伍，如清胃散。升麻、玉竹也有配伍，如麻黄升麻汤。

该医案皮肌炎患者风邪久郁，肝肾不足，虚热上犯症候明显。肢端红斑，且伴随乏力、怕冷、汗出症状，考虑肝肾亏虚。此外，舌质红干无苔，考虑阴血不足，故选用石南散，用桃仁替桃花（也有版本认为桃花实指桃仁），珍珠母替珍珠，石南用石南藤。综上，应从总体的病机来选方才能有效。

11. 吴茱萸汤

【组方】

吴茱萸二两　防风十二铢　桔梗十二铢　干姜十二铢　甘草十二铢　细辛十二铢　当归十二铢　干地黄十八铢

【出处】

吴茱萸汤出自《备急千金要方》，原文为："治妇人先有寒冷，胸满痛，或心腹刺痛，或呕吐食少，或下痢，气息绵欲绝，产后益剧，皆主之方。"

【医案】

吕某，女，30岁，2017年7月10日初诊。

主诉：全身散在丘疹伴瘙痒数月。

现症：2016年9月发病，怕冷、足冷，难入睡，多梦，尿频，偶有腹泻，咽中有痰，月经提前。舌红。脉小紧滑。

诊断：湿疹。

处方：千金吴茱萸汤加减。

吴茱萸 6g、防风 10g、桔梗 10g、干姜 4g、甘草 10g、细辛 3g、当归 6g、生地黄 10g、黄连 5g、黄芩 10g。7 剂，每日 1 剂。

2017 年 7 月 17 日二诊。

现症：全身丘疹瘙痒基本消退。

处方：守前方，7 剂，每日 1 剂。

患者皮疹完全消退，未再就诊。

【方药体会】

《伤寒论》的吴茱萸汤由吴茱萸、生姜、大枣、人参组成。主要病机为肝寒犯胃导致烦躁、呕利、眩晕。《伤寒论》的吴茱萸汤寒邪很重，所以生姜用了六两，由此推断其方证中尚有表证没有解掉。《千金要方》的吴茱萸汤在《伤寒论》基础上有更多的加减。对于表邪方面，《千金要方》照顾得更明显。方中有防风、桔梗、细辛，对外邪都有驱散作用。此方中没有用人参，而用的干姜、甘草，说明它的寒饮更明显，并且兼顾肝寒犯胃。因肝藏血，所以同时可能伴有一些血分不足，所以用当归，生地。《千金要方》中的吴茱萸汤主要是治疗妇人的疾病，妇人多考虑血分，且寒邪明显。其方证有胸胁满痛腹痛，肝邪犯胃，又出现腹泻或是呕吐等不适。所以其症状和药方对应的很好。

此医案中患者有脚凉、怕冷的症状，考虑到他有寒邪未解；且全身都有散在的丘疹，月经提前、舌红，说明血虚有热。所以参考芩连地黄汤，用了黄芩、黄连，还加了当归、生地。患者还有腹泻、多梦，脾胃有寒饮，所以用甘草、干姜。这基本上就是参考的吴茱萸汤这个思路进行加减的，所以效果不错。

12. 白瓜子汤

【组方】

白瓜子二两　远志一两　藁本一两　杜衡一两　云母粉一两　车前子一

中医经典名方诊疗皮肤病实录

两　白芷一两　当归一两　细辛半两　柏子仁半两　栝蒌仁半两　橘皮半两
白石脂半两　铅丹半两　天门冬三两

【出处】

白瓜子汤出自《备急千金要方》，原文为："白瓜子丸……治面（黑
干）（黑曾），令色白方。"张璐在其《千金方衍义》中释曰："铅丹除
热下气，而镇摄阴邪，从大便出。云母粉治身皮死肌，白石脂敛固肺气，
肺气固则色白也。瓜子即冬瓜仁，令人悦泽颜色，杜衡、藁本、细辛、
白芷、天冬、栝楼佐之，以祛在经风气之滞，乃内服正治法也。"

【医案】

医案一

付某，女，47岁，2017年3月8日初诊。

主诉：面部褐色斑数年.

现症：纳呆，腹胀，便秘，怕热，失眠。舌淡暗。

诊断：黄褐斑。

处方：白瓜子丸加减。

冬瓜子15g、白术10g、柴胡10g、赤小豆12g、豆蔻10g、苦杏仁
10g、丝瓜络10g、桃仁10g、辛夷10g、茯苓10g、丹参10g。14剂，
每日1剂。

2017年3月25日二诊。

现症：面部褐色斑基本同前。

处方：守前方，去冬瓜子、柴胡、苦杏仁、丹参，酌加当归6g、生
地黄12g、红花6g、凌霄花10g、白芍12g、川芎6g。14剂，每日1剂。

2017年5月21日三诊。

现症：面部褐色斑明显变淡，纳呆、腹胀、便秘、失眠减轻，月经
提前。右脉缓滑，左脉弱。

处方：守前方，酌加党参10g、厚朴10g、赤芍10g。15剂，每日1
剂。

患者面部褐色斑基本消退，续服前方15剂后未再复诊。

医案二

吴某，女，41岁，2017年3月28日初诊。

主诉：面部红黑，下颌干燥瘙痒数月。舌暗。脉沉软。

诊断：黑变病。

处方：白瓜子丸加减。

冬瓜子15g、桃仁10g、茯苓10g、白术10g、辛夷10g、丝瓜络10g、豆蔻10g、苦杏仁10g、赤小豆15g、赤芍10g、红花6g、凌霄花6g。7剂，每日1剂。

2017年4月15日二诊。

现症：面部黑斑部分明显消退。

处方：守前方，去赤芍、红花，酌加三七粉5g、桂枝6g、积雪草10g。14剂，每日1剂。

【方药体会】

《千金要方》中专有面药，其中主要针对是面部色斑，但大部分是外用方剂，口服的方剂相对较少。白瓜子汤用治面黯。面黯相当于现代医学中的面部色斑。白瓜子即冬瓜子，是治疗面部色斑的专用药。

《千金要方》里有很大一部分方剂，针对的病机是太阳太阴合病，即表邪未散，气血不足或合并水饮，白瓜子汤也属于此类方剂。

白瓜子汤中君药冬瓜子利化水饮，调和气分水液代谢；远志功能化痰定志，是治疗皮肤病中痰凝湿阻的特效药；藁本、细辛、白芷、杜衡解表散寒；云母、半夏、白石脂、车前仁利表湿化水饮；当归、柏子仁、天冬滋阴养血，宁心安神。诸药合用，对于太阳表卫，能够散表寒，除表湿；对于太阴不足，能够养血滋阴安神利水。全方功能营卫同调，表里同治。

白瓜子汤里面包含多个美白和悦泽颜色专用药，其中包括白瓜子、云母粉、铅丹、白石脂。铅丹类药物因其毒副作用，极为少用，必要时考虑用赤石脂替代治疗。

笔者用白瓜子汤治疗此则案例。患者有纳呆，腹胀症状，故此判定该病患太阴气分不足；有便秘、怕热症状，故此判断其合并阳明有热。另外此患者太阳表证不明显，所以仅仅用辛夷一味药解太阳之表，同时现代药理研究辛夷有一定治疗面部色斑作用。

笔者认为面部色斑发病机制还与肾虚，肝郁有关，但白瓜子汤中并不具备补肾类以及舒肝类的药物，所以在临床应用中可酌情加减。

13. 葛根龙胆汤

【组方】

葛根八两　龙胆半两　大青半两　升麻一两　石膏一两　葳蕤一两　甘草二两　桂心二两　芍药二两　黄芩二两　麻黄二两　生姜二两

【出处】

葛根龙胆汤出自《备急千金要方》，为治疗"伤寒三四日不瘥，身体烦毒而热"之方。

【医案】

戴某，男，45岁，2017年2月6日初诊。

主诉：颈背部皮肤红丘疹伴痒数月。

现症：患者肌肤紧密、无汗、壮实，典型麻黄人；诉便秘，大便2日1行，心烦、口苦。

诊断：毛囊炎。

处方：葛根龙胆汤加减。

葛根12g、白芍8g、大青叶10g、甘草6g、桂枝8g、龙胆12g、麻黄6g、生姜6g、石膏20g、大枣6g。5剂，每日1剂。

2017年2月13日二诊。

现症：红色丘疹部分消退。

处方：守前方，大青叶加量至12g，麻黄减量至5g。7剂，每日1剂。

2017年2月26日三诊。

现症：服药后原有皮疹基本消退，无新发，近日稍腹泻。

处方：守前方，酌加炒白术 10g、干姜 5g。7 剂，每日 1 剂。

患者未再复诊。

【方药体会】

葛根龙胆汤是由葛根汤加减化裁而来，虽记载于《千金要方》，但在更早的《小品方》里就有关于本方的记载。本方保留了葛根汤的基础外，配有龙胆草、大青叶以清少阳之热，配有石膏、升麻等透解阳明之热，从而转化为治疗三阳合病的药方。有近代医家主张用葛根汤加小柴胡汤加石膏汤治疗三阳合病，与此方用意类似。

本方之黄芩、龙胆草、大青叶可以称之为少阳角药：黄芩清少阳热，龙胆草苦寒加重清热作用，大青叶入少阳血分。而升麻、石膏、玉竹可以称之为阳明角药：石膏清阳明实热，玉竹清阳明虚热，升麻升清降浊，透解阳明的热气。

本案患者便秘、大便两日一次，视为阳明有热，心烦、口苦考虑少阳有热。患者有项背部的皮肤病，正好符合《伤寒论》原文"项背强几几"的表现，本患者还是典型的麻黄人，主要表现为肌肤紧密、无汗、壮实，所以首选葛根汤，加上少阳热、阳明热，考虑为三阳合并故用本方取得良好疗效。现在很多患者比较符合葛根龙胆汤，单纯使用葛根汤者偏少。

14. 防风汤

【组方】

防风一两　麻黄一两　川芎一两　人参一两　芍药一两　当归一两　茯苓一两　半夏一两　甘草一两　橘红一两　鳖甲二两　生姜二两　桂心二两　杏仁一两半　赤小豆一升　贝子五枚　乌梅五枚　大枣二十枚　吴茱萸五合　犀角半两　羚羊角半两　薤白十四枚

【出处】

防风汤出自《备急千金要方》："治脚痹，并治毒气上冲心胸，呕逆宿癖，积气疝气，一病相当即服此方。"张璐《千金方衍义》："防风汤方下，主治脚痹，毒气冲心，虽合桂枝、麻黄二方和营开痹为主，究其所治，尤在冲心毒气。……《千金》独取名方者，以《本经》主治恶风，风行周身骨节疼，为治风之专药。先暂不以人废言，不以名废实，其斯之谓欤。"

【医案】

医案一

张某，男，54岁，2020年4月20日初诊。

主诉：全身反复鳞屑性红斑、斑块伴痒17年多，加重2周多。

现症：全身红斑鳞屑，发热。左侧头部疼痛（多年前左头部外伤史），心中烦热，全口牙痛，腰酸、腿软，有寒气至腰背部向上窜至背颈，腹部有热气向上窜至胸中，喜温饮，胃口欠佳，大便不成形，脐下胀痛感。舌淡红，苔薄稍黄。脉沉弦细，重按稍减。

诊断：红皮病性银屑病。

一到七诊分别予"扶阳派川乌法""扶阳派附桂法""柴胡桂枝干姜汤合真武汤加减""正阳汤合蒿芩清胆汤加减""五苓散合猪苓汤加减""小柴胡汤、青蒿鳖甲汤合三甲复脉汤加减"。经中西医治疗一月余，皮肤科疾病好转，发热缓解。但多年以来的头痛、心中烦热、背部冷、腰酸、腿软等症状无明显改善。

2020年5月19日八诊。

现症：全身皮损好转，无发热，余症同前。

查：全身弥漫性潮红斑，较多粟米大小丘疹。脐下按压胀痛感。舌绛红少苔。脉躁数，左尺脉重按无力，右寸关脉略大。

处方：茯苓10g、醋鳖甲15g、防风10g、白芍10g、陈皮10g、大枣10g、酒川芎10g、法半夏10g、炙甘草6g、水牛角30g、燀苦杏仁10g、乌梅15g、盐吴茱萸10g、薤白10g、浙贝母15g、当归8g、党参10g、花椒8g、白附片15g。共3剂，煎服，每日1剂，每日3次。

2020年5月26日九诊。

大便稍成形，夜尿多好转，胸闷、下腹热较前好转，背冷转为背热，头痛同前。舌绛红少苔。脉躁数，左尺脉重按无力，右寸关脉稍浮。

前方去花椒，加麻黄、桂枝、生姜祛风解表，赤小豆利湿热之邪。共3剂，煎服，每日1剂。

患者2020年5月28日出院时，皮损处瘙痒明显好转，大便成形，夜尿好转，胸闷、下腹热好转，头痛好转，背热。脐下按压胀痛感减轻。

医案二

陶某，女，17岁，2017年6月10日初诊。

主诉：全身散在丘疹瘙痒数月。

现症：患者体型瘦小，皮肤白皙，出汗不多，常抑郁，双手足水疱瘙痒反复，四弯丘疹瘙痒，便秘，月经提前，多梦，不喜饮水。舌紫齿痕，苔薄白。脉弦软略紧。

诊断：湿疹。

处方：千金防风汤加减。

桂枝5g、白芍10g、白术10g、川芎6g、醋鳖甲6g、当归6g、苦杏仁5g、生地黄10g、乌梅10g、吴茱萸3g、猪苓10g、茯苓10g、薤白5g、薏苡仁15g、水牛角15g。6剂，每日1剂。

2017年6月16日二诊。

现症：水疱、瘙痒减轻约30%，余症好转，仍多梦，脉软。

处方：守前方，去茯苓，酌加茯神15g，薏苡仁加量至25g。7剂，每日1剂。

患者皮疹瘙痒明显减轻，续服前方14剂后未再复诊。

【方药体会】

防风汤是一个比较难理解的方，要解读此方首先要理解千金方的常见构成。千金方的组方基本上都考虑了太阳、太阴合病，它把这当作一个组方基础。防风汤中解太阳有防风、麻黄、桂枝几味药，加上生姜、大枣、芍药，相当于是麻桂各半汤；调太阴气血的有人参、半夏、茯苓、川芎、当归。此方原来是治疗脚气病，这里脚气病不是现在的足癣，它是一种特殊的代谢性疾病。从原文中我们可以看出，毒气上攻心胸导致的呕逆、积气使用此方很有效。

太阳、太阴合病的患者本身气血虚弱，加上外邪未去，内里又有气机瘀滞，所以产生积气、疝气、呕逆这样的表现。所以防风汤在治疗太阳、太阴合病基础上，加上了重要的调气的药：上有薤白开上焦、开胸，下有鳖甲、贝子沉降，左有乌梅、吴茱萸泻肝气，右有杏仁（左肝右肺）降肺气。这样的组方思想和施今墨先生的上下左右汤有些像，可见古人早有此法，《千金要方》《外台秘要》里很多药方有这些规律性的用药，可以参考千金小鳖甲汤等方。

同时，此方谈到的积气，不是一般的气，是毒气，原方也写道："并主毒气上冲"，所以要加解毒的中药，那个时代标准的解毒品就是犀角、羚羊角等药物。（小鳖甲汤里没有犀角，但它有升麻，前文中有提到在那个时代升麻和犀角能互相替代。）所以这个药方基本上治疗的就是表未解、太阴虚弱、有毒气内郁上冲。

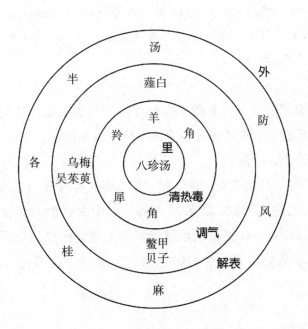

图9 千金防风汤模式图

医案一患者具有奇症，其人背部寒气上攻、腹部热气上攻，明显具有奇经八脉气机逆乱的证候。所以借助麻桂解督脉寒邪，同时加入椒附汤温阳下气。以鳖甲、乌梅等调气药解任脉逆乱，同时在八珍的基础上加入水牛角解毒，最终明显缓解其奇经之病变。

医案二患者脉象弦软略紧，略紧说明有瘀滞，弦是气机不调。患者多梦、不喜饮水、舌紫齿痕是有水饮，而治疗水饮的药是防风汤里没有的，所以此方借鉴了防风汤，但是加了五苓散来化水饮，最后达到一个比较好的治疗效果。

15. 吴秦艽散

【组方】

秦艽十八铢　蜀椒十八铢　人参十八铢　茯苓十八铢　牡蛎十八铢　细辛十八铢　栝楼根十八铢　麻黄十八铢　干姜一两　附子一两　白术一两　桔梗一两　桂心一两　独活一两　当归一两　黄芩一两半　柴胡一两半　牛膝一两半　天雄一两半　石南半两　杜仲半两　莽草半两　乌头半两　甘草一两半　川芎一两半　防风各一两半

【出处】

千金吴秦艽散出自《备急千金要方》："吴秦艽散，治风注甚良，角弓反张，手足酸痛，皮肤习习，身体都痛，眉毛堕落，风注入肢体百脉，身肿耳聋，惊悸，心满短气，魂志不定，阴下湿痒，大便有血，小便赤黄，五劳七伤，万病皆治方。"清代张璐在其《千金方衍义》中释曰："此方与前述秦艽散二方较风毒脚气门中秦艽散同异相半减，本麻黄附子细辛汤而兼侯氏黑散及痹风汤等方之剂。所加虽有不同，总皆随证辅佐，原非紧关所系，合参时退之机，宛得手提面命，敢不望空遥礼乎。"

【医案】

梁某，女，24岁，2017年3月11日初诊。

主诉：颈部、上唇、四肢等处丘疹、干燥、瘙痒数年。

现症：乏力，怕冷，少汗，烦躁，纳呆，时而便秘，月经量少，痛经。双脉弦软滞，寸浮滑。

诊断：特应性皮炎。

患者一至四诊曾予神秘汤、半夏厚朴汤加减有所缓解，但仍有反复。

2017年7月1日五诊。

现症：皮疹瘙痒反复，昨日吹空调后突发风团瘙痒，月经量少、痛经均好转，仍乏力，舌红胖。

处方：吴秦艽散加减。

秦艽10g、花椒3g、党参10g、茯苓10g、牡蛎20g、细辛5g、天花粉5g、麻黄5g、干姜5g、附片3g、白术10g、桔梗10g、桂枝5g、独活6g、当归6g、黄芩8g、柴胡8g、牛膝10g、石楠藤10g、杜仲10g、甘草6g、川芎10g、防风10g。8剂，每日1剂。

2017年7月9日六诊。

现症：皮疹瘙痒明显减轻，乏力亦明显改善，偶咳嗽，舌暗红胖，脉缓软。

处方：守前方，酌加紫苏子10g。7剂，每日1剂。

后患者多次复诊，均予吴秦艽散加减治疗，皮疹、瘙痒基本未发，乏力、月经等症状明显好转，未再就诊。

【方药体会】

千金方中记载有很多秦艽散，吴秦艽散仅为其中之一。清代医家张璐所著《千金方衍义》是中医史上唯一一部注解千金方的著作，书中提到吴秦艽散可看作麻黄附子细辛汤合侯氏黑散加减而来。而笔者经仔细推敲后认为，此方以柴胡桂枝干姜汤合当归芍药散再加麻黄附子细辛汤作为基础更准确。

前文已提及，柴桂姜证属厥阴病，当归芍证属太阴病，两方相合可治厥阴太阴合病，但不足之处在于解表力量较弱，且无补肾入少阴之效，故当有少阴虚衰症状时，需再加以合方治之。有医家在两方基础上再合用真武汤，如此可兼顾水饮，临床虽有一定疗效，但由于真武汤补益作用亦不强，当患者少阴虚寒尤甚时，治病力量仍有所欠缺。而根据峨眉丹医学派理论，麻黄附子细辛汤为一典型少阴强壮药物，当可合而用之，三方相合即为吴秦艽散之基础。正如此医案中患者虚弱、乏力症状突出，予吴秦艽散服之后即缓解明显。笔者临证时也曾将柴桂姜合当归芍再直接加用补肾填精药物，仿武当太和丸加入五子衍宗丸，然而运用后发现，如此加减患者乏力症状反而加重。究其原因，正符合郑卢扶阳派观点，方中若不经过开表运转阳气，直接补肾填精可引起气机运化失常。

此方为加强解少阴表证之力，再加以数味祛风解表之药。此合方所治病证则可看作风邪郁表后所引发的一系列病证，故直接以"秦艽"命名。秦艽祛风作用较麻、桂更深，又有石南、川乌、桔梗、防风、独活等药，祛风达表之力更进一步。吴秦艽散方证共涉及太阳、少阴、厥阴、太阴等多经病证，亦符合千金方复合治法之特点。

此医案中患者乏力、怕冷、少汗，为典型之少阴表寒症，同时有烦躁、时而便秘、脉弦，再加月经量少、痛经，故当以柴胡桂枝干姜汤合当归芍药散再加麻黄附子细辛汤为基础思路。此外患者亦有皮疹干燥、瘙痒等风邪郁表之太阳证表现，如此综合考虑，符合吴秦艽散之治法特点，故以此方服之乃愈。

二、外台秘要方

1. 三黄石膏汤

【组方】

石膏　黄连　黄柏　黄芩各二两　香豉一升　栀子十枚　麻黄三两

【出处】

三黄石膏汤又名石膏汤，出自《外台秘要》："又石膏汤，疗伤寒病已八九日，三焦热，其脉滑数，昏愦，身体壮热，沉重拘挛。或时呼呻而已攻内，体犹沉重拘挛，由表未解，今直用解毒汤则挛急不瘥，直用汗药则毒因加剧，而方无表里疗者，意思以三黄汤以救其内，有所增加以解其外，是故名石膏汤方。"

【医案】

刘某，男，68岁，2017年11月29日初诊。

主诉：上背部、双小腿瘙痒数年。

现症：上背部、双小腿内侧足少阴肾经循行处瘙痒，未见皮疹。体壮，汗少，面部暗红，口苦，口臭，口干喜饮，大便每日1～3次，睡眠多梦。舌鲜红，苔黄腻。脉滑数。

诊断：皮肤瘙痒症。

处方：越婢加术汤加减。

麻黄6g、石膏30g、生姜6g、苍术10g、大枣6g。7剂，每日1剂。

2017年12月6日二诊。

现症：上背部、双小腿内侧瘙痒基本同前，余症无明显变化。

处方：守前方，酌加芦根30g、冬瓜子10g、薏苡仁15g、桃仁10g。7剂，每日1剂。

2017年12月13日三诊。

现症：双小腿内侧瘙痒明显缓解，但上背部瘙痒仍同前，口苦、口臭、口干、面红等诸症有所好转，诉心烦、嗜睡，观其人啰嗦话语多。

处方：三黄石膏汤加减。

麻黄6g、淡豆豉10g、黄连8g、黄柏10g、黄芩10g、石膏15g、栀子10g。7剂，每日1剂。

2017年12月20日四诊。

现症：上背部瘙痒明显减轻，小腿内侧瘙痒已消失。口苦、口臭、口干、面红等症均好转。

处方：守前方。7剂，每日1剂。

后患者续服前方14剂后治愈，未再复诊。

【方药体会】

三黄石膏汤是以栀子豉汤为基础加减，主要治疗在上焦、中焦的郁热、湿热，临床表现为剑突下有压痛、心烦难入眠、时时烦躁、鼻干、口渴等。栀子豉汤由栀子、豆豉两味药组成，其辛散苦寒，善清胸膈间的邪热。方中栀子泄热开郁，豆豉宣散、解表，但豆豉解表作用比较弱，所以三黄石膏汤加入麻黄来加强解表作用；在清热泻火方面，栀子作用不够强，就加上了三黄（黄芩、黄连、黄柏），相当于是黄连解毒汤，主要针对贯穿三焦的火毒；最后再加上辛寒的石膏清泻三焦、宣透除烦止渴，这样就组成了三黄石膏汤。

该医案中患者体型壮实、平素少汗，是偏麻黄人的体质，但是此次就诊，有口苦口臭、口干喜饮、舌鲜红、脉滑数，内热明显，故考虑为太阳阳明合病。初诊时单用越婢加术汤效果不佳，考虑是湿热太重，二诊时加了千金苇茎汤，用芦根、冬瓜子、薏苡仁、桃仁清利湿热。二诊后下肢瘙痒症状明显改善，口苦、口臭等症状有所好转，但上背部剧烈瘙痒没有缓解。根据内经原文，背为胸中之外府也，考虑应使用宣透上焦郁热之法，故选用了三黄滑石汤来宣透郁热、清热燥湿，用药之后效果很好，背部瘙痒减轻。

笔者认为若患者有湿热下注证，使用大剂量的清热利湿药就能起到很好的疗效，但若上焦有郁热，只是清热利湿不能宣透上焦，上焦郁热就不能解。结合到本医案，上焦郁热不解，表现为患者背部瘙痒不缓解。最后使用三黄石膏汤，即有很强的清热利湿作用，也可解表宣透郁热，从而达到较好的疗效。

第四章　三因司天方

三因司天方载于《三因极一病证方论》一书，由宋代陈无择所创制。其以五运六气理论为指导，制五运时气民病证治方十方，六气时行民病证治方六方，共计十六方。其制方原则依据正五行和合化五行的冲克制化。临床应用三因司天方最重要在于抓住时相点，常以出生、始发、当下三个时间为节点，其中以始发时间最为关键。

表 1　天干地支正五行

正五行	天干	地支
木	甲乙	寅卯
火	丙丁	巳午
土	戊己	辰、未、戌、丑
金	庚辛	申酉
水	壬癸	亥子

表 2　天干地支合化五行、冲化五行

化五行	天干	地支
木	壬丁	巳亥
火	戊癸	寅申、子午
土	甲己	未丑
金	乙庚	卯酉
水	丙辛	辰戌

1. 附子山茱萸汤

【组方】

附子一两（炮，去皮脐）　山茱萸一两　木瓜干半两　乌梅半两　半夏三分（汤洗去滑）　肉豆蔻三分　丁香一分　藿香一分

【出处】

附子山茱萸汤出自宋代陈无择《三因极一病证方论》，原文为："治肾经受湿，腹痛寒厥，足痿不收，腰椎痛，行步艰难，甚则中满，食不下，或肠鸣溏泄。"该方乃《三因司天方》针对六甲年岁运病机特点所设之运气方。清代龙砂医家缪问释义此方曰："敦阜之纪，雨湿流行，肾中之真气被遏，则火用不宜，脾土转失温煦，此先后天交病之会也。《黄帝内经》谓'湿淫于内，治以苦热'。"陈无择《三因司天方》中附子山萸汤用的是藿香，而缪问传姜氏书中则为木香。现代医家则主张，临床可根据患者湿象的差别灵活选用藿香或木香。

【医案】

陈某，女，76 岁，2017 年 7 月 24 日初诊。

主诉：全身风团瘙痒 3 年余。

现症：2014 年（甲午）2～3 月发病，纳呆，胃胀，腿软，心慌，烦躁不适。

诊断：荨麻疹。

处方：附子山茱萸汤加减。

附片10 g、丁香5 g、法半夏8 g、木瓜6 g、木香5 g、肉豆蔻8 g、山茱萸10 g、生姜5 g、乌梅6 g、大枣5 g。7 剂，每日 1 剂。

2017 年 7 月 31 日二诊。

现症：全身风团、瘙痒明显减轻，纳呆、胃胀、腿软、心慌等不适均有好转。

处方：守前方，生姜减量至3 g，酌加干姜3 g。14 剂，每日 1 剂。

患者全身风团、瘙痒基本未发，未再复诊。

【方药体会】

天干是纯气，它分"不及"和"太过"。陈无择《三因司天方》中"不及"之方主要是补相应脏腑的虚弱，"太过"之方除泻相应太过的脏腑，还需顾及它所克制的脏腑。天干要分合化五行与正五行，有的药方合化五行考虑多一些，有的药方还需兼顾正五行。

附子山萸汤为六甲年时运主方，本方可以从正五行和合化五行的角度理解分析。《素问·五运行大论》曰："土主甲己"。土运太过，水湿盛行，肾水受邪。肾主水液功能紊乱导致人体内水液壅滞，湿邪存留。所以附子山萸汤的治疗原则为补肾温阳，健脾散湿。同时，正五行中的甲木是阳木，强旺的甲木旺盛可能子盗母气导致肾虚，所以本方也加入众多泻肝之品有助于益肾化湿。

从附子山萸汤用药配伍来看主要有以下几个方面的特点：

1. 用附子与山萸萸同用，附子温肾经化湿邪为君；佐以山萸萸酸敛入肝防止附子温燥伤阴劫液。

2. 时年土运过旺，中焦脾胃中必有湿气，故用半夏、肉豆蔻、木香温散脾胃，燥湿气。

3. 用木瓜、丁香、乌梅以泄甲木。其中丁香在扶阳派中被认为是典型的泻肝之品。

综上所述，附子山萸汤主要针对土运过旺之年，土木壅塞、肾气不足，脾肾寒湿而设。主要临床症状包括腹痛、腹胀，中满，腹泻等。

本医案患者是 2014 甲午年发病，既有腿软之类的肾经寒湿表现，又有明显的胃肠症状，兼有烦躁等一些情绪症状，说明其病机以肾虚寒湿为主，兼有脾胃寒湿以及肝木不舒。故应用附子山萸汤的加减，可肝肾脾通调，疗效显著。

2. 紫菀汤

【组方】

紫菀茸　白芷　人参　甘草（炙）　黄芪　地骨皮　杏仁（去皮、尖）桑白皮（炙）各等分

【出处】

紫菀汤出自《三因极一病证方论》："治肺虚感热，咳嗽喘满，自汗衄血，肩背瞀重，血便注下。或脑户连囟顶痛，发热口疮，心痛。"陈无择在其书中有如下论述："凡遇六乙年，从革之际，岁金不及，炎火盛行，民病咳逆上气，身热咳衄，汗出，肩背臂痛。为水所复，则反头脑通及于顶，发热口疮心痛。"此方亦载于《外台秘要》《圣济总录》《妇人大全良方》等医书中，虽同名紫菀汤，但对于主治病症的文字表述稍有出入，所用药物及剂量亦多有加减。

【医案】

雷某，女，65 岁，2017 年 6 月 19 日初诊。

主诉：耳窝、背部、肛周瘙痒无皮疹 2 年。

现症：2015 年（乙未）3～4 月发作，左肩痛，左肋间痛，右手麻，偶胸闷，乏力，喜冷饮，左食指弯曲时疼痛。舌红苔薄。脉缓滑，寸略大，右寸大于左寸。

诊断：皮肤瘙痒症。

处方：紫菀汤加减。

紫菀 10g、白芷 6g、党参 8g、黄芪 10g、苦杏仁 8g、地骨皮 12g、桑白皮 10g、甘草 10g、生姜 5g、大枣 6g。7 剂，每日 1 剂。

2017 年 6 月 26 日二诊。

现症：瘙痒减轻约 40%，肩痛减轻，左食指仍有曲痛。舌红。脉浮缓。

处方：守前方，酌加桑枝 10g。7 剂，每日 1 剂。

治愈，未再复诊。

【方药体会】

紫菀汤是对应于乙年的运气方，乙庚合而化金，乙年肺金不足、火气流行，所以本药方的治疗原则主要是补肺清肺。方中人参、黄芪为主药益肺气、补中气，白芷祛风散寒通窍入肺经，杏仁、桑白皮、紫菀肃降肺气，甘草补中土益气兼润肺止咳，地骨皮凉血、清泄肺热。全方补肺清肺，兼顾补土生金。

黄芪是此方中非常重要的一味药。使用黄芪有对应的两种经典脉象，一则表现为双寸脉弱，弱到难以摸到的程度。由此符合张锡纯的观点，其认为黄芪能补气兼能升气，可治肺中大气下陷。二则表现为右寸脉浮虚大无力，由此符合李东垣的观点，其认为补中益气汤证的右寸脉明显比左寸脉大。所以笔者认为此两种脉象均可以使用黄芪。

此医案中患者有瘙痒症的表现，同时有肩背疼痛麻木、乏力气短的症状，笔者考虑血痹虚劳；同时患者右寸脉大、双侧脉缓进一步说明有气虚，可用黄芪；加上患者是2015年（乙未年）发病，笔者基本锁定了用乙年紫菀汤，而不是丑未备化汤。用药后效果明显，皮肤瘙痒、肩背痛迅速缓解，随访治愈。

3. 黄连茯苓汤

【组方】

黄连一两　茯苓一两　麦门冬半两（去心）　车前子半两（炒）　通草半两
远志半两（去心，姜汁制，炒）　半夏一分（汤洗去滑）　黄芩一分　甘草一分（炙）

【出处】

黄连茯苓汤出自宋代陈无择《三因极一病证方论》，原文为："凡遇六丙之年，流衍之纪，岁水太过，寒气流行，邪害心火，民病身热烦心，躁悸阴厥，上下中寒，谵妄心痛，甚则腹大，胫肿喘咳，寝汗憎风。为土所复，则反腹满，肠鸣溏泄，食不化，渴而妄冒，甚则神门绝者，死。"此乃《三因司天方》针对六丙年岁运病机特点所设之运气方，主治"心虚为寒冷所中，身热心躁，手足反寒，心腹肿痛，喘咳自汗，甚则大肠便血"。清代龙砂医家缪问强调运气病机"寒盛火郁之会"，方义"专利水清热"，黄连茯苓汤之治少阴君火病机，不言自明。

【医案】

医案一

聂某，女，44岁，2017年9月10日初诊。

主诉：全身风团瘙痒1年余。

现症：2016年（丙申）下半年发病。怕热，足心热，鼻多汗，口苦不喜饮水，偶便秘，偶冬天寒战。舌淡胖苔滑。

诊断：慢性荨麻疹。

处方：黄连茯苓汤。

黄连8g、车前草10g、法半夏10g、甘草6g、黄芩10g、麦冬8g、生姜6g、通草10g、远志10g、茯苓10g、大枣6g。7剂，每日1剂。

2017年9月15日二诊。

现症：全身风团、瘙痒明显减轻，怕热、多汗等有所好转，足心热。

处方：守前方，黄连加量至10g，车前草加量至12g，麦冬加量至10g，黄芩加量至20g。10剂，每日1剂。

2017年9月26日三诊。

现症：全身风团、瘙痒进一步减轻，仅腋窝、臀部偶发皮疹。

处方：守前方不变。10剂，每日1剂。

治愈，未再复诊。

医案二

刘某，女，72岁，2019年1月2日初诊。

主诉：双眼睑红斑2年余，复发1月。

现症：2016年（丙申）发病，口干，多梦，食多饱胀感明显，既往有心动过速史。舌干，紫红胖。右脉浮弦滑大，左尺软。

诊断：眼睑皮炎。

处方：黄连茯苓汤加减。

黄连8g、车前草10g、法半夏10g、甘草6g、黄芩10g、麦冬10g、生姜6g、通草10g、远志10g、茯苓10g、大枣6g。7剂，每日1剂。

2019年1月9日二诊。

现症：红斑明显缓解，口干减轻，睡眠好转。舌暗红胖。脉浮弦滑大。

处方：守前方，去茯苓为茯神10g。7剂，每日1剂。

治愈，未再复诊。

【方药体会】

黄连茯苓汤是最典型的天干方，其功效和应用要从正五行和合化五行的角度理解分析。

天干丙的合化五行为水，而正五行为火，所以丙年病机特点呈现为水火夹杂。黄连茯苓汤中黄连、茯苓共为君药。其中黄连泄丙火，茯苓泄合化之水（因水中杂火，故用赤茯苓）。黄连茯苓汤的设定就是针对水火夹杂的病机状态。该方具有泻火、降心气、利湿化痰的作用。从药物组成来看，黄芩、黄连清热降火，远志交通水火，赤茯苓、车前子、通草能利水，半夏化痰，故黄连茯苓汤的功能是水火共调。很多皮肤病的病机都是火热与水湿夹杂关联，故此方在皮肤科中应用较为广泛。

医案一患者2006丙戌年发病，既有怕热、口苦等心火亢盛状态，又有舌淡胖、不喜饮水之水饮征兆，故用黄连茯苓汤加减，疗效显著。医案二患者亦于2006丙戌年发病，主要症状表现眼睑周围皮肤瘙痒（干支易象认为眼睛属丙火），另外有口干、心动过速症状，表明心中有热，此外兼有多梦、易饱胀等水饮迹象。如此发病部位、发病症状、发病时间均符合水火夹杂之病机，故以黄连茯苓汤治之，疗效显著。

4. 苁蓉牛膝汤

【组方】

肉苁蓉（酒浸） 牛膝（酒浸） 木瓜干 白芍药 熟地黄 当归 甘草（炙）各等分

苁蓉牛膝汤出自宋代陈无择《三因极一病证方论》："治肝虚为燥热所伤，胠胁并小腹痛，肠鸣溏泄，或发热，遍体疮疡，咳嗽肢满，鼻衄。"该方乃《三因司天方》为六丁年"委和之纪，岁木不及，燥乃盛行，民病中清，胠胁小腹痛，肠鸣溏泄。为火所复，则反寒热，疮疡痤痱痈肿，咳而衄"所设运气方。清代龙砂医家缪问释义此方曰："民病胠胁少腹痛，厥阴之络下络少腹，肝虚则阳下陷而为痛。木动则风内攻而为肠鸣鹜溏，是年风燥火热，多阳少阴，不资液以救焚，则熇熇之势，遂成滋蔓，是当藉天一之源，以制其阳焰者也。但肾为肝母，徒益其阴，则木无气以升，遂失春生之性；仅补其阳，则木乏水以溉，保无陨落之忧，故必水火双调，庶合虚则补母之义。"

【医案】

医案一

邹某，男，42岁，2017年6月25日初诊。

主诉：全身风团瘙痒1月。

现症：2017年（丁酉）5月初发病，5月30日明显加重，伴喉梗。怕热，多汗，口渴不喜饮水，疲惫，眠差易醒，嗜辣后轻微溏泄。舌红，苔根黄腻。脉弦软。患者发病至今，每日靠注射地塞米松维持。

诊断：荨麻疹。

处方：苁蓉牛膝汤加减。

肉苁蓉8g、川牛膝10g、木瓜10g、白芍10g、生地黄10g、当归6g、甘草10g、生姜6g、大枣6g、乌梅12g、鹿角霜6g。1剂，每日1剂。

2017年6月26日二诊。

现症：上午全身风团明显，下午减轻，瘙痒可忍受，喉梗消失。舌暗红，苔根黄腻减轻。脉弦略急。

处方：守前方，酌加滑石10g。3剂，每日1剂。

2017年6月30日三诊。

现症：全身风团瘙痒明显减轻，眠差易醒好转。舌红，苔腻，舌前中见裂纹。脉弦速。已停用地塞米松。

处方：守前方，川牛膝加量至12g。5剂，每日1剂。

患者全身风团、瘙痒基本未发，未再复诊。

医案二

蒋某，男，43岁，2017年9月6日初诊。

主诉：全身风团瘙痒2月。

现症：2017年（丁酉）7月中旬发病，胸闷烦躁，手足多汗，失眠，既往便溏，近日便秘，同房后乏力明显。舌紫齿痕，苔白腻。脉弦滑略紧。

诊断：荨麻疹。

处方：苁蓉牛膝汤加减。

肉苁蓉10g、白芍10g、川牛膝10g、大枣6g、当归6g、甘草10g、鹿角霜6g、木瓜10g、生地黄10g、生姜6g、乌梅12g、熟地黄10g。2剂，每日1剂。

2017年9月8日二诊。

现症：全身风团瘙痒明显减轻，胸闷烦躁等好转。舌淡紫，苔白腻。脉弦滑略缓。

处方：守前方，肉苁蓉加量至12g，木瓜加量至12g，牛膝加量至15g，熟地黄加量至15g。10剂，每日1剂。

患者全身风团、瘙痒基本未发，未再复诊。

医案三

沈某，女，41岁，2018年8月25日初诊。

主诉：全身关节疼痛红肿反复10年。

现症：2007年（丁亥）下半年开始发病，偶腿软怕热，1977年（丁巳）出生。

诊断：关节炎。

处方：苁蓉牛膝汤加减。

肉苁蓉8g、白芍10g、川牛膝10g、大枣6g、当归6g、甘草10g、木瓜10g、生姜6g、乌梅10g、鹿角霜10g、熟地黄10g。7剂，每日1剂。

2018年9月5日二诊。

现症：关节疼痛明显好转。自述服用十年中药，从未有如此好的疗效。

处方：守前方，去白芍为赤芍10g。14剂，每日1剂。

续服前方7剂后疼痛消失，患者未再复诊。

【方药体会】

丁壬合而化木，丁年木运不及。丁年苁蓉牛膝汤主要考虑肝虚，除了正补肝还通过滋水涵木补肾又补肝。苁蓉牛膝汤中有四物汤（无川芎），还用了牛膝木瓜（牛膝、木瓜酸温入肝，是正补。庚年金气过旺克木，使用牛膝木瓜汤也是此理）。此外，本方还有肉苁蓉和鹿角，通过滋水涵木。另外，本方还考虑到丁之正五行为阴火，这一病机表现为虚热上浮。肝肾虚亏之后，确实能出现上热下寒，类似乌梅丸证。所以本方用乌梅清退虚火。乌梅丸是用辛味药来补肝，苁蓉牛膝汤是用酸温甘平这种填精益髓的方式来补肝，这是不同的思路。天干方相对容易解释，因为它是五行纯气的原因。

医案一，患者丁年发病，病程不长，发病后一月就诊。患者有明显虚弱的表现：疲惫，脉象弦软而滞；有一定的虚热表现：怕热、多汗、口渴。因此选用苁蓉牛膝汤，以补益肝肾为主。

医案二，患者荨麻疹，丁年发病，发病两月，同医案一也有疲乏的表现，脉象弦滑略紧滞，都有滞，此脉象考虑有一定的阳虚或伴有一定的精血不足。患者有热象：烦躁、爱出汗、偶尔便秘。因此选用了苁蓉牛膝汤。

医案三，患者关节疼痛红肿，此前服用过多位名中医药方，无明显疗效。患者十二年前的丁年发病（丁亥年），出生于丁巳年。患者有腿软、怕热，这是肝肾不足兼有一定的虚热的表现，因此也选用苁蓉牛膝汤，患者复诊自述是服用过最有效的药方。

5. 麦门冬汤

【组方】

麦冬一钱　白芷一钱　半夏一钱　竹叶一钱　钟乳一钱　桑皮一钱　紫菀一钱　人参一钱　甘草五分　姜三片　枣二枚

【出处】

麦门冬汤出自宋代陈无择《三因极一病证方论》："岁火太过，炎暑流行，肺金受邪。民病疟、少气、咳喘、血溢、血泄、注下、嗌燥、耳聋、中热、肩背热。甚则胸中痛，胁支满胁痛，膺背肩胛间痛，两臂内痛，身热骨痛而为浸淫。病反谵妄狂越，咳喘息鸣，下甚，血溢血泄不已。太渊绝者，死不治。"该方乃《三因司天方》针对六戊年岁运病机特点所设之运气方。

【医案】

医案一

王某，男，35岁，2018年12月26日初诊。

主诉：全身瘙痒针刺感20年。

现症：划痕症阳性，1998年（戊寅）冬天首次发病，精神紧张，食辣后瘙痒加重。右关上、寸浮滑，重按细弦。

诊断：慢性荨麻疹。

处方：升明汤。

车前子10 g、法半夏10 g、甘草10 g、青皮8 g、生姜6 g、酸枣仁10 g、檀香5 g、月季花10 g。7剂，每日1剂。

2019年1月3日二诊。

现症：全身瘙痒针刺感同前。发作以躯干、双上肢为主，下肢发作减少，怕热，口干欲饮，睡眠多梦。右寸浮滑，重按细弦。

处方：麦门冬汤。

麦冬45 g、白芷10 g、淡竹叶12 g、党参10 g、法半夏13 g、甘草

5 g、桑白皮 10 g、生姜 6 g、紫菀 10 g、大枣 5 g。7 剂，每日 1 剂。

2019 年 1 月 9 日三诊。

现症：全身瘙痒较前明显好转。

处方：麦门冬汤。

麦冬 50 g、白芷 10 g、淡竹叶 12 g、党参 10 g、法半夏 13 g、甘草 5 g、桑白皮 10 g、生姜 6 g、紫菀 10 g、大枣 5 g。7 剂，每日 1 剂。

随诊明显好转。

医案二

秦某，男，60 岁，2019 年 5 月 21 日就诊。

主诉：躯干四肢反复红斑丘疹斑块伴瘙痒数年。

现症：躯干四诊红斑丘疹、斑块，自觉瘙痒明显；患者 1958 年（戊戌）出生，发病时间不详，2018 年（戊戌）年底加重，不怕冷，不易感冒，无疲倦，口渴欲饮水，睡眠尚可，饮食正常。脉略弦大，右关上、寸明显。既往高血压、痛风病史。

诊断：湿疹。

处方：麦门冬汤加减。

麦冬 25 g、白芷 10 g、淡竹叶 10 g、党参 10 g、紫菀 10 g、法半夏 10 g、甘草 5 g、桑白皮 10 g、生姜 6 g、大枣 6 g。7 剂，每日 1 剂。

2019 年 5 月 28 日二诊。

现症：皮疹瘙痒均较前减轻。

处方：前方基础上加枇杷叶 15 g。7 剂，每日 1 剂。

2019 年 6 月 4 日三诊。

现症：红斑丘疹部分消退，双手干燥鳞屑减轻。左寸脉浮大。

处方：前方基础上麦冬加至 30 g，加连翘 10 g。14 剂，每日 1 剂。

2019 年 6 月 17 日四诊。

现症：双手干燥瘙痒明显减轻。

处方：前方基础上加南沙参 15 g。14 剂，每日 1 剂。

2019 年 7 月 3 日五诊。

现症：皮疹基本消退，双手仍干燥瘙痒，但较前明显减轻；口渴，舌部略有沙砾感。

处方：前方去连翘，加石膏 20 g。14 剂，每日 1 剂。

随访治愈，暂未复诊。

【方药体会】

麦门冬汤是治疗戊年相关疾病的天干方，此方考虑了戊干合化五行的火运过旺，也充分考虑了戊干的正五行为土。所以，此方是治疗"燥土"相关的方，相当于叶天士所说"胃火过旺、胃阴不足"，因此重用麦冬为君药。

戊年为火运太过之年，胃中虚火亢盛，肺金受乘，故用药时考虑到火克金，治疗主要以补肺胃气、泻火为主。麦冬润肺胃又可降火，故大剂量运用为君药，用半夏降胃气且运化水湿防滋腻，人参补肺胃气，竹叶清上焦热，钟乳石温肺降气而不伤阴，桑白皮、紫苑清泄肺火、降气止咳，白芷入阳明，可解胃经邪气，姜、枣、人参、甘草益胃健脾以培土生金。此方虽为火运过旺所设，却并未加入很多苦寒清热药物，如黄连、黄芩等。笔者在使用中发现此方证有一标志性脉象即右关上滑大、连及右寸，可能与其病机"胃中有虚火累及于肺"相关（关上为寸关之间）。此方与甲年附子山萸汤类比，均为根据阳干所拟定的药方，考虑了阳干化气后所受克的五行、阳干正五行，两者思路相近。

医案一中患者胆碱能荨麻疹持续时间长达 20 年，但在笔者临床观察中，很少有患此病如此长时间的病人，大部分年轻男性发病后持续数年可自愈。患者 1998 年（戊寅年）起病，所以选用了寅申升明汤治疗，但疗效不佳。二诊时，患者脉象为右关上、寸浮滑、重按细弦，考虑胃火上炎，结合口干欲饮、怕热等表现，选用麦门冬汤，重用麦冬至 45～50 g，服药后患者症状明显好转。

医案二中患者出生于 1958 年，起病年龄不详，2018 年年底病情加重，其出生时间与加重时间重合，均为戊戌年。发作时患者双手有明显皮疹瘙痒，脉浮大，兼有口干、口渴等症，故用麦门冬汤加减。用药过程中，笔者逐渐把麦冬加量、原方加味，二诊时加枇杷叶降上焦伏火；

三诊时见左寸浮大，考虑为心火上炎，加连翘清泄心火；四诊时加用南沙参（取沙参麦冬汤之意）；五诊时加用石膏降胃火、止渴。获效甚佳。

6. 正阳汤

【组方】

白薇半两　玄参半两　川芎半两　桑白皮半两（炙）　当归半两　芍药半两　旋覆花半两　甘草半两（炙）　生姜半两

【出处】

正阳汤出自宋代陈无择《三因极一病证方论》，原文为："治子午之岁，少阴君火司天，阳明燥金在泉，病者关节禁固，腰痛，气郁热，小便淋，目赤心痛，寒热更作，咳喘。或鼻衄，嗌咽吐饮，发黄疸，喘，甚则连小腹而作寒中，悉主之。"清代龙砂医家缪问释义此方曰："少阴司天之岁，经谓热病生于上，清病生于下，水火寒热，持于气交。民病咳血，溢血，泄，目赤，心痛等症，寒热交争之岁也。夫热为火性，寒属金体，用药之权，当辛温以和其寒，酸苦以泄其热，不致偏寒偏热，斯为得耳。"

【医案】

罗某，女，24岁，2017年7月14日初诊。

主诉：反复全身风团瘙痒9年余。

现症：2008年（戊子）下半年首次发病后服药治愈，2009年（己丑）春天复发至今。四逆，脱发，小便多，不喜饮水，舌淡胖，脉小滑。

诊断：慢性荨麻疹。

处方：正阳汤加减。

白薇10 g、白芍10 g、川芎8 g、当归8 g、甘草10 g、桑白皮10 g、旋覆花10 g、玄参10 g、生姜5 g。7剂，每日1剂。

2017年7月23日二诊。

现症：全身风团、瘙痒明显减轻，3～4天未服西药，喜饮水，余症暂无变化。

处方：守前方，当归减量至5g，生姜减量至3g，酌加紫苏子8g。5剂，每日1剂。

2017年7月28日三诊。

现症：全身风团瘙痒进一步减轻，每天13点左右少许新发。仔细询问患者诉首次发病乃秋分时节。

处方：守前方，去紫苏子，当归加量至8g，生姜加量至5g，酌加荆芥6g、茵陈6g。7剂，每日1剂。

患者全身风团、瘙痒基本未发，未再复诊。

【方药体会】

子午正阳汤，是三因司天方地支方中第一个方。子午为水火纯气，其冲化为少阴君火。此冲化五行包含水火两股气的正冲，涉及肾脏和心脏的病变。《黄帝内经》原文中提及"关节禁固，腰痛"与肾主骨相关；"小便淋，目赤心痛"与心相关；"寒热更作"即水火交替出现。下半部条文出现咳喘、鼻衄是考虑阳明燥金在泉之气。阳明燥金与少阴君火互为司天在泉，表明少阴水火与阳明金木有直接互相引动的作用。此条文涉及的是水火金木的变化。子午，指正南、正北，合于地球纬线，所以其方命名"正阳汤"。卯酉，指正东、正西，合于地球经线，所以其方命名"审平汤"。正阳汤证患者头顶、外阴很容易同时出现皮肤病，这也符合子午的正南正北。

表3　地支四正

巳	午 （四正）	未	申
辰			酉 （四正）
卯 （四正）			戌
寅	丑	子 （四正）	亥

正阳汤的君药为白薇、玄参，其余为臣、使。白薇，苦咸平，能入心，清心经虚火；玄参，咸寒，清肾经伏火，白薇配玄参能清心肾浮火。此方构思奇特，除了白薇、玄参，其余药物均是调金木，此思路在三因司天方中是独有的。川芎、当归、白芍调肝，可以理解为四物汤去地黄；桑白皮、旋覆花调肺。此方水火金木同调，与条文相对应。

此医案患者2008年首次发病，经治疗后未发作，2009年复发。第一次发病的实相点的重要意义远超过复发这个实相点，所以要以第一次发病的时间点为主。此患者有虚热上冲，所以脉小滑伴有脱发。结合发病时间、症状、脉象，考虑予以正阳汤，再结合六部之气予以加减，基本治愈。

7. 审平汤

【组方】

远志一两（去心，姜制炒）　紫檀香一两　天门冬三分（去心）　山茱萸三分　白术半两　白芍药半两　甘草半两（炙）　生姜半两

【出处】

审平汤出自《三因极一病证方论》："治卯酉之岁，阳明司天，少阴在泉，病者中热，面浮鼻衄，小便赤黄，甚则淋，或疡气行，善暴仆，振栗谵妄，寒疟痈肿，便血。"徐春甫《古今医统大全》："审平汤岁金太过不及者用之。卯酉之岁，阳明司天，病者中热面浮，鼻衄，小便黄赤，甚则淋，或疡气，善暴仆，振栗谵妄，寒疟，痈肿便血，宜用此方以平金气，故曰审平。"

【医案】

医案一

韦某，女，48岁，2017年7月23日初诊。

主诉：面部、上肢红斑瘙痒反复数年。

现症：2013年5月19日（乙酉日）运动会，雨后晒太阳，当天下

午即发病，大便每日 2～3 次，平素性格抑郁。舌红苔白腻。脉沉弦大略急。

诊断：日光性皮炎。

处方：审平汤。

远志 6 g、白芍 10 g、白术 10 g、甘草 10 g、山茱萸 10 g、天冬 10 g、檀香 5 g。5 剂，每日 1 剂。

治愈，未复诊。

医案二

黄某，男，48 岁，2017 年 7 月 17 日初诊。

主诉：颈部、上背部肿胀硬化数年。

现症：2011 年（辛卯）发病，盗汗，口苦。舌紫苔白。脉沉滑。

诊断：成人硬肿病。

处方：审平汤。

远志 6 g、白芍 10 g、白术 10 g、丹参 12 g、甘草 10 g、山茱萸 10 g、天冬 10 g、檀香 6 g、车前草 12 g。14 剂，每日 1 剂。

2017 年 7 月 31 日二诊。

现症：颈部、肩上部硬化明显减轻 30%，盗汗消失，口苦减轻。

处方：守前方。14 剂，每日 1 剂。

患者未复诊。

医案三

田某，男，77 岁，2017 年 6 月 8 日初诊。

主诉：全身风团瘙痒反复数年。

现症：每年春天发作，今年（丁酉）4 月份加重，手、腹部严重，怕热，大便每日 2 次，夜晚瘙痒甚。舌暗红。脉弦大而软。

诊断：慢性荨麻疹。

处方：审平汤。

远志 6 g、白芍 10 g、白术 10 g、白薇 10 g、玄参 12 g、甘草 10 g、山茱萸 10 g、天冬 10 g、檀香 6 g。7 剂，每日 1 剂。

2017年6月15日二诊。

现症：风团瘙痒未发作。大便略干，右腰痛，入睡困难。右尺上滑。

处方：守前方，白芍减量至6g，酌加酸枣仁6g。7剂，每日1剂。

治愈，未复诊。

【方药体会】

本方为卯酉阳明燥金运气方，卯酉冲化阳明燥金。卯酉之位属正东正西，二者五行分属木、金，金木交争，二者相克相侮，难趋平衡，而此方的作用关键就在于调节金木之间的平衡，故方名为审平。内经原文中"面浮鼻鼽""痈肿，便血"均为燥金的表现，"善暴仆，振栗谵妄，寒疟"为少阳木气不调。

方中远志一药除安神宁心之外，还可降肺化痰。紫檀为咸寒之品，入肝血，有平肝之功，二者合用可平肝降肺，平调金木。但现今檀香多为白檀，虽有辛燥发散作用，但其并不入肝经，笔者临床多用檀香合石决明以平肝木。天冬入肺经，可加强远志降肺化痰之功。白芍养肝，配伍山茱萸可增强檀香的平肝柔肝功效，合用白术、甘草以健脾运气，亦可助平肝降肺。

同其他运气方，本方运用关键也在于实相点的把握，如医案一患者发病于乙酉之日，且患者平素抑郁，喜晒太阳，每下午发病等特点也符合金木不调之证，少阳郁热兼有阳明里热，结合其脉象沉弦大略急，舌红苔白腻等为佐证，时相点与脉症相符，投以审平汤收治良好。医案二中患者就诊于酉年，加重于卯年，根据其盗汗、口苦等阳明燥热的表现，应用此方患者燥热诸症可见明显缓解，但患者并未表现出明显肝气不调之症，故应用此方诸症可显著减轻，但未治愈。至于医案三患者，其发病时间点具体不详，但其症在2017年4月份明显加重，结合患者平素怕热，舌暗红、脉弦大而软等特点，考虑其为肝气不舒、金木不调之证，综合脉、症、时相点投用审平汤收效良好。

8. 升明汤

【组方】

紫檀香半两　车前子半两（炒）　青皮半两　半夏半两（汤洗）　酸枣仁半两　蔷薇半两　生姜半两　甘草半两（炙）

【出处】

升明汤出自《三因极一病证方论》："治寅申之岁，少阳相火司天，厥阴风木在泉，病者气郁热，血溢目赤，咳逆头痛，胁满呕吐，胸臆不利，聋瞑渴，身重心痛，阳气不藏，疮疡烦躁。"书中亦详细记载了该方用药加减："自大寒至春分，加白薇、玄参各半两；自春分至小满，加丁香一钱；自小满至大暑，加漏芦、升麻、赤芍药各半两；自大暑至秋分，加茯苓半两；自秋分至小雪，依正方；自小雪至大雪，加五味子半两。"

【医案】

医案一

钱某，女，30 岁，2017 年 7 月 3 日二诊。

主诉：肢端丘疹伴瘙痒 13 年。

现症：2004 年（甲申）夏天发作，双足每年夏天发病，既往怕冷，月经推迟，失眠多梦，便溏，口臭，偶纳呆，气短。舌红苔黄腻，右寸关浮弦。一诊曾给予小柴胡汤加减无效。

诊断：湿疹。

处方：升明汤加减。

车前子 10 g、白薇 10 g、赤芍 10 g、地榆 8 g、法半夏 10 g、甘草 10 g、菊花 8 g、漏芦 10 g、木香 3 g、青皮 8 g、生姜 6 g、酸枣仁 10 g、升麻 10 g。7 剂，每日 1 剂。

2017 年 7 月 3 日三诊。

现症：肢端散在丘疹、瘙痒明显减轻，右足内侧少许新发，多梦、口臭减轻，大便正常。

处方：守前方，去白薇、菊花，酌加地骨皮10g、板蓝根10g。7剂，每日1剂。

2017年7月10日四诊。

现症：肢端皮疹、瘙痒进一步减轻，仍有多梦。

处方：守前方，地榆加量至12g，酌加茯神10g。14剂，每日1剂。

皮疹基本消退，瘙痒明显缓解，未再复诊。

医案二

许某，女，68岁，2018年8月22初诊。

主诉：面部、上肢反复潮红、瘙痒2年余。

现症：患者于2016年（丙申）3月首次发病，经治疗后痊愈。2018年3月再次发作，与时间、寒热无关。脉弦大，左尺浮，重按有力。

诊断：过敏性皮炎。

处方：升明汤加减。

车前子10g、法半夏10g、甘草10g、青皮8g、酸枣仁10g、生姜6g、檀香5g、银柴胡10g、紫草10g。7剂，每日1剂。

2018年8月29日二诊。

现症：面部及上肢潮红瘙痒较前明显好转，口干，大便可。脉弦大，重按有力。

处方：守前方，去檀香，酌加玄参15g、木香6g。7剂，每日1剂。

2018年9月6日三诊。

现症：皮疹瘙痒进一步好转。

处方：守前方，酌加桑椹12g。7剂，每日1剂。

患者未再复诊。

【方药体会】

寅申巳亥配五行为木金火水，子午卯酉为水火木金。借助地支图形推算，子午卯酉是四正，它包括水火木金对冲，且两种气难以融合，只是物理变化。而寅申巳亥位于四个转角处，因此称作四隅。四隅的气可通过五行的冲击产生新的物质，类似化学变化：巳亥的对冲是水火对冲，炼液为痰。而寅申金木的对冲会产生一种少阳火，金克木有钻木取火的征象，同时寅木又是火的生发地（寅午戌三合化火局），这都是少阳火产生的原因。

表4　地支四隅

巳 （四隅）	午	未	申 （四隅）
辰			酉
卯			戌
寅 （四隅）	丑	子	亥 （四隅）

　　寅在图中位于左下转角处，处于阳气刚升发的地方，因此此方名曰升明汤。但因其升发不足，金木交争后产生一种郁火，所以需要使用本方调畅。内经条文中谈到民病气郁热，已表达得非常明确：目赤、头疼、呕吐，类似小柴胡汤的表现，胸膈不利、疮疡、烦躁等症状，基本属于少阳郁火的表现。

　　升明汤由紫檀、车前子、青皮、半夏、酸枣仁、蔷薇、生姜、甘草组成，主要功效为调整少阳郁火。紫檀入肝血，潜降肝胆逆气；青皮疏肝；酸枣仁酸能入肝，缓肝气；蔷薇现多用月季花替代，调理肝气；半夏、车前子化痰，且治疗肝气郁结后的水饮。《药性论》关于"车前子"的记载："能去风毒，肝中风热，毒风冲眼目，赤痛障翳，脑痛泪出，去心胸烦热。"《本草经典》也记载了车前子有清肝中风热的作用，能治疗目赤，而这些症状都与少阳郁火有关。

　　升明汤的脉象一般伴有弦象，因为弦滑是少阳郁火的表现。除此之外，笔者发现其脉象还有另一特点是具有垂直脉体的上下跳动感，如同豆脉。豆脉是关中动数，但升明汤的脉象不局限于关中，整个脉律有一种跳动感，如同"跳跳虎"一般，恰巧寅也属虎。有个别患者脉之弦象不明显，但跳动感表现明显。

医案一患者纳呆、口臭，舌红、苔黄腻，脉浮弦，具有典型的小柴胡汤合并水饮的表现，按经方思路，初予以小柴胡汤合当归芍药散，但患者服用后无效，可能与少阳郁火太甚有关。复诊考虑患者于 2004 年（甲申年）发病，考虑少阳相火的年份，直接予升明汤加减。患者有浮热，加用白薇。肢端丘疹伴瘙痒，和疮疡有关，加用漏芦、升麻，这些加减都是原文自带的一些方法。本患者按少阳郁火治疗后，疗效明显，这是属于笔者早期运用三因司天方的医案，当时使用地榆、菊花替蔷薇，此后临床中发现月季花替代蔷薇疗效更佳。

医案二患者面部、上肢反复瘙痒，除了脉弦外，患者几乎无其他症状及表现。但患者有明确的初发病时间（2016 丙申年 3 月），后有好转，但 2018 年 3 月初（客气少阳相火、主气厥阴风木）再次发病，因此予以升明汤，予檀香合用紫草代替紫檀，现在笔者发现用檀香合用石决明代替紫檀疗效更优。

9. 敷和汤

【组方】

半夏半两（汤洗）　枣子半两　五味子半两　枳实半两（麸炒）　茯苓半两　诃子半两（炮去核）　干姜半两（炮）　橘皮半两　甘草半两（炙）

【出处】

敷和汤出自《三因极一病证方论》，原文为："治巳亥之岁，厥阴风木司天，少阳相火在泉，病者中热，而反右胁下寒，耳鸣，泪出，掉眩，燥湿相搏，民病黄瘅浮肿，时作瘟疠。"

【医案】

医案一

张某某，男，10 岁，2017 年 6 月 26 日初诊。

主诉：肩部、下肢丘疹瘙痒数年。

现症：2013 年（癸巳）3 月春天发病，纳呆，心烦，怕冷，冷食便溏。舌淡胖。脉沉弱小滑。

诊断：湿疹。

处方：敷和汤。

法半夏10g、五味子10g、枳实10g、茯苓10g、诃子10g、炮姜5g、陈皮6g、甘草10g、酸枣仁10g、麦冬10g、山药10g。7剂，每日1剂。

治愈，未复诊。

医案二

罗某某，女，17岁，2017年7月10日初诊。

主诉：全身反复风团丘疹瘙痒数年。

现症：2013年（癸巳）夏天发病，晚上热痒，心烦，大便每日3～4次。舌淡胖。脉沉弱小滑。

诊断：慢性荨麻疹。

处方：敷和汤。

法半夏10g、五味子10g、枳实10g、茯苓10g、诃子10g、炮姜3g、陈皮6g、甘草10g、酸枣仁10g、薏苡仁10g、栀子10g。7剂，每日1剂。

治愈，未复诊。

【方药体会】

陈无择所制三因司天方与《黄帝内经》之治法思路一致，但其组方不单纯遵循《黄帝内经》中常规性味、治则，而非常重视天干地支之五行变化。十二地支有正五行，也有冲化五行，敷和汤乃巳亥厥阴风木之运气方，因巳之正五行为火（包含丙火），亥之正五行为水（包含壬水），故二者冲化实际是一种水火凝结之过程。而火灼水饮，炼液为痰，巳亥冲化即有痰热之意，所以《黄帝内经》原文描述"燥湿相搏，民病黄瘅浮肿"。故治疗巳亥厥阴风木并不以镇肝息风为法，而要清热化痰，尤其注重解水火凝结。由此敷和汤所用药物以化痰类为主，如半夏、茯苓、陈皮、枳实、大枣及炮姜等，功在健脾化痰，类似于二陈汤。此外再加以酸泄之品，如五味子、诃子，取其酸性不为收敛，而为泻肝。《黄帝内经》言"木位之主，其泻以酸，其补以辛"，厥阴风木之证加以酸泄之品，可泻肝风，助清化热痰。如此，结合已亥厥阴风木之病机及药方之方义有助于理解敷和汤。

临床运用时，当患者发病时或出生时为厥阴风木之年均可使用敷和汤，在诊疗当下时则应斟酌。笔者总结，敷和汤证患者常有半夏人之特点，脉象当沉弱小滑，也可有舌红、苔薄腻及半夏津液带，故可将体质及舌脉象作为参考。

两个医案中患者均于 2013 年癸巳年发病，症见纳呆、腹泻等症，舌淡胖，脉沉弱小滑，当以敷和汤治之。同时二人均有心烦表现，虽程度可能不同，笔者亦加用酸性之酸枣仁，再以山药、麦冬加强健脾。如此按敷和汤原方之方义加减，服之可有奇效，而万不可随意加减，破坏方义，切记之。

10. 备化汤

【组方】

木瓜干一两　茯神一两（去木）　牛膝三分（酒浸）　附子三分（炮，去皮脐）　熟地黄半两　覆盆子半两　甘草一分　生姜三分

【出处】

备化汤出自宋代陈无择《三因极一病证方论》，原文为："治丑未之岁，太阴湿土司天，太阳寒水在泉，病者关节不利，筋脉拘急，身重萎弱，或温疠盛行，远近咸若，或胸腹满闷，甚则浮肿，寒疟血溢，腰椎痛。"书中亦详细记载了该方用药加减："自大寒至春分，依正方；自春分至小满，去附子，加天麻、防风各半两；自小满至大暑，加泽泻三分；自大暑直至大寒，并依正方。"

【医案】

许某，女，61 岁，2018 年 6 月 20 日初诊。

主诉：全身风团瘙痒 2 年余。

现症：2016 年（丙申）5 月首次发病，长期失眠，易发口腔溃疡、

牙痛及牙齿松动。脉细滑。

诊断：慢性荨麻疹。

处方：黄连茯苓汤加减。

黄连 8 g、车前草 10 g、法半夏 10 g、甘草 6 g、黄芩 10 g、麦冬 10 g、生姜 6 g、通草 10 g、远志 10 g、茯苓 10 g、大枣 6 g。7 剂，每日 1 剂。

2018 年 6 月 27 日二诊。

现症：风团瘙痒基本同前，失眠改善，口腔溃疡及牙痛缓解，诉头昏，腿软，大便稍稀，每日 2 次。脉细滑略滞。患者自述记忆错误，当为 2015 年（乙未）5 月发病。

处方：备化汤加减。

木瓜 10 g、覆盆子 10 g、附片 10 g、炙甘草 8 g、牛膝 10 g、熟地黄 10 g、茯神 15 g、防风 8 g、天麻 8 g。7 剂，每日 1 剂。

2018 年 7 月 5 日三诊。

现症：全身风团、瘙痒明显减轻，失眠、口腔溃疡、牙痛、头昏、腿软等诸症均有缓解。

处方：守前方，附片加量至 25 g，酌加独活 10 g、生姜 15 g。7 剂，每日 1 剂。

患者风团、瘙痒基本未发，未再复诊。

【方药体会】

理解三因司天方地支类方需要考虑地支的正五行、冲化五行、地支藏干。丑未正五行均为土，冲化五行同为太阴湿土。丑藏干己土、癸水、辛金，未藏干己土、乙木、丁火。丑与亥子三会水局，所以丑含水之余气；未与巳午三会火局，所以未是含之余气。因此太阴湿土的病理表现一方面包括丑未相冲之后的土气壅塞，另一方面包括水火交战之后的血溢脉外。《黄帝内经》原文提示，土气壅塞、寒湿内停就出现"身重萎弱""胸腹满闷，甚则浮肿""关节不利"等症。水火交战，火势上攻真阴不足就出现"血溢、腰椎痛"等表现。备化汤与静顺汤均为四土地支的对冲，核心都是湿土，都是水湿、土气壅塞，所以其药物框架基本相同但亦有差别。备化汤用茯神配木瓜，是考虑到丑未对冲带来的水火交战（茯神入心）。静顺汤用白茯苓配木瓜，是考虑到辰戌对冲带来的金木交争（白茯苓入肺）。同理，备化汤用熟地、覆盆子而不用诃子、防风，也是通过滋真阴补充水之不足。因为水火交战、阴精不足的原因，经典的备化汤的脉象除了有阴证的滞脉之外，还有一定的细滑带急。

表5　地支四库及三会局

本例患者初诊自诉2016年5月发病。考虑2016年为丙申年，加上就诊时有失眠、口腔溃疡等火热的表现，故使用黄连茯苓汤。服药后患者的上热症状有所减轻，但是风团瘙痒无明显缓解。而后患者仔细回忆，确定不是2016年5月发病，而是2015年的5月发病，再仔细摸患者的脉，除了有细滑急脉之外，还有一定滞象，表明患者在水火交战的火盛水旺情况下兼有阴证表现。具体表现为腿软、大便稀，故改用备化汤加减，疗效显著。

11. 静顺汤

【组方】

白茯苓一两　木瓜干一两　附子三分（炮，去皮脐）　牛膝三分（酒浸）
防风半两（去叉）　诃子半两（炮，去核）　甘草半两（炙）　干姜半两（炮）

【出处】

静顺汤出自《三因极一病证方论》："治辰戌之岁，太阳司天，太阴在泉，病身热头痛，呕吐，气郁中满，瞀闷少气，足痿，注下赤白，肌腠疮疡，发为痈疽。"书中亦详细记载了该方用药加减："其年自大寒至春分，宜去附子，加枸杞半两；自春分至小满，依前入附子、枸杞；自小满至大暑，去附子、木瓜、干姜，加人参、枸杞、地榆、香白芷、生姜各三分；自大暑至秋分，依正方，加石榴皮半两；自秋分至小雪，依正方；自小雪至大寒，去牛膝，加当归、芍药、阿胶（炒）各三分。"

【医案】

医案一

陈某，男，63岁，2017年7月23日初诊。

主诉：口周红斑、水疱10年余。

现症：2006年（丙戌）上半年开始口周反复发红斑、水疱。2008年加重，现失眠，大便日3～4次，腹胀。脉弦滞略大。

诊断：单纯疱疹。

处方：静顺汤加减。

茯神12g、木瓜10g、附片8g、川牛膝8g、防风6g、诃子6g、炮姜6g、甘草6g、党参10g、地榆10g、白芷10g。5剂，每日1剂。

2017年8月18日二诊。

现症：睡眠变深，失眠明显好转，大便日2～3次，喉中痰多，鼻唇沟红斑干燥。

处方：守前方，茯神加量至20g，川牛膝加量至15g，诃子加量至8g，去党参为人参12g。7剂，每日1剂。

2017年9月1日三诊。

现症：皮疹、失眠等症均有好转。

处方：守前方，诃子加量至10g，去人参、地榆、白芷，酌加枸杞子12g。7剂，每日1剂。

治愈，未再复诊。

医案二

饶某，男，26 岁，2019 年 1 月 24 日初诊。

主诉：右小腿瘀点、瘀斑数年。

现症：2012 年（壬辰）首次发病，当时治愈，2016 年复发至今，3 年来于笔者门诊给予健脾、补肾、凉血等中药处方，时好时坏。饮食可，大便成形。舌红，苔黄腻干。脉弦软滑急，尺部重按无力。

诊断：过敏性紫癜。

处方：静顺汤加减。

茯苓 12 g、川牛膝 15 g、防风 10 g、附片 12 g、木瓜 10 g、炙甘草 6 g、土茯苓 12 g、炮姜 6 g、诃子 6 g、浙贝母 12 g。7 剂，每日 1 剂。

2019 年 1 月 31 日二诊。

现症：大部分瘀点瘀斑消退，小腿可见少许新发皮疹。

处方：守前方，川牛膝加量至 20 g，土茯苓加量至 15 g。14 剂，每日 1 剂。

2019 年 2 月 21 日三诊。

现症：瘀点瘀斑基本消退。

处方：守前方，附片减量至 10 g，去炮姜，加生姜 10 g、厚朴 15 g、木蝴蝶 15 g、白芷 10 g、黄芩 10 g。7 剂，每日 1 剂。

2019 年 3 月 10 日四诊。

现症：瘀点瘀斑完全消失。

处方：守前方，酌加紫苏子 12 g。15 剂，每日 1 剂。

治愈，未再复诊。

【方药体会】

本方为辰戌太阳寒水运气方。统观地支六方，均以调节五行之间的对冲关系而立法，如卯酉审平汤调节金木对冲，巳亥敷和汤以治水火对冲，而辰戌静顺汤则对应着土土对冲。土土对冲不同于其他五行对冲，二土对冲，愈冲愈旺，终致土气壅塞、气郁中满。而从地支藏干角度来看，辰戌分别续接于卯酉之后，受其影响，兼含着木、金之余气，故辰戌对冲夹杂着金木不调之证，由此静顺汤所治为气郁中满，督闷少气等症，同时阳明燥金之气不平，表现为"注下赤白，肌腠疮疡，发为痈疽"，少阳相火之气不平，表现为"头痛，呕吐""足痿"。

六气方中备化汤为丑未相冲，同为调节土土相冲，故两方在用药上诸多相同，君药均为茯苓合木瓜，茯苓甘淡性平，淡渗利湿以健脾利土，木瓜酸温，亦入脾胃。而本方所用为白茯苓，白者入肺，亦可降肺气（备化汤用茯神，因为丑未冲暗含水火对冲），防风配诃子，辛酸配伍可平肝降肺；附子、干姜、甘草辛热温散以除太阳寒水之寒湿；配伍苦酸之牛膝可温开降逆，诸药合用通调气机，以破壅塞。

综上所述，静顺汤既可健脾化湿，也兼散寒通利之功，有淡渗酸温之法，还可调金木交争之余气，而金木交争易生鼓荡，故需静之，而顺者，有顺流而下之意，故方名静顺。且静顺汤的脉象亦有特点，有阳虚之滞象，也可表现出金木交争所致的弦急不平之象。

案一患者，抓住 2016 年（丙戌年）上半年发病这一时相点，其同时伴有失眠，脉弦滞略大急等特点，投以静顺汤方收效甚好。患者兼顾大便不畅，腹胀等症，考虑其脾虚较重，故合用党参增强健脾之力，加白芷以散头面毒邪。案二患者于 2012 年发病，历经 3 年诸法治疗基本痊愈，但 2016 年患者诸症再次复发加重，投以以往治法均无所获，笔者另辟蹊径，根据运气学说，抓住其 2012 年（壬辰）初发这一时相点，结合其脉弦大软滑急，而尺部无力等特点，考虑其符合辰戌太阳寒水之证，且其内兼有气机不平，脉、症、时相符，直接投用静顺汤以治，疗效甚好，患者症状迅速缓解，治愈未发，实叹运气治法之妙。

第五章 温病方

1. 宣痹汤

【组方】

防己三钱　杏仁三钱　滑石三钱　薏苡仁五钱　连翘三钱　山栀三钱
半夏三钱　蚕沙三钱　赤小豆皮三钱

【出处】

宣痹汤出自吴鞠通《温病条辨》："湿聚热蒸，蕴于经络，寒战热炽，骨骱烦疼，舌色灰滞，面目痿黄，病名湿痹，宣痹汤主之。"组方意旨："此条以舌灰目黄，知其为湿中生热；寒战热炽，知其在经络；骨骱疼痛，知其为痹证。若泛用治湿之药，而不知循经入络，则罔效矣。故以防己急走经络之湿，杏仁开肺气之先，连翘清气分之湿热，赤豆清血分之湿热，滑石利窍而清热中之湿，山栀肃肺而泻湿中之热，薏苡淡渗而主挛痹，半夏辛平而主寒热，蚕沙化浊道中清气。"

【医案】

贺某，男，2.1岁，2016年4月20日初诊。

主诉：全身反复风团瘙痒1月。

现症：面部黄白，眼周青筋，唇淡红，纳呆，手心热，眠差，易惊醒，大便调，易感冒，鼻涕多，多汗。舌淡暗，苔少。

诊断：荨麻疹。

处方：一诊至三诊给予八珍汤加减，均无明显效果。

2016年5月12日四诊。

现症：诸症同前，舌淡暗胖。

处方：宣痹汤加减。

苦杏仁 8g、蚕沙 8g、防己 8g、寒水石 12g、滑石 10g、黄柏 10g、金银花 10g、连翘 10g、神曲 6g、苍术 5g。4剂，日1剂。

2016年5月16日五诊。

现症：全身风团瘙痒明显减轻，食纳好转，手足心热严重，见风门浮红。

处方：守前方，酌加薏苡仁 10g。7剂，日1剂。

2016年5月24日六诊。

现症：全身风团瘙痒进一步减轻，每日痒8～9次，时间明显减少，现口臭，喜趴着睡，偶难入睡，尿黄。舌淡暗苔少。

处方：守前方，去薏苡仁，加萆薢 8g、白鲜皮 12g。7剂，日1剂。

随访治愈，未复诊。

【方药体会】

《温病条辨》共载有数首宣痹汤，而唯此处之宣痹汤最为有名。此方出自中焦篇，但实际所治不只局限在中焦。方中防己、连翘、杏仁、滑石偏于达表，苡仁、半夏、赤小豆偏于入里，蚕沙则表里兼顾。再看连翘与赤小豆配伍，取法于麻黄连翘赤小豆汤，又有杏仁、苡仁、滑石，则类似三仁汤，故此方总体解表兼达中上焦。而因书中另有上焦宣痹汤一方，故此方仅简略命名为"宣痹汤"。

此医案中患者有明显虚弱表现，可见纳呆、易外感、舌淡暗、苔少，先予八珍汤后未见明显改善。笔者仔细分析，因其手心热，考虑有瘀热在里，又有眠差易惊醒、多汗，结合舌象，考虑为水饮化热之痰热表现，而反复感冒、清涕多，存在表邪未解，综合辨证为风邪夹湿热证，予以宣痹汤后皮疹明显减轻，食纳改善，多次复诊均在此方基础上加减，最终愈之。此人实为虚实夹杂，若仅着眼虚证投以八珍汤，则症状不可缓解，另予祛湿解表之宣痹汤乃愈。故笔者认为，临证时若遇患者症状复杂多样，则应条分缕析，仔细辨之。

2. 甘露消毒丹

【组方】

滑石十五两　黄芩十两　茵陈十一两　藿香四两　连翘四两　白蔻仁四两

薄荷四两　射干四两　石菖蒲六两　木通五两　川贝母五两

【出处】

甘露消毒丹出自《医效秘传》："癸丑太阴湿土气化运行，后天太阳寒水，湿寒合德，挟中运之火，流行气交，阳光不治，疫气乃行。故凡人之脾胃虚者，乃应其厉气，邪从口鼻皮毛而入。病从湿化者，发热目黄，胸满，丹疹，泄泻。当察其舌色，或淡白，或舌心干焦者，湿邪犹在气分，甘露消毒丹治之。"《温热经纬》中王士雄谓之"治湿温时疫之主方也"。赵绍琴《温病浅谈》：其用于"湿热并重：为温病从初感之后，逐渐转化而热邪明显加重，即湿与热俱盛阶段，可用化湿清热，解毒利咽"。

【医案】

陈某，女，28 岁，2016 年 5 月 10 日初诊。

主诉：面部散在粉刺红疹数月。

现症：面色暗油腻，表情略呆滞，手足心热，口苦，不喜饮水，脾气好。脉软滑。

诊断：痤疮。

处方：甘露消毒丹。

豆蔻 6g、藿香 6g、茵陈 10g、滑石 15g、甘草 5g、通草 10g、黄芩 10g、连翘 10g、浙贝母 10g、射干 10g、薄荷 10g。7 剂，日 1 剂。

2016 年 5 月 16 日二诊。

现症：面部丘疹明显减少。口苦减轻，手足心热，面热少汗，少尿。舌红。脉沉弱小滑。

处方：守方同前，酌加生地黄 12g。6 剂，日 1 剂。

2016 年 5 月 25 日三诊。

现症：面部散在粉刺红疹。面色黄暗，小便少。舌红。脉软弱。

处方：守前方，去生地黄，酌加芦根 30 g，冬瓜子 10 g。7 剂，日 1 剂。

2016 年 6 月 8 日四诊。

现症：痤疮皮疹基本消退，随访治愈。

【方药体会】

甘露消毒丹实为一独特药方，其组方思路与一般温病方不相一致，用药上亦有差异，值得医家反复琢磨。此方主治中上焦湿热证，且有湿热上蒙清窍之表现，温病学派称之为"机窍不利"。此时并不需解太阳表证而需要开窍。其蒙蔽清窍，即如同腠理被蒙一般。

《素问·皮部论篇》中，从中医解剖层面对"表"有一定描述及理解。常说之"表"大多指"皮毛"。而皮毛包括人体之毛发，每一毛发根部均包含在一独立的毛囊单位内，可称为"毛窍"，而毛窍相当于中医之"腠理"纹络的节点。意即人体一身卫外之所乃皮毛为一整体，其中存在纹理沟壑及纹理之节点机窍统称为腠理。皮毛言其形质，腠理言其结构，二者概念不同，但相互配合，皮毛受邪不见得腠理受邪，而腠理受邪、机窍被伤后，邪气更易入里至于其下之络脉。

此方所治湿热凝结，应与腠理相关，故可有原文提及之"发热目黄""丹疹"等在表之症，此外亦有某些在里之湿热症状，如胸满、泄泻等。此时湿热犹在气分，故此方无治血分之药，亦不需用类似上文宣痹汤中防己、杏仁等达表力量较强之药。方中滑石剂量最大，功在利湿达表，且可开窍，诸多古代本草书籍均记载滑石可利九窍，但其解表作用与常见解表药有一定区别。此外，亦有黄芩、茵陈、藿香、连翘清利湿热，射干清热祛痰，菖蒲、木通、川贝化痰通络开窍，而白豆蔻、薄荷虽不属真正解表药，但其味辛香，可使表气和畅，亦有解表之效，如此即为甘露消毒丹遣方用药之奥妙。笔者临证观察，此方证患者因有在腠理机窍之湿热，故脸部可显油光华亮，且其整体神态浑浑噩噩，清爽不在，实为湿热郁闭、上蒙清窍之象。

此医案患者诊断为痤疮，即有上述面部油腻之表现，亦有手足心热、口苦、不喜饮水、脾气好、脉软滑，即可考虑以甘露消毒丹治之。而若其人脾气暴躁易怒、脉弦滑有力，此时则不可用甘露消毒丹，而考虑应用龙胆泻肝汤，如此审察内外，因症施治，才可有显著疗效。

3. 三仁汤

【组方】

飞滑石_{六钱}　生薏仁_{六钱}　杏仁_{五钱}　半夏_{五钱}　白通草_{二钱}　白蔻仁_{二钱}　竹叶_{二钱}　厚朴_{二钱}

【出处】

三仁汤出自吴鞠通《温病条辨》："头痛恶寒，身重疼痛，舌白不渴，脉弦细而濡，面色淡黄，胸闷不饥，午后身热，状若阴虚，病难速已，名曰湿温。汗之则神昏耳聋，甚则目瞑不欲言，下之则洞泄，润之则病深不解。长夏深秋冬日同法，三仁汤主之。"此方"清开上焦肺气，盖肺主一身之气，气化则湿亦化也。"秦伯未《谦斋医学讲稿》："一般以三仁汤为湿温证的通用方。杏仁辛宣肺气以开其上，蔻仁、厚朴、半夏苦辛温通以降其中，苡仁、通草、滑石淡渗湿热以利下。"

【医案】

代某，女，46岁，2015年8月11日初诊。

主诉：全身反复风团瘙痒数年。

现症：头蒙，多汗，皮肤干燥，脱发，白天嗜睡，夜寐差，小便多，舌淡暗，苔白腻。

诊断：荨麻疹。

处方：三仁汤加减。

杏仁10g、白豆蔻6g、滑石10g、茯苓10g、泽泻10g、猪苓10g、白术12g、白鲜皮10g、藿香10g。7剂，日1剂。

2015年8月24日二诊。

现症：臀部、大腿内侧偶发风团，总体减轻。舌红苔少。弦滑。

处方：守前方，酌加通草 6 g。14 剂，日 1 剂。

2015 年 9 月 10 日三诊。

现症：全身风团瘙痒明显减轻，脱发、睡眠均好转。

处方：守前方，减白术至 6 g，加苍术 6 g。7 剂，日 1 剂。

随访治愈，未复诊。

【方药体会】

此方药物均为轻清之品，如竹叶、滑石、薏仁、蔻仁、通草之类，既可宣畅上焦气机，也可清利中焦，对于一些湿邪所致的皮肤病轻症疗效较佳，甚至可用治疗湿邪蒙蔽清窍所致的中风之证。但整方的清透之力稍弱，对于一些顽固久结之证需临证合方以用。如本案患者，其表现有明显的湿邪，湿邪上泛，蒙蔽清窍，故见脱发、头昏蒙、嗜睡、眠差等症，加上小便多，考虑其除湿邪阻滞之外，还夹杂水饮之证，故以三仁汤合五苓散加减治疗，收效良好。

4. 清营汤

【组方】

犀角三钱　生地五钱　玄参三钱　竹叶心一钱　麦冬三钱　丹参二钱
黄连一钱五分　银花三钱　连翘二钱

【出处】

清营汤出自吴鞠通《温病条辨》："脉虚夜寐不安，烦渴舌赤，时有谵语，目常开不闭，或喜闭不开，暑入手厥阴也。手厥阴暑温，清营汤主之。"《成方便读》："方中犀角、黄连，皆入心而清火，犀角有轻灵之性，能解夫疫毒，黄连具苦降之质，可燥乎湿邪，二味为治温之正药；热犯心包，营阴受灼，故以生地、元参滋肾水，麦冬养肺金，而以丹参领之入心，皆得遂其增液救焚之助；连翘、银花、竹叶三味，皆能内彻于心，外通于表，辛凉轻解，自可神安热退，邪不自留耳。"

【医案】

聂某某，男，75岁，2016年6月12日初诊。

主诉：全身风团瘙痒数月。

现症：入夜瘙痒明显，余无所苦。舌红绛。脉细滑略躁数。

诊断：荨麻疹。

处方：清营汤加减。

水牛角30g、丹参10g、淡竹叶10g、金银花10g、麦冬10g、牡丹皮10g、玄参10g、茜草20g。7剂，日1剂。

2016年6月19日二诊。

现症：风团瘙痒明显减轻。舌绛红。

处方：清营汤加减。

水牛角浓缩粉60g、淡竹叶10g、金银花10g、玄参10g、牡丹10g、麦冬10g、丹参10g、茜草20g、苦参10g。5剂，日1剂。

2016年6月24日三诊。

现症：全身风团瘙痒进一步减轻，前半夜明显。

处方：前方基础上加黄连6g、黄芩12g。6剂，日1剂。

2016年6月30日四诊。

现症：风团瘙痒进一步减轻。舌紫暗红。

处方：前方基础上加桂枝6g。7剂，日1剂。

随访治愈，未复诊。

【方药体会】

本方为皮肤科常用方剂，其辨证要点主要有以下4条：

1. 患者主要表现为入夜瘙痒，且瘙痒遇热加重。如患者上床入睡后，因热瘙痒致醒，更能强烈提示热入营血证。

2. 舌绛红。绛红舌是一种深红舌，接近紫红。绛红舌，唾液偏黏而不是清晰水滑是营分热的标志。

3. 其脉象指下多带有躁动不安感，不仅仅是数或滑数，是由于热邪鼓动所致的一种躁动不宁。

4. 面部深红或紫红。清营汤的患者面部可以长期泛红，除了自觉发热没有瘙痒等症状。红色难以消退，但是并不伴有毛细血管扩张。

总之，结合舌脉色症，临床可使用清营汤，尤其以舌脉为辨证要点，直接辨别其是否有热入营血。

5. 三甲散

【组方】

鳖甲一钱　龟甲一钱　穿山甲五分　蝉蜕五分　牡蛎五分　䗪虫三个白芍七分　当归五分　甘草三分

【出处】

三甲散出自吴又可《温疫论》："客邪交固于血脉，主客交浑，最难得解，久而愈痼，治法当乘其大肉未消、真元未散，急用三甲散，多有得生者。更附加减法，随其平素而调之。"三甲散一方，吴氏以治主客交浑，向体羸弱，精其枯涸，营血衰少，感受疫邪，不能托邪外达，以致深入厥阴血络。方中鳖甲、山甲，咸寒入血，一柔肝退蒸，搜风通络，一宣通藏府，贯彻经络；龟甲、牡蛎咸寒入肾，滋阴泄热，育阴潜阳；蝉衣、僵蚕，一咸寒入肺，透邪外达而除风热，一咸寒微温，入肝肾而熄风痰；䗪虫咸寒，破瘀血而疗癥结。

【医案】

杨某，男，59岁，2016年4月19日初诊。

主诉：左侧腹部红斑水疱伴疼痛1月。

现症：左腹部红斑水疱消退，仍刺痛。脉弦长略大。

诊断：带状疱疹后遗症。

处方：一诊至七诊均予以大黄附子汤加减，服用期间该患者左腹疼痛稍减轻，但仍时有反复，顽症未尽除。

2016年6月30日八诊。

现症：左腹部阵发性刺痛。尺脉滑数。

处方：三甲散合大黄附子汤加减。

僵蚕 10 g、土鳖虫 8 g、牡蛎 20 g、附片 5 g、桃仁 8 g、细辛 5 g、莪术 10 g、炙甘草 10 g。5 剂，日 1 剂。

2016 年 7 月 5 日九诊。

现症：左腹部疼痛明显减轻。舌淡胖。双尺脉小滑。

处方：守前方，去牡蛎、附片，酌加苍术 10 g。7 剂，日 1 剂。

2016 年 7 月 12 日十诊。

现症：疼痛进一步减轻。

处方：仍予前方，酌加酒大黄 6 g。7 剂，日 1 剂。

随访治愈，未再复诊。

【方药体会】

三甲散属于温病后期治疗的一个药方，出自《瘟疫论》。主治热毒瘀滞血分，正气亏虚，不能脱毒外出。本方以三甲为君咸寒清血分瘀热；蝉蜕、僵蚕法于升降散透邪外出，䗪虫、白芍、当归养血活血而不伤正共为臣；牡蛎咸寒入血有养阴、解毒之效为佐；甘草调和诸药为使。全方活血之力稍弱，如瘀血较重可加用水蛭、蒲黄、桃仁、红花等药物。

本案例是一个带状疱疹后遗症的患者。现在大多医家认为带状疱疹后遗症是有血瘀证，而笔者通过临床观察发现带状疱疹后遗症首先是热毒未尽，部分患者伴有气血不足、肝肾亏虚，部分患者伴有血瘀。临床单用活血化瘀法治疗往往疗效欠佳。三甲散适合带状疱疹后遗症伴血瘀证患者。本患者腹部皮疹消退后疼痛依旧，尺脉小滑伴躁数，这都是热毒未净的表现，初始予以大黄附子汤，附子提升阳气，大黄解火毒，患者稍有好转，但未兼顾患者体内余毒，故疗效不佳，后加用三甲散后疗效明显。

6. 昌阳泻心汤

【组方】

石菖蒲一钱　酒黄芩一钱　制半夏一钱　川连六分　苏叶四分　制厚朴八分　鲜竹茹二钱　枇杷叶二钱　芦根一两

【出处】

昌阳泻心汤出自王士雄《霍乱论》："治霍乱后，胸前痞塞，汤水碍下，或渴，或呃。"王孟英云："此泻心汤证也，何必另立方治。以暑热秽浊之邪，与伤寒不同，故无泻心皆由园柄方凿之格，漫为引用，岂徒无益已哉。兹以菖蒲为君，辛香不燥，一名昌阳者，谓能扫除浊邪，而昌发清阳之气也，和诸药以为剂，共奏蠲痰泄热、展气通津之绩，已历验不爽矣。"近代何廉臣"此方除痰泄热，宣气通津。专治暑秽夹痰，酿成霍乱，胸痞心烦，身患谵语，或渴或呕，或吐酸吐苦，汤下碍下，小便涩秘等症"。

【医案】

医案一

阳某，女，25 岁，2017 年 1 月 24 日初诊。

主诉：面部散在红斑伴瘙痒数月。

现症：怕冷。舌淡红，苔黄腻。脉滑数。

诊断：面部皮炎。

处方：昌阳泻心汤加减。

石菖蒲 10 g、法半夏 10 g、厚朴 10 g、黄连 8 g、黄芩 12 g、竹茹 10 g、紫苏叶 10 g、枇杷叶 20 g、芦根 30 g。7 剂，日 1 剂。

2017 年 1 月 31 日二诊。

现症：皮疹瘙痒消失。

处方：守前方，减枇杷叶剂量为 15 g，减芦根剂量为 20 g。7 剂，日 1 剂。

随访治愈。

医案二

肖某，女，37 岁，2017 年 3 月 8 日初诊。

主诉：面部散在红斑丘疹数年。

现症：怕冷，面热，晨起有痰，烦躁偶胸闷，脱发，便溏，多梦。

诊断：玫瑰痤疮。

处方：昌阳泻心汤加减。

石菖蒲 10g、法半夏 12g、甘草 10g、厚朴 10g、黄连 8g、黄芩 12g、芦根 30g、竹茹 10g、紫苏叶 10g、枇杷叶 12g、干姜 6g。7 剂，日 1 剂。

2017 年 3 月 15 日二诊。

现症：上诉症状未见明显改善。

处方：前方合桂枝茯苓丸加减，具体方药如下：

石菖蒲 10g、炒白术 12g、赤芍 10g、法半夏 10g、桂枝 6g、黄柏 10g、芦根 15g、牡丹皮 12g、紫苏子 20g、茯苓 10g、桃仁 10g。7 剂，日 1 剂。

2017 年 3 月 22 日三诊。

现症：面红热减轻，现有便溏。

处方：守前方，加用莲子 20g、改法半夏量为 12g。7 剂，日 1 剂。随访好转。

【方药体会】

昌阳泻心汤是由半夏泻心汤化裁而来，去掉温补之性的干姜、人参、大枣，加用芳香醒脾行气燥湿的石菖蒲、芦根、厚朴、竹茹及宣降肺气的紫苏叶、枇杷叶。适用于湿热之邪壅滞于上中二焦；湿热之邪结于中焦脾胃，以致脾胃运化功能失司，故以半夏、黄芩、黄连、石菖蒲、芦根、厚朴、竹茹辛开苦降除其痞满；上焦不通以紫苏叶、枇杷叶升降为用恢复肺的宣发、肃降功能，另外紫苏叶兼有一定的解表功能，皮肤科常将其代替麻黄。故昌阳泻心汤解表力量较半夏泻心汤更强，治疗力量更强，在皮肤科应用更广泛。

医案一：患者发病于面部伴有明显的瘙痒，舌淡红、苔腻，脉滑数。考虑是一个风湿热或风痰热夹杂。用了昌阳泻心汤后，患者瘙痒感很快消失，治疗结束。

医案二：患者便溏、多梦、烦躁，痰热，全身湿热蕴结更明显，无明显瘙痒，所以表证不明显，用了昌阳泻心汤效果不明显，就在原方上做了加减，加了桃仁、牡丹皮，把紫苏叶换成紫苏子，用活血化痰之法后，症状减轻。（面部瘙痒和表证有关，如果只是热和皮疹表现，就要考虑痰热瘀结凝滞，所以要在原方上做加减。）

7. 椒梅汤

【组方】

黄连二钱　黄芩二钱　干姜二钱　白芍三钱　川椒三钱　乌梅三钱　人参二钱　枳实一钱五分　半夏二钱

【出处】

椒梅汤见于《温病条辨》："暑邪深入厥阴，舌灰，消渴，心下板实，呕恶吐蛔，寒热，下利血水，甚至声音不出，上下格拒者，椒梅汤主之。""此土败木乘，正虚邪炽，最危之候，故以酸苦泄热，辅正驱邪立法，据理制方，冀其转关耳。"龚廷贤《万病回春》中亦载有椒梅汤一方："心痛胃口有虫作痛者，时痛时止，面白唇红是也。"

【医案】

叶某，男，84 岁，2016 年 7 月 21 日初诊。

主诉：带状疱疹后遗神经痛数月。

现症：怕热，绞痛。舌紫红。脉弦大滑。

诊断：带状疱疹。

处方：椒梅汤加减

花椒 12 g、黄连 12 g、乌梅 30 g、吴茱萸 10 g。7 剂，日 1 剂。

2016 年 7 月 28 日二诊。

现症：疼痛明显缓解。脉弦大滑。

处方：守前方，乌梅增至 35 g，吴茱萸增至 12 g。7 剂，日 1 剂。

2016 年 8 月 4 日三诊。

现症：疼痛进一步减轻。

处方：续用上方，酌加白芍 15 g。7 剂，日 1 剂。

2016 年 8 月 11 日四诊。

现症：疼痛剩余 10%。舌紫红。脉弦大滑。

处方：谨守前方，增加白芍用量至 20 g，余药剂量不变。7 剂，日 1 剂。

随访治愈。

【方药体会】

椒梅汤出自吴鞠通《温病条辨》，化裁于半夏泻心汤和乌梅丸。前文已介绍过半夏泻心汤被胡冯体系列在厥阴篇，和厥阴篇正方乌梅丸有相似之处，辨证均有寒热错杂，但半夏泻心汤寒热相对尺度小，而乌梅丸寒热相对尺度大。从《温病条辨》椒梅汤可看出乌梅丸和半夏泻心汤可结合使用，但椒梅汤无乌梅丸那种大尺度的寒热错杂，因此去掉附片、细辛、桂枝、当归，而以半夏泻心汤为核心，主要针对胃肠部位，用黄连、黄芩、干姜、党参、半夏调节胃肠寒热错杂，又用四逆散中的白芍、枳实调肝柔肝，取乌梅丸中乌梅、川椒（肝苦急食酸以泻之、以辛散之）。椒梅汤用药有辛、酸、苦、寒，如果患者无中焦脾胃虚寒症状，则不用干姜、人参、半夏。乌梅用于泻肝，此外吴茱萸也有泻肝、暖肝的作用，还有一定健脾、温脾的作用，在《千金要方》中乌梅、吴茱萸常同用，此处可供加减参考。

该带状疱疹患者的脉弦大滑，怕热绞痛明显，带状疱疹多与肝胆湿热有关，当湿邪不重、热邪残留、肝气肝热郁结时，就可以选择该药方。用黄连清热、乌梅配吴茱萸泻肝，寒热并用，有《千金要方》之意，而且可防止乌梅、黄连过于酸敛，花椒有温中下气的作用，能够加强止痛。因此，患者使用该药方后获得较好疗效。

8. 上焦宣痹汤+潜阳封髓丹

（1）上焦宣痹汤

【组方】

枇杷叶二钱　郁金一钱五分　射干一钱　白通草一钱　香豆豉一钱五分

【出处】

（上焦）宣痹汤出自《温病条辨》："四六、太阴湿温，气分痹郁而哕者（俗名为呃），宣痹汤主之。上焦清阳膹郁，亦能致哕，治法故以轻宣肺痹为主。"原书中它本为宣痹汤，因《温病条辨》第65条有一首组成和功用不同的宣痹汤，出至中焦篇，46条宣痹汤为上焦篇，为了区分所以叫上焦宣痹汤。

（2）潜阳封髓丹

潜阳封髓丹来自两个方"潜阳丹"和"封髓丹"。潜阳丹出至郑钦安《医理真传》封髓丹前书中亦有记录，但最早出至元代许国祯编纂《御药院方》。

① 潜阳丹

【组方】

西砂一两　附子八钱　龟板二钱　甘草五钱

【出处】

潜阳丹出自郑钦安《医理真传》："问曰：头面忽浮肿，色青白，身重欲寐，一闭目觉身飘扬无依者，何故？答曰：此少阴之真气发于上也。原由君火之弱，不能镇纳群阴，以致阴气上腾，蔽塞太空，而为浮肿。所以面现青黑，阴气太盛，逼出元阳，故闭目觉飘扬无依。此际一点真阳，为群阴阻塞，不能归根，若欲归根，必须荡尽群阴，乾刚复振。况身重欲寐，少阴之真面目尽露，法宜潜阳，方用潜阳丹。"

② 封髓丹

【组方】

黄柏三两　缩砂仁一两半　甘草二两

【出处】

封髓丹出自《御药院方》："封髓丹：降心火，益肾水。"郑钦安《医理真传》："夫黄柏味苦入心，禀天冬寒水之气而入肾，色黄而入脾，脾也者，调和水火之枢也，独此一味，三才之义已具。况西砂辛温，能纳五脏之气而归肾，甘草调和上下，又能伏火，真火伏藏，则人身之根蒂永固，故曰封髓。吴佩衡先生在临床上把这两个方剂结合起来使用，使潜阳丹和封髓丹的临床应用得到了飞跃的发展，一个降虚火、一个温肾阳的功效同时发挥了作用，取名潜阳封髓丹。"

【医案】

曹某，女，26 岁，2015 年 11 月 22 日初诊。

主诉：面部散在丘疹数月。

现症：咽干痛，饮水多，纳可，便秘，睡眠可，无心烦。此月月经两次，痛经严重，呕吐腰疼，手心多汗，冬天足冷，易感冒。舌红胖干。双脉关上尺滑，左寸浮细滑，左尺弦大。

诊断：痤疮。

处方：上焦宣痹汤合潜阳封髓丹加减。

枇杷叶 18g、郁金 10g、射干 6g、通草 6g、淡豆豉 10g、附片 9g、砂仁 6g、黄柏 12g。7 剂，日 1 剂。

2015 年 12 月 3 日二诊。

现症：面部散在红丘疹减轻；未感冒，咽仍干痛，便秘。舌红苔白腻。右关寸浮滑，左尺弦滑。

处方：守前方加减；枇杷叶 18g、郁金 10g、射干 6g、通草 6g、淡豆豉 10g、泽泻 20g、黄柏 12g、黄芩 10g、砂仁 6g。4 剂，日 1 剂。

2015 年 12 月 7 日三诊。

现症：面部散在红丘疹明显减轻；咽干痛。

处方：继守上方加减：枇杷叶 24g、郁金 10g、射干 6g、通草 6g、淡豆豉 10g、泽泻 20g、桑白皮 10、地骨皮 10g、砂仁 6g。7 剂，日 1 剂。

随访好转。

【方药体会】

笔者前文已提到上、中、下三焦均有宣痹汤，此方为上焦宣痹汤，它的主要功效为开上焦郁气。方中豆豉、枇杷叶能走上焦，其中枇杷叶还有一定的宣发降气的作用。此方还用到导赤散中的通草，通草为清宣之品，与木通有所不同，木通更偏走经络。此外，方中射干化痰，郁金化气。整个药方选用药物偏辛、淡、散、略苦寒。上焦宣痹汤治疗慢性咽炎、呃逆的临床疗效较好，笔者常用此方治疗头面部的皮肤病。

潜阳封髓丹来自郑钦安先生的组方，除用经典的附片温阳外，还用龟板潜阳，砂仁（缩砂仁）潜纳五脏之气，黄柏降肾经浮火，加少量甘草。将潜阳丹和封髓丹放在一起，组成潜阳封髓丹，即温潜法。

笔者临床中使用上焦宣痹汤合潜阳封髓丹治疗多例皮肤病。此合方脉象有以下经典的特点：双寸、关上有浮滑之象，尺部弦细或弦大，尺部重按偏弱，即上盛下虚。李世懋先生有很多对此脉象的描述，他认为可选用大补阴丸、知柏地黄丸加用清上热的药物，如蝉蜕、菊花等。但笔者更多使用成方，将上焦宣痹汤和潜阳封髓丹合用。

此医案病患为痤疮，脉象及症状十分典型。咽干痛，舌红胖，脉象寸关浮滑，提示有上热；容易腰疼，易疲惫，冬天脚凉，容易感冒，尺脉弦大提示有下虚。类似的患者，如果单纯用潜阳封髓丹也有效，但是疗效较慢，并且剂量需要得当，否则容易出现虚火。此患者主要用上焦宣痹汤合潜阳封髓丹后患者的痤疮明显好转。痤疮存在寒热错杂证，部分患者可出现上热下寒，此时用这种治法疗效好。但亦有部分痤疮为阴火，用此法疗效不佳，可选用补中益气汤系列的药方，这需要注意辨证准确。

9. 叶天士风湿热方

【组方】

杏仁　连翘　滑石　寒水石　银花　蚕沙　黄柏　防己

【出处】

叶天士风湿热方出自《临证指南医案》："陈，脉左数实，血络有热，暑风湿气外加，遂发疹块，壅肿瘙痒，是属暑疡。杏仁、连翘、滑石、寒水石、银花、晚蚕沙、黄柏、防己。"《叶天士用经方》"方证解析：本案证见皮肤疹块，壅肿瘙痒。脉左数实。由暑夹风湿内郁外搏，血络郁热而发，方用防己、杏仁、滑石、晚蚕沙，为变通木防己汤法，清宣经络风湿热邪；加寒水石合滑石，为桂苓甘露饮法，清泻三焦暑湿；另加银花、连翘清热败毒，兼以疏透风热达外；加黄柏清热燥湿"。

【医案】

吴某，女，2018 年 6 月 20 日初诊。

主诉：全身瘙痒划痕数月。

现症：大便黏，日 1 次，口臭。舌绛红润。脉沉软紧小滑。

诊断：人工荨麻疹。

处方：麻黄杏仁薏苡甘草汤加减。

麻黄 5 g、苦杏仁 6 g、薏苡仁 25 g、甘草 5 g、海桐皮 10 g、海风藤 10 g、白鲜皮 10 g。7 剂，日 1 剂。

2018 年 7 月 9 日二诊。

现症：全身风团瘙痒同前。

诊断：人工荨麻疹。

处方：叶天士风湿热方加减。

苦杏仁 8 g、连翘 10 g、滑石 10 g、寒水石 10 g、蚕沙 8 g、防己 8 g、金银花 10 g、黄柏 10 g、神曲 6 g、苍术 6 g、粉萆薢 10 g、白鲜皮 10 g。7 剂，日 1 剂。

三诊 2018 年 7 月 23 日：

现症：风团瘙痒明显减轻；大便黏减轻，口臭。舌红苔薄腻。脉沉软。

诊断：人工荨麻疹。

处方：前方加薏苡仁 12 g，余同前方，14 剂，日 1 剂。

随访治愈。

【方药体会】

风湿热方，出自叶天士《临证指南医案》的一篇医案，此方本无名

中医经典名方诊疗皮肤病实录

称，风湿热方为笔者根据功效自拟。

叶天士善用经方，风湿热方为经方防己汤的加减变方。经方防己汤由木防己、石膏、桂枝、人参组成。风湿热方中叶天士去防己汤中温药桂枝、人参；合用银花、连翘以疏风解表；合用滑石、寒水石，蚕沙、黄柏清热除湿。另外此方还加入杏仁，加强上焦清除风湿热的力度；综上所述此方具有较强的祛风清热除湿功效。

本医案患者具有大便黏滞症状，且舌绛红、苔薄腻，脉沉紧小滑。脉沉软提示湿邪，脉象兼小滑则提示湿内蕴化热，脉象紧提示有表邪未解。辨证为风湿热，

先予麻杏苡甘汤，未获效。究其原因麻杏苡甘汤方中麻黄解表驱寒，杏仁佐麻黄宣肺解表，薏苡仁健脾淡渗利湿，其主要功效是以祛风化寒湿为主，清热效果不佳。同时，麻杏苡甘汤治疗部位偏于太阳肌表而本患者病变偏于脏腑经络。改用叶天士风湿热方之意，用防己、金银花、连翘解表，并配合使用蚕沙苍术、黄柏、萆薢、神曲等药物以加强清热除湿功效。方证相符，始见显效。

第六章 扶阳法

1. 桂枝法

【组方】

桂枝 30 g   山楂 20 g   贡术 15 g   生姜 60 g   炙甘草 15 g

【出处】

桂枝法出自扶阳《郑卢医学》，源于《伤寒论》，桂枝法不同于桂枝汤，是以桂枝为君药，理论和实践相结合，不断总结、升华、提高，经过一代代相传形成的桂枝法系列。此法之用：内外宣通，阴阳协合，营能守中，卫能护外，人身内外如一，百脉畅调，周身舒达矣。这是基本法的第一个法，伤风有汗用贡术，与桂枝汤作用相同，此法是整个桂枝法系列的基本法之一。桂枝法系列中所有的法，所有的变化，都是从这个基本法开始衍变、衍生、加减，化裁得来的。可以据症做到法中有法，法中变法，从而很快地去治愈疾病。此基本法以桂枝尖为君药，统领诸中气药，故称之为桂枝法。《郑卢医学》强调桂枝法不是死法，更不是死方，应用要凭证依理，据实以用，其临床变法较多，应用广泛。

【医案】

石某，女，37 岁，2018 年 4 月 19 日初诊。

主诉：全身风团、瘙痒数年。

现症：2014 年 7 月 24 日首次发病（太阴湿土），目前一周服 2 次西药，近两年月经提前 7 天。

诊断：慢性荨麻疹。

处方：一诊到三诊均以备化汤加减，无明显效果。

2018 年 5 月 28 日四诊。

现症：风团瘙痒反复，近日受凉感冒，自觉咽干咽痒，流涕，无口渴。

处方：桂枝汤加减。

桂枝5g、白芍5g、大枣5g、荆芥5g、生姜9g、甘草6g、防风6g、紫苏叶8g、前胡10g、厚朴8g、茯苓8g、紫苏梗8g。7剂，日1剂。

2018年6月9日五诊。

现症：皮疹瘙痒较前略减轻，纳呆。

处方：桂枝汤（扶阳法）加减。

桂枝8g、山楂10g、苍术8g、生姜12g、甘草6g、蛇床子10g、白芷10g、茯苓10g、姜半夏10g、砂仁8g、石菖蒲10g、党参15g。10剂，日1剂。

2018年6月20日六诊。

现症：风团瘙痒减轻，仍有纳呆。重按尺脉无力。

处方：守前方，去山楂、姜半夏、石菖蒲、党参，酌加小茴香10g、陈皮10g、炒麦芽12g、附片25g、豆蔻10g。7剂，日1剂。

2018年6月27日七诊。

现症：风团瘙痒继续减轻，纳呆改善，不易出汗。尺脉短。

处方：守前方，去炒麦芽、豆蔻，附片加量至36g、酌加法半夏10g。7剂，日1剂。

2018年7月4日八诊。

现症：全身瘙痒好转，饿时心慌，无口渴，汗可，无胃胀，饮食可，大便可，舌淡红。

处方：守前方，去苍术为白术10g、酌加仙茅10g、炒麦芽10g。7剂，日1剂。

2018年7月11日九诊。

现症：风团瘙痒明显减轻。

处方：守前方，酌加巴戟天10g、菟丝子25g。7剂，日1剂。

2018年7月19日十诊。

现症：风团瘙痒进一步减轻，大便次数多，苔剥。

处方：守前方，生姜减量至8g、酌加炮姜8g。10剂，日1剂。

随访治愈。

【方药体会】

经典郑卢扶阳派主要特色就是以法流方，其中包括以下四法：桂枝法，附子法，桂附法，非附非桂法。扶阳派的总的用药治疗原则思路是先表后里，先上后下。

桂枝法是扶阳派四法之一，其用药原则与桂枝汤相仿，但是扶阳派极少用寒凉药物，因芍药药性偏寒凉，而且又有敛邪之弊，所以方中去芍药，加用性味酸温的山楂辅助驱邪。桂枝法用药另外一个特点就是有汗用白术，无汗用苍术。此外桂枝法还重用生姜温阳助力解表。综上所述，桂枝、苍白术、山楂、甘草和生姜组成了扶阳派桂枝法的基本结构框架。

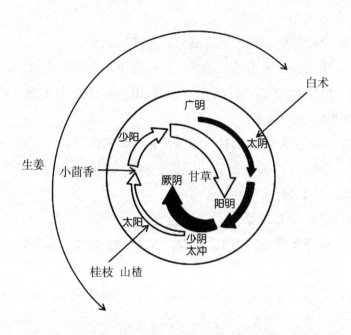

图10 桂枝法三阴三阳模式图

扶阳派桂枝法的辨证要点主要是脉象。寸口脉象中左尺浮部为膀胱脉，如触及膀胱脉象浮紧则为太阳表寒证的标志。如若兼有临床症状其人恶风无汗或多汗，或黄煌教授之"桂枝人"或者"麻黄人"，可以增加临床辨证准确性。在应用扶阳派桂枝法时重用桂枝和生姜，增强方剂的温通力量。

该案患者曾用备化汤加减治疗但效果欠佳。复诊时四诊详参时发现外感表证的存在，便予以经方桂枝汤，但因为温通力量欠佳，所以药效不显。后应用扶阳派桂枝汤，以桂术楂草姜为基础，加上皮肤科的常用药物治疗后皮肤疾患明显减轻。后期复诊时尺脉按之无力，便予以桂附法加减，去山楂，另加小茴，同时建中宫予以砂仁、豆蔻等药物，患者症状缓解明显直至痊愈。

2. 桂附法

【组方】

桂枝　贡术　楂肉　炙甘草　生姜　淫羊藿　附子

【出处】

桂附法出自扶阳派《郑卢医学》，此系列法包括：扶正祛邪法、扶阳行水法、扶阳助脾胃法、扶正清金结肺等等；主要适用于：风寒外邪未尽，或脉沉取浮紧，或体弱年老或阳弱的人，必须扶阳祛邪，此时不单纯用桂枝法，其附子的分量，根据阳愈弱、体愈弱、年愈老的不同而有所不同，需辨证以用。

【医案】

陈某，女，30岁，2018年7月4日初诊。

主诉：全身散在风团瘙痒数月。

现症：2017年7月发作；冬天脚凉，后颈部酸胀痛，舌麻，无疲倦感，易上火长痘，饮食可，大便正常，睡眠欠佳，入睡困难、易醒，不多梦。月经延后。舌红苔薄腻。脉细弦而滞，双寸略浮，左尺重按无力。

诊断：荨麻疹。

处方：扶阳派桂枝法。

桂枝8g、小茴香8g、苍术6g、陈皮10g、生姜8g、甘草6g、地肤子10g、白芷8g、茯苓10g、姜半夏10g、砂仁8g、石菖蒲10g、葛根15g、白芍8g。7剂，日1剂。

2018 年 7 月 11 日二诊。

现症：患者诉全身风团瘙痒偶发，疲倦，怕冷，腰痛。脉细弦而滞，寸脉小浮。

处方：改为桂附法。

附片 20g、桂枝 8g、小茴香 8g、白术 8g、陈皮 10g、生姜 8g、甘草 6g、地肤子 10g、白芷 8g、茯苓 10g、姜半夏 10g、砂仁 8g、石菖蒲 10g、葛根 15g、白芍 8g、当归 8g。7 剂，日 1 剂。

2018 年 7 月 18 日三诊。

现症：患者诉风团瘙痒较前减轻，舌麻频率减少，晨起口苦。舌红苔黄腻。脉缓沉弦，寸脉略浮，右尺脉略滑，左尺重按无力。

处方：守前方，加用厚朴 10g。5 剂，日 1 剂。

2018 年 7 月 23 日四诊。

现症：患者诉风团瘙痒明显减轻，压迫后红斑瘙痒偶发，舌麻频率减少，仍有晨起口苦。舌红苔薄黄，脉同前。

处方：守前方，姜半夏加用至 15g、去白芍，改用赤芍 10g、加用川芎 8g。7 剂，日 1 剂。

随访治愈。

【方药体会】

桂附法基本方为桂枝、白术加甘草、生姜，再加上附子，当表邪散而未尽又合并明显阳虚的时候，就应当使用桂附法。当进入纯附子法的前期，可以加用淫羊藿，因为淫羊藿是由表入里的一个连接药物，它可以连接阴阳、表里。

郑卢扶阳派的治病次第是由表及里、层次分明的，桂枝法后面是桂附法做连接。当患者的表邪基本得解，尺脉还弱、无力，还有阳虚的表现，这时候就上桂附法。此医案的患者也是先用的桂枝法，用后患者的症状明显好转，但还有腰痛、怕冷、疲倦等明显阳虚的症状，这时候就用桂附法。

扶阳派认为，患者在解表之后，需要运化三焦，三焦之中又从上焦最开始运化。上焦运化的过程中很多阳虚的患者容易表现出"上火"的症状，例如面部丘疹、脓疱、口腔溃疡、口渴、口苦、舌麻等症，虽然这时患者有热证的表现，但扶阳派考虑为上焦的伏火，常常会选择砂仁、半夏、石菖蒲以开肺泻肺、温化寒湿、助阳化阴、引阳入阴，一般不用银花、连翘、黄芩等清热药。如果患者的伏热明显，也可以加厚朴（需油厚朴，常规的厚朴达不到效用），可以再加木蝴蝶、枇杷叶来清肺降肺（枇杷叶偏清热也很少用，大多时候是加木蝴蝶）。本医案的患者就是用桂附法的同时把砂仁、半夏、石菖蒲都用上，按照这个思路加减治疗，最后患者的荨麻疹治愈。

3. 附子法

【组方】

附子 10g　　白术 10g　　生姜 10g　　甘草 10g

【出处】

附子法出自扶阳《郑卢医学》，其源于《伤寒恒论》，附子法在扶阳医学中运用比例较高，多于 70%，其认为人民群众广泛普遍的正气亏损和阳虚的需要，就是附子法在临床应用达到较高比重的原因，护阳、护正治病就是为了保证人的健康和益寿；其临床变法甚多，应用十分广泛，其应用原则包括：阳虚极，阳外越，阳脱之证，归纳其用法特点：①亡阳欲脱；②四肢厥冷；③呕吐下利；④腰膝酸软；⑤心腹冷痛；⑥脾滞胃寒；⑦脚腿水肿；⑧小便频数；⑨阳痿宫寒；⑩风寒湿痹；⑪寒冷重症；⑫沉疴痼疾；⑬防癌治癌。

【医案】

医案一

刘某某，女，35 岁，2020 年 6 月 15 日初诊。

主诉：风团瘙痒反复。

现症：舌红苔薄干，脉象弦滞略大。尺脉小紧。

诊断：慢性荨麻疹。

203

第六章　扶阳法

处方：桂枝法。

桂枝30g、白术20g、生姜20、炙甘草8g、蛇床子10g、花椒5g、茯苓15g、姜半夏15g、砂仁10g、石菖蒲10g、小茴香15g。3剂，日1剂。

2020年7月6日二诊。

现症：风疹瘙痒较前减弱，早晚瘙痒明显，易胃痛，无口干口渴，无腹泻，饮食正常。脉沉弱细缓。

处方：虚劳综合法加减。

附片15g、白术12g、黄芪20g、当归10g、肉桂5g、砂仁8g、党参15g、补骨脂10g、巴戟天10g、炙淫羊藿10g、炙甘草8g、生姜8g、徐长卿15g、金雀根15g、炒麦芽10g、炒白芍10g。7剂，日1剂。

2020年8月12日三诊。

现症：风团瘙痒略减轻，面部皮炎干燥皲裂，脉沉弱滞小弦左尺无力。

处方：附子法。

附片60g、白术20g、生姜40g、炙甘草12g、花椒5g、茯苓12g、姜半夏12g、砂仁10g、石菖蒲10g、小茴香15g。3剂，日1次。

治愈，未复诊。

医案二

冯建国，男，44岁，2018年7月18日初诊。

主诉：双下肢黑斑丘疹渗液伴瘙痒数月。

现症：易困倦，双下肢可见黄豆至手掌大小黑斑，部分融合成片，其上散在丘疹，伴渗出。脉弦滑滞。

诊断：瘀积性湿疹。

处方：扶阳派藿香附子法+清热除湿汤。

附片10g、生姜10g、白术10g、鹿角霜10g、菟丝子10g、藿香8g、陈皮10g、乌梢蛇10g、夏枯草12g、白扁豆10g、白鲜皮12g、板蓝根12g、连翘12g、佩兰8g、土茯苓10g、薏苡仁12g。5剂，日1剂。

2018年7月23日二诊。

现症：患者诉红肿瘙痒明显减轻。

处方：守前方，去白扁豆，加丹参10g、牛膝12g、赤芍12g。7剂，日 1 剂。

随访治愈。

【方药体会】

附子法也是火神四法之一，其基本方药组成是在桂枝法的基本方中去山楂、桂枝，加附子，也可以理解为四逆汤加白术，但需注意它用的是生姜，不是干姜。标准的附子法中，生姜的用量要接近附子，而甘草的剂量基本都不大，不管附子增加到多大剂量，甘草一般就用 10g 左右。附子法温阳作用很强，且基本无解表药物，运用时需要确定患者的表证已解且阳虚明显。附子法是一种温通法，其整个思想在于温阳通阳，阳气充足且运转正常，自然很多疾病就解决了，所以附子法不用干姜而用温化行散作用较强的生姜，就是为了推动阳气的运转。

附子为附子法的主药，其用药剂量是有层次的，60g、75g、90g 是常用的三个标准性的剂量，其中 60g 入肾，75g 入心，90g 可以"以阳化阴"。关于附子不同剂量的作用分析，主要来源于河图。

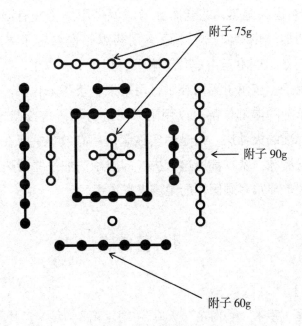

图 11 附子剂量图

扶阳派注重脉法，其主要通过脉法来判断阳虚，典型的阳虚脉是"滞脉"，其表现为似紧非紧、似迟非迟，此为脉势不能从脉形上理解。以前笔者判断阳虚主要是根据患者症状及神色，接触到扶阳派后，才开始通过脉法来判断阴证阳证。有的医家认为尺脉弱是阳虚，但笔者认为尺脉弱更多的是"肾精不足"的表现，所以有的患者单纯尺脉弱，不一定适合用扶阳法。如果我们对脉法把握不准，只能退而求其次，结合患者的症状来辨证，比如容易疲倦、神色倦怠这些症状对判断阳虚还是有参考价值的。

附子法在有表证的时候是不能单纯使用的，所以附子法一般都是在桂枝法后应用。按治疗的顺序来说，就是先用桂枝法解表，后面才考虑到用桂附法，或者用附子法。医案一体现这种治疗原则。

另外，在临床上见到有的患者有明显的阳虚，且没有表证，但可能合并有中焦湿热，就需要考虑用到藿香附子法。在医案二中，患者容易疲倦考虑为阳虚的症状，加上脉弦滑滞（上文讲过滞脉是阳虚的典型脉象）。弦滑考虑为湿热，综合滞脉考虑就是阳虚合并有湿热，所以用了藿香附子法加清热除湿汤。本医案用药思路也参考了吴鞠通《温病条辨》的鹿附汤，鹿附汤由鹿茸、附子、菟丝子、草果、茯苓组成，此方用鹿茸、附子、菟丝子温阳补阳，用草果、茯苓来化湿。所以阳虚夹湿热，或者单纯的湿邪，都可以用附子法进行加减，按照这个思路处方，已经不是标准的火神法，但是确实临床使用有效。笔者在临床上遇到的大多数弦滑滞脉，基本都用这个法（即附子法加一些清热利湿的药物），这样运用能治疗很多顽固性的湿疹皮炎类疾病。

4. 藿香法

【组方】

南藿香　茅术　香白芷　天麻　广皮　淫羊藿　炙甘草　生姜

【出处】

藿香法出自扶阳派《郑卢医学》，法解："南藿香，香通脾胃，洁尘氛，又通肺窍，开膻中，能内能外，引膈间之秽浊外出皮毛，上通鼻孔，下出魄门（二阴），为分清别浊之能使。与白芷、广皮同用，理肌腠，开皮毛，伤及清窍，以此开之化之，与生姜同用，起膻中，快心胸，清浊祛邪而正扶。天麻镇内风祛外风；和淫羊藿，扶正阳而杂邪乃祛。炙甘草奠中宫，生姜通神明，茅术燥土祛湿。此法，春三月不正之邪可祛。变法：若发寒冷不发烧用炙甘草，若发烧不发寒冷用生甘草。若无茅术可用苍术或贡术，伤湿重者无汗用苍术，汗者体弱者用贡术。"

【医案】

李某，男，50岁，2018年6月21日初诊。

主诉：腰部风团伴瘙痒数月。

现症：喜饮水，眼肿，躯干多汗。舌淡胖，苔白腻。脉沉小滑，略数。既往两次就诊使用西医和中药未见明显改善。

诊断：荨麻疹。

处方：扶阳派藿香法。

广藿香8g、小茴香10g、苍术8g、陈皮10g、生姜8g、甘草6g、地肤子10g、花椒3g、茯苓10g、姜半夏10g、艾叶10g、薏苡仁15g。6剂，日1剂。

2018年7月12日四诊。

现症：患者诉眼肿减轻，现眼屎多。舌红，苔黄腻。脉沉小弦涩。

处方：守前方，陈皮改为青皮10g，加用丁香10g、炒麦芽15g。7剂，日1剂。

2018年7月19五诊：

现症：患者诉腰部皮疹消失，小腿偶发丘疹瘙痒。舌淡苔白腻。脉沉小弦涩略急躁。

处方：守前方，加用海风藤8g、海桐皮8g。10剂，日1剂。

2018年7月30日六诊。

现症：患者诉现疲惫，足小趾处瘙痒，舌淡苔白腻，脉沉弦急涩。

处方：守前方，加用炮姜8g、附片12g、诃子10g。7剂，日1剂。

随访治愈。

【方药体会】

扶阳派医家认为临床部分患者不是单纯之表寒证，而应为表寒湿证，以湿为主，亦非湿热（扶阳派理论认为湿热乃寒湿所化），此时不宜用桂枝法，概因桂枝不可利湿，而应以藿香为法。其中藿香作为君药，不为健运中焦，因健中须在表证得解、上焦得开之后，故此方以藿香替代桂枝，更加白芷、陈皮，均为解表之用。由此可见，藿香法基本由桂枝法改良而来，可类似藿香正气散，但前者偏于里证，而藿香法整体偏于表证；与三仁汤亦有区别，前者所治偏于中上焦，而藿香法则以化表之寒湿为主。

此医案中患者脉沉小滑、紧脉不显、舌淡胖、喜水饮、多汗等，既往若遇此类病证，笔者喜用五苓散，因其治里湿效果明显。但此人腰部水肿伴风团瘙痒，提示寒湿尤甚，则可用扶阳派之藿香法，再加薏苡仁、地肤子治之。而若地肤子化表湿之力欠佳，可酌加花椒一味。

扶阳派药方用后常出现排病反应，但按经典扶阳派之次第应用，排病反应并不严重。此患者以藿香法治之，腰部皮疹明显减轻，此后顺下肢而下，从小腿到足趾依次出现风团、瘙痒，代表寒湿之邪逐渐从下肢排出，此即扶阳派排病反应之经典表现。最后再参考静顺汤（2018年运气方），加入附子、炮姜、诃子收尾，终愈之。

5. 寒湿风扰综合法

【组方】

制附子 75～150 g　　生白术 45～60 g　　干姜 30～60 g　　清半夏 45～60 g　　炒车前子 30～60 g　　独活 30 g　　炙甘草 15 g

【出处】

寒湿风扰综合法为扶阳派的治疗方法之一，此法由王献民老师创立，在《卢氏临证实验录》里有一章关于"寒湿门"的记载，分别从寒湿入络、寒湿入筋、寒湿入卫、寒湿入营、寒湿入膜、寒湿入骨进行论述。

在变法中又对其兼夹证的用药有着详细的记载，如深痰加制胆南星（肺脉沉滑滞）；郁毒，加升麻、鳖甲；肾虚，加巴戟天、菟丝子、葫芦巴、或济生肾气丸等。

【医案】

李某，女，25岁，2019年2月11日初诊。

主诉：面部反复丘疹、粉刺、脓疱数月。

现症：疲惫，眠差多梦，平素易出汗，口渴，胃痛。舌红苔薄腻。双脉略紧滞，右脉细滑，左脉沉弱。

诊断：痤疮。

处方：患者先后予以桂枝麻黄各半汤、化肝煎、审平汤等方加减，疗效均欠佳。

2019年3月17日五诊。

现症：面部丘疹、粉刺、脓疱同前，胃痛减轻，纳可，易出汗、困倦，眠差多梦。苔腻。双脉略紧滞，右脉细滑，左脉沉弱

处方：改用寒湿风扰综合法。

附片30g、生姜20g、法半夏15g、车前子15g、独活10g、炙甘草8g、苦杏仁10g、白术10g、茯苓12g、瓜蒌皮10g、枇杷叶12g。7剂，日1剂。

2019年3月25日六诊。

现症：面部皮疹明显消退，多梦、胃痛缓解。舌胖苔薄腻，脉同前。

处方：守前方，去苦杏仁、茯苓，酌加薏苡仁20g、茯神12g。7剂，日1剂。

复诊皮疹基本消退，诸症缓解，续用此方后患者痊愈。

【方药体会】

寒湿风扰综合法出自当代王献民老师，是由王师结合卢氏临证医案药方之四逆汤与扶阳派经典之附子法所创立的综合治疗方法。此法以化里之寒湿为主，方中以半夏、车前子祛里之寒湿，又以独活兼顾祛表之寒湿。王献民老师认为独活有少阴透太阳的作用，结合顾氏三阴三阳图

理解，少阴太阳相表里，独活即可将深入在里之寒邪透达至更表之处。扶阳派经典法中未见独活一味，加用此药实为王师经验用药，可相当于扶阳派之桂枝附子法，但其散寒祛湿之力更甚，全因独活与桂枝相比，前者力量更为深在入里，且兼有散湿之效。

此医案中患者曾用数方加减，疗效均欠佳。后笔者细审脉象，其右脉细滑，左脉沉弱，而双脉略紧滞，结合汗出、易困倦等症，考虑此人既有阳虚证，又有未解之表证，当以扶阳法运转阳气，故予寒湿风扰综合法治之。而其痤疮发病较重，说明阳明难降，笔者酌加瓜蒌皮、枇杷叶二味，助清降阳明，如此加减则服药后病情明显好转。此外，用此法亦可从脉象入手，因笔者临证发现很多难治性痤疮患者其脉多呈滞象，确有阳虚表现，但用常规之温阳方或经方疗效反欠佳，而应以扶阳温通法运转阳气，一旦阳气运转，则有助于阳明得降，诸症得减。此时当用温通法万不可单用温补法，否则易加重病情，实为失治、误治。

第七章 其他类古方

1. 当归拈痛汤

【组方】

羌活半两 防风三钱 升麻一钱 葛根二钱 白术一钱 苍术三钱 当归身三钱 人参二钱 甘草五钱 苦参二钱 黄芩一钱 知母三钱 茵陈五钱 猪苓三钱 泽泻三钱

【出处】

当归拈痛汤出自《医学启源》："治湿热为病，肢节烦痛，肩背沉重，胸膈不利，遍身疼，下注于胫，肿痛不可忍。"仲景云："湿热相合，肢节烦痛，苦参、黄芩、知母、茵陈者，乃苦以泻之也。凡酒制药，以为因用。治湿不利小便，非其治也，猪苓甘温平，泽泻咸平，淡以渗之，又能导其留饮，故以为佐。气味相合，上下分消，其湿气得以宣通矣。"

【医案】

徐某，男，48岁，2014年10月15日初诊。

主诉：右手中指、左大指肿胀疼痛1月。

现症：多汗严重，口干，哮喘，晨口黏，下午困倦，膝盖怕冷疼痛，既往颈痛，头昏多梦严重，纳可。脉弦软。

诊断：指头炎

处方：当归拈痛汤加减。

羌活10g、防风10g、升麻10g、葛根12g、白术12g、苍术12g、当归10g、猪苓12g、泽泻10g、陈皮12g。5剂，日1剂。

2014年10月21日二诊。

主诉：肿胀疼痛减轻。

现症：腹泻同前，口黏、多梦、困倦减轻，口渴。

处方：守前方，白术加量至 30 g、猪苓、泽泻加量至 20 g、再加桂枝 6 g、苦参 6 g。5 剂，日 1 剂。

2014 年 10 月 29 日三诊。

主诉：肿胀疼痛进一步减轻。

现症：口渴、腹泻减轻，多梦。

处方：守前方，酌加姜黄 12 g、白芷 12 g。7 剂，日 1 剂。

随访治愈。

【方药体会】

此方多用于治疗湿热凝结、风邪瘀闭所致的肌体肿胀疼痛诸症，原书记载此方所治多为下肢疼痛，但从临床疗效来看，在辨证基础上应用此方可治疗全身各个部位的疼痛。

从现代医学角度讲，本方对于感染性疼痛有较好疗效，对一些久病或者病位较深的脉管性疾病或风湿性疾病者疗效欠佳。结合本例患者，其有头昏、多梦、口黏、困倦等明显的湿邪困阻表现，湿邪流窜，可阻滞经络肢体，故其手指肿胀、疼痛明显，其脉弦而软，也符合风邪瘀闭夹湿之证，投以当归拈痛汤治疗收效较好。复诊见患者腹泻仍发，口干口渴，考虑湿邪久蕴化热所致，酌加泽泻、猪苓之量以助清热利湿之功。值得回顾的是，此方同经方麻杏薏甘汤相似，既可外解太阳，也能内消水饮，但麻黄散水气、解表力量较强，却无明显止痛效果，故仍需综合辨证以用。

中医经典名方诊疗皮肤病实录

2. 五积散

【组方】

苍术二十两　桔梗二十两　枳壳六两　陈皮六两　芍药三两　白芷三两

川芎三两　当归三两　甘草三两　肉桂三两　茯苓三两　半夏三两　厚朴四两

干姜四两　麻黄六两

【出处】

五积散汤出自蔺道人《仙授理伤续断秘方》："治五痨七伤,凡被伤头痛,伤风发寒,姜煎二钱,仍入葱白,食后热服。"《伤寒绪论》："此方本平胃为主,参以二陈,专主内伤生冷,又合桂枝、麻黄,但少杏仁,故兼治外感寒邪;加以四物去地,而合甘草、干姜,为治血中受寒之圣药;枳、桔、甘草并为清气治嗽之首方;白芷一味为都梁丸,专走阳明而治风热头痛;桂、苓、甘、术换苍术,以涤饮散邪,使饮半从表散;内藏小半夏茯苓汤,令未尽之饮,乃从小便而驱之。要在临病谛审出入,斯可与言复方之妙用也。"

【医案】

潘某,男,59 岁,2017 年 3 月 30 日初诊。

主诉:四肢丘疹瘙痒 4 年。

现症:患者体型壮实而四肢粗短,性格耿直。咳嗽,食欲旺盛,既往盗汗。脉弦郁。

诊断:湿疹。

处方:五积散加减。

麻黄 8 g、白芷 6 g、苍术 6 g、陈皮 8 g、赤芍 6 g、川芎 6 g、当归 5 g、法半夏 8 g、干姜 3 g、甘草 3 g、桂枝 6 g、厚朴 6 g、桔梗 6 g、黄柏 13 g。7 剂,日 1 剂。

2017 年 4 月 12 日二诊。

主诉:皮疹明显减轻。

现症:咳痰减轻。舌淡苔白。脉弦郁。

处方:守前方,减干姜至 2 g、酌加紫苏子 15 g。7 剂,日 1 剂。

随访治愈。

【方药体会】

该方类同防风通圣散,均为表里双解剂,从组方看,其构架似千金方。其组成仿照八珍汤为底,加以陈皮、桔梗、厚朴调理气机,麻黄、白芷解表散寒,内外同治。防风通圣散同为表邪郁闭,但里热很重,故有大黄、芍药、连翘，解表清里。而五积散所治为表有寒邪而里有气机郁滞，重点在于寒湿气机郁闭，如黄煌教授所述五积散证患者外形类同土豆，即体型壮实，而四肢短小，性格多倔强；如案例所举患者体壮而四肢短小，脉弦郁，均为五积散证，其性格耿直，食欲旺盛，兼盗汗等症，考虑其有化热倾向，故加黄柏兼以清热。

3. 蓝叶散

【组方】

蓝叶（晒干） 川芎 赤芍 知母 生地 白芷 川升麻 柴胡 葛根 杏仁（炒，去皮、尖） 生甘草各一钱 石膏（煅） 栀子仁各五分

共捣粗末，每用八钱，新汲水二钟，煎八分，去渣服。热甚，加黄芩、元参。

【出处】

蓝叶散出处存在争议，有记载为《医宗金鉴》，也有记载为《仁斋直指》。《医宗金鉴·卷七十三》发无定处中：丹毒名多云片形，风火湿寒肉分凝，胸腹四肢分顺逆，清火消风砭敷灵。又，孙真人云，丹毒一名天火，肉中忽有赤色，如丹涂之状，其大如掌，甚者遍身，有痒有痛，而无定处……毒盛者，服蓝叶散；毒轻者，宜导赤汤加薄荷叶、独活服之。

【医案】

陈某，男，71岁，2017年5月4日初诊。

主诉：全身散在丘疹瘙痒数年。

现症：体壮，少汗，夜间口苦干涩，全身热感，夜间皮疹瘙痒明显，中午偶发作。舌紫苔白腻。脉弦硬大。

诊断：慢性光化性皮炎，湿疹。

处方：蓝叶散合桂枝加龙骨牡蛎汤加减。

大青叶10g、白鲜皮10g、蝉蜕10g、赤芍10g、川芎10g、甘草

6 g、葛根 10 g、黄连 6 g、黄芩 10 g、生地黄 10 g、升麻 10 g、石膏 10 g、玄参 10 g、知母 10 g、栀子 10 g、桂枝 10 g、龙骨 30 g、牡蛎 30 g。7 剂，日 1 剂。

2017 年 5 月 11 日二诊。

现症：全身散在丘疹瘙痒明显减轻，头皮、颈部皮疹明显消退。全身热感明显减轻。舌脉同前。

处方：守前方，酌加薏苡仁 15 g。7 剂，日 1 剂。

2017 年 5 月 23 日三诊。

现症：服前方后皮疹明显缓解，停药后环境变化后复发，背部、上肢散在皮疹瘙痒。舌紫红，苔白腻。脉弦滑。

处方：守前方，加薏苡仁至 20 g、玄参至 12 g。7 剂，日 1 剂。

2017 年 5 月 31 日四诊。

现症：日晒后皮疹反复。

处方：守前方，加苦参 8 g。7 剂，日 1 剂。

2017 年 6 月 7 日五诊。

现症：大腿偶发丘疹，整体明显减轻。

处方：守前方，去黄连，减知母至 6 g、加牡丹皮 10 g。7 剂，日 1 剂。

2017 年 6 月 20 日六诊。

现症：头皮、手背少量红斑，余均消退。

处方：守前方，去赤芍，加黄连 6 g。7 剂，日 1 剂。

随访治愈。

【方药体会】

蓝叶药物来源自古以来颇有争议，现在主要是用大青叶。该方为表里双解之剂，且在里之血热较重，在表之风邪较轻，方中大青叶清血分之热毒为君，辅以生地、川芎、赤芍、知母清热凉血解毒，栀子、石膏清阳明气分实热为臣。蓝叶散一般不用麻黄解表，与柴葛解肌汤一样选用柴胡、升麻、葛根、白芷等药以解肌透表。此方与峨眉丹医推荐的大青叶四物汤十分相似。

该患者湿疹，剧烈的瘙痒，自觉皮肤发热、夜间非常明显（夜间热痒重，尤其是前半夜重，一般都跟血热有关），少汗、体格偏壮（考虑风邪郁闭），脉弦硬大，（脉偏弦硬一些或者是偏紧一些，就考虑有一定的风邪郁闭），所以这个患者选用蓝叶散表里双解。血热受风的患者，尤其是老年湿疹，慢性光化性皮炎，笔者用此方非常有效，部分红皮病银屑病也可以考虑用蓝叶散，但是没有慢性光化性皮炎那么明显有效。

4. 十全大补汤

【组方】

熟地黄一分　茯苓一分　人参一分　肉桂一分　当归一分　白芍一分
川芎一分　白术一分　黄芪一分　炙甘草一分

【出处】

十全大补汤，又名十全饮，出自《太平惠民和剂局方》"十全饮治诸虚百损、荣卫不和、形体羸瘦、面色萎黄、脚膝酸疼、腰背倦痛、头眩耳重、口苦舌干、骨热内烦、心忪多汗、饮食进退、寒热往来、喘嗽吐衄、遗精失血、妇人崩漏、经候不调，凡病后未复旧及忧虑伤动血气，此药平补有效，最宜服之。"

【医案】

郑某，女，66.9岁，2015年5月25日初诊。

主诉：左上肢、左胸部疱疹后痒痛数月。

现症：左胸摩擦痛明显，怕冷，少汗，纳呆。舌淡暗苔白，脉沉小滑。

诊断：带状疱疹后遗神经痛。

处方：十全大补汤加味。

党参10g、白术10g、茯苓15g、甘草10g、黄芪15g、桂枝10g、当归10g、生地12g、白芍10g、川芎12g、桔梗20g、钩藤20g、陈皮15g、莪术10g。4剂，日1剂。

2015 年 5 月 29 日二诊。

症见：胸痛明显缓解，左上肢痒痛。

处方：守前方，去莪术，酌加鸡矢藤 20 g、桑枝 10 g、羌活 8 g。5 剂，日 1 剂。

2015 年 6 月 23 日三诊。

现症：左上肢瘙痒消失，痛总体减轻。纳呆，腹胀。

处方：守前方，改鸡矢藤为首乌藤 20 g、加厚朴 15 g。7 剂，日 1 剂。

治愈，未复诊。

【方药体会】

十全大补汤出自《太平惠民和剂局方》，由八珍汤加肉桂（有时用桂枝）、黄芪组成。八珍汤为气血双补之方，在临床中应用十分广泛。八珍汤可以从气和血两方面进行化裁，在气方面，四君可往六君、香砂六君化裁，在血方面，四物可往桃红四物、芩连四物化裁。十全大补汤的补益之效大于八珍汤，因黄芪有一定运转、收敛气机和托表作用，故十全大补汤不用于表邪郁闭较重患者。该方证患者体质整体偏虚弱，可同时出现血虚有热、气虚有痰热及轻微躁动感，脉象大多沉弱，可有小滑、小弦、小滞，若脉象出现弦大紧数，一般不轻易使用或单独使用。

医案中的患者症状典型：少汗、纳呆、怕冷，根据脉象沉小滑及舌淡苔白，考虑为气血问题，若为经典阳虚证，脉象应该偏弦偏紧带有滞象，所以考虑给予十全大补汤，临床治疗有效。所以笔者认为，在十全大补汤使用中，对患者的舌脉辨证非常重要。

5. 大补阴丸

【组方】

黄柏四两　　知母四两　　熟地黄六两　　龟板六两　　猪脊髓二两

【出处】

大补阴丸出自《丹溪心法温病条辨》"降阴火，补肾水。"唐宗海在

《血证论》中谓之："知、柏折其亢，龟板潜其阳，熟地滋其阴，阴足阳秘，而生气不泄矣。"

【医案】

潘某，女，43岁，2014年12月2日初诊。

主诉：臀部水疱反复发作5年。

现症：怕冷，盗汗天亮时明显，眠差，大便不成形。舌暗红有瘀点。左脉弦大、右寸浮，尺脉弱，重按尺脉无力。

诊断：单纯疱疹。

处方：大补阴丸加减。

熟地黄30g、黄柏6g、白术12g、醋龟甲10g、白花蛇舌草30g、地骨皮10g。7剂，日1剂。

2014年12月9日二诊。

现症：水疱未见新发，盗汗、失眠消失，怕冷、便溏好转。舌淡暗胖。

处方：守前方去地骨皮，加知母10g。7剂，日1剂。

后以此方加减治疗2个月，皮疹未见明显发作。

【方药体会】

大补阴丸和知柏地黄丸有相似之处，均有知母、黄柏、熟地，不同的是大补阴丸无知柏地黄丸中补气健脾利水的药物，主治肾经虚火明显。大补阴丸填精的力量大，方中有龟板、猪脊髓（现已少用），熟地加龟板填精补肾阴。李士懋先生喜用大补阴丸，其脉象特点是：脉弦大，上大下小，寸脉浮，尺脉沉弱。

医案单纯疱疹患者上有虚热之象，睡眠差，盗汗，且盗汗天亮时明显（因天亮时气机开始升发）。但患者亦有虚证，表现为怕冷、大便不成形，尺脉弱，重按尺脉无力，脉象上大下小，上浮下弱。治疗上注重填精敛虚火，选用大补阴丸，加用白术健脾。

6. 黄连解毒汤

【组方】

黄连三两　黄柏二两　黄芩二两　栀子十四枚

【出处】

黄连解毒汤出自《肘后备急方》："治烦呕不得眠。"吴洛仪、史欣在《成方切读》中解析："三焦积热，邪火妄行，故用黄芩泻肺火于上焦，黄连泻脾火于中焦，黄柏泻肾火于下焦，栀子通泻三焦之火，从膀胱出。盖阳盛则阴衰，故用大苦大寒，兼三焦而统治之。泻其亢盛之火，而救其欲绝之水也。然非实热，不可轻投。"

【医案】

任某，女，55岁，2016年7月14日初诊。

主诉：头皮瘙痒、丘疹疼痛数年。

现症：体壮，面红，怕热，口苦，手足心热多汗。舌紫苔厚。脉躁滑数。

诊断：脂溢性皮炎。

处方：黄连解毒汤加味。

栀子15g、黄柏15g、黄芩15g、黄连8g、甘草5g。7剂，日1剂。

2016年7月21日二诊。

现症：头皮瘙痒、丘疹疼痛明显减轻，口苦。

处方：守前方，增黄连至10g、酌加茵陈20g、苍术10g。7剂，日1剂。

2016年7月28日三诊。

主诉：丘疹瘙痒明显减轻。

处方：守前方，酌加龙胆10g。7剂，日1剂。

2016年8月4日四诊。

现症：丘疹消失，头皮瘙痒明显减轻。

处方：守前方，酌加生地黄 10 g。7 剂，日 1 剂，水煎服，分 2 次温服。

治愈，未复诊。

【方药体会】

黄连解毒汤是临床非常常用的药方，它由黄芩、黄连、黄柏（三黄）、栀子组成，该药方主要用于治疗火热炽盛达到一种火毒的情况，故该方中均为清热泻火解毒药物。

临床该方的辨证要点何在，值得我们思考。笔者认为脉象是其辨证的重要指征。该方的脉象可表现为滑数，但不能仅靠滑数脉来确定使用泻火解毒法，脉滑数而滞可能是阳虚合并湿热。笔者更赞同李士懋先生所讲该方脉象表现为躁扰不安更为贴切，躁数是火毒火热的一种标志。患者的舌象不容易区分阴阳，舌淡紫、紫红，也可能是阴证的表现，苔白、苔厚腻，可能是湿热的表现。因此脉象躁数为其主要判断点。

此外，五运六气提示少阴君火发病时，可出现火毒的表现，可考虑使用该方。

7. 傅青主两臂肩膊痛方

【组方】

当归三两　白芍三两　柴胡五钱　陈皮五钱　白芥子三钱　羌活三钱　半夏　秦艽各三钱　附子一钱

【出处】

傅青主两臂肩膊痛方出自《大小诸证方论》："此手经之病，肝气之郁也。水六杯煎三沸取汁一杯，入黄酒服之，一醉而愈。"随后阐明用药之理："此方妙在用白芍为君，以平肝木，不来侮胃。而羌活、柴胡又去风，直走手经之上；秦艽亦是风药；而兼附子攻邪，邪自退出；半夏、陈皮、白芥子，祛痰圣药，风邪去而痰不留；更得附子无经不达，而其痛如失也。"

【医案】

华某，男，64岁，2015年2月27日初诊。

主诉：左上肢带状疱疹后疼痛数年。

现症：劳累后加重。脉软滑，寸略浮。

诊断：带状疱疹后遗神经痛。

处方：傅青主两臂肩膊痛方加味。

当归10g、白芍10g、柴胡6g、茯苓10g、秦艽10g、羌活6g、陈皮6g、法半夏6g、附片3g、白芥子6g、桃仁10g、红花15g、蜈蚣1条、桔梗10g。7剂，日1剂。

2015年3月4日二诊。

现症：疼痛减轻20%；劳累加重，瘙痒严重。左寸浮滑。

处方：守前方；7剂，日1剂。

治愈，未复诊。

【方药体会】

傅青主为明清之际的医学家，此人善用逍遥散加减来治疗临床上各种不同的疼痛，他的医案里面有很多治疗疼痛的药方。其中傅青主两臂肩膊痛方主要用于治疗两臂肩膊疼痛，此方也源于逍遥散。逍遥散是临床上大家都非常熟悉的药方，它来源于当归芍药散，当归芍药散主治病机为血虚水盛证，治则为养血化水饮。

傅青主两臂肩膊痛方以逍遥散为基础使用舒理肝气的药物，如柴胡、薄荷，保留了当归、芍药。医者考虑患者水饮已经化痰，故药方中去掉了茯苓、泽泻、白术，而加用陈皮、半夏、白芥子祛痰。此外患者有风寒湿邪存在，所以就用了羌活、秦艽、附子，方中用秦艽是为了驱除比较深在的一种风邪。本药方基本上就是逍遥散的基础上，根据患者水饮化痰、外受风寒病机加减相应药物而成。

笔者所治患者，其脉软滑，此脉相与本药方相符。脉软滑表明患者内有痰湿，寸脉略浮，表明外受风邪，此外患病部位为上肢，上肢患病多与风邪相关，故在一般药物基础上加了祛风的药物，效果显著。

8. 柴胡三石汤

【组方】

柴胡 10g　黄芩 10g　半夏 10g　茵陈 18g　土茯苓 15g　凤尾草 15g
草河车 15g　生姜 10g　滑石 15g　寒水石 12g　生石膏 12g

【出处】

柴胡三石汤注解出自刘渡舟之徒张文选《温病方证与杂病辨治》："柴胡三石汤由柴胡解毒汤加生石膏、寒水石、滑石、竹叶、金银花组成，系柴胡解毒汤合三石汤化裁而得。"刘老自拟之柴胡解毒汤出自《名医名方录》，柴胡解毒汤：功能：清热解毒，疏肝利胆，利尿渗湿。主治：胁肋（肝区）疼痛，厌油喜素，多呕，体疲少力，小便短赤，舌苔厚腻。

【医案】

庚某，男，18岁，2017年4月3日初诊。

主诉：全身风团瘙痒5月。

现症：患者体型偏瘦，肤色偏黄，神情紧张，平素敏感，情绪波动较大；怕冷，既往纳呆。舌鲜红，唇红。脉弦缓小滑。

诊断：慢性荨麻疹。

处方：柴胡三石汤加减。

柴胡 10g、大枣 10g、淡竹叶 10g、法半夏 10g、滑石 10g、黄芩 10g、金银花 10g、南沙参 12g、生姜 6g、石膏 20g、水牛角 20g、木香 6g。5剂，日1剂。

2016年4月8日二诊。

现症：风团瘙痒消失。手冷汗。舌鲜红。右脉弦硬，左脉弦小滑。

处方：守前方，加连翘 10g。7剂，日1剂。

治愈，未复诊。

【方药体会】

在临床上，柴胡剂和清热化湿的药物组合是非常常见的。其中柴胡三石汤是由刘渡舟教授化裁而来。柴胡三石汤主治病机为少阳湿热、火毒炽盛，所谓"毒者火热之盛也"，所以方中保留了柴胡、黄芩、半夏、生姜等药物，去掉了人参、大枣温补类药物，同时加用茵陈、土茯苓清热利湿，再加寒水石、滑石、生石膏（简称三石）清热、生津、利尿。此三石是金元之前的医家常用的一种清热化湿的药物。因这三味药都是矿物质药物，故有很好的清阳明湿热的作用。本方最初可能是为治疗乙型肝炎拟定，主治病机火毒炽盛，所以方中又加入凤尾草和草河车解毒。综上所述：柴胡三石汤的临床应用应满足两个条件，首先有小柴胡汤证，同时又有湿热火毒证。

此医案中患者有情绪紧张、纳呆表现，符合柴胡体质；同时患者有口唇红，舌鲜红，脉弦缓小滑，表明体内有郁热。所以本方在小柴胡汤的基础上，按照三石汤的思路加减，加滑石、石膏、寒水石，但方中未加草河车、凤尾草，因其在皮肤科不常用，而用竹叶、金银花之类替代，用此方治疗后，患者效果显著。

9. 血府逐瘀汤

【组方】

当归三钱　生地三钱　牛膝三钱　桃仁四钱　红花三钱　枳壳二钱　赤芍二钱　甘草二钱　桔梗一钱半　川芎一钱半　柴胡一钱

【出处】

血府逐瘀汤出自《医林改错》："头痛、胸痛、胸不任物，胸任重物，天亮出汗，食自胸右下，心里热（名曰灯笼病），急躁，夜睡梦多，呃逆，饮水即呛，不眠，小儿夜啼，心跳心忙，夜不安，俗言肝气病，干呕，晚发一阵热。"血府逐瘀汤用桃仁、红花、川芎、赤芍活血祛瘀，配合当归、生地活血养血，使瘀血去而又不伤血。柴胡、枳壳疏肝理气；牛膝破瘀通经，引瘀血下行。桔梗入肺经，使药力发挥于胸（血府），又能开胸膈滞气，宣通气血，与枳壳、柴胡同用，尤善开胸散结，牛膝引瘀血下行，一升一降；甘草缓急，通百脉以调和诸药。

【医案】

龚某，女，27岁，2017年1月初诊。

主诉：面部散在红丘疹，1~2月复发。

现症：怕冷，手足冷尤甚，便秘，月经提前，血块多。脉弦小滞涩。

诊断：痤疮。

处方：血府逐瘀汤。

柴胡10g、白芍10g、川芎10g、当归10g、甘草10g、红花6g、桔梗10g、生地10g、桃仁10g、枳实10g、川牛膝10g。5剂，日1剂。

2017年1月12日二诊。

现症：面部散在红丘疹明显减轻。

处方：原方换枳实10g变为枳壳10g、加生地黄15g、槟榔10g。7剂，日1剂。

2017年2月6日三诊。

现症：药后，两额少量复发。

处方：前方上加用白芍12g、黄芩12g、酒大黄3g、黄连6g、去掉槟榔10g。7剂，日1剂。

随访治愈。

【方药体会】

血府逐瘀汤出自《医林改错》，此方可以理解为由桃红四物汤合四逆散加桔梗、牛膝组成，其中又将桃红四物汤中的白芍、熟地黄换成了活血又不那么滋腻的赤芍、生地黄，以达到更佳的活血效果，养血效果就稍差一些。桃红四物汤是活血化瘀养血的基础方，四逆散是行气、调气解郁治疗气滞的名方，加上桔梗上行调气兼宣肺，牛膝下行调气兼化瘀通脉，所以此方适用于气滞血瘀的病症，而不只是单纯的血瘀。

此医案中患者有手脚凉、怕冷的症状，笔者认为这是气滞四逆散证，且经期血块多考虑为血瘀，综合判断考虑气滞血瘀证，予以血府逐瘀汤。笔者认为并不是所有的气滞血瘀证均能用血府逐瘀汤，还需有少阳证。

少阳容易通血分,所以有"热入血室"这种说法,《伤寒论》予以小柴胡汤加减治疗。而《医林改错》所提及的血府应该与"血室"是同一生理名词。因为少阳胆与厥阴肝相表里,所以少阳证与肝经血分有关系,于是才有四逆散合桃红四物汤的组方。小柴胡汤治疗热入血室,力量较弱,所以不少医家喜欢加减鳖甲等药物滋阴清热,而血府逐瘀汤治疗"血室"确实是一个好的思路。

10. 当归六黄汤

【组方】

当归6g　生地黄6g　熟地黄6g　黄芩6g　黄柏6g　黄连6g　黄芪12g

【出处】

当归六黄汤出自李杲《兰室秘藏》:"当归六黄汤,治盗汗之圣药也"。汪昂《医方集解》云:"此手足少阴药也。盗汗由于阴虚,当归、二地所以滋阴;汗由火扰,黄芩、柏、连所以泻火;汗由腠理不固,倍用黄芪,所以固表。"《医宗金鉴》:"用当归以养液,二地以滋阴,令阴液得其养也。用黄芩泻上焦火,黄连泻中焦火,黄柏泻下焦火,令三火得其平也。又于诸寒药中加黄芪,庸者不知,以为赘品,且谓阳盛者不宜,抑知其妙义正在于斯耶!盖阳争于阴,汗出营虚,则卫亦随之而虚,故倍加黄芪者,一以完已虚之表,一以固未定之阴。"

【医案】

蔡某,女,39岁,2016年4月11日初诊。

主诉:小阴唇丘疹疼痛伴外阴瘙痒5天。

现症:盗汗、易醒、皮肤热、外阴阴道热、便秘、口苦。舌红苔黄腻。右寸浮硬重按无力、左脉沉弱

诊断:外阴瘙痒症、毛囊炎。

处方:当归六黄汤加减。

当归 10 g、黄柏 12 g、黄芩 12 g、黄芪 10 g、生地黄 15 g、黄连 8 g。7 剂，日 1

剂。

2016 年 4 月 18 日二诊。

现症：瘙痒轻微，发热、便秘、睡眠、盗汗均减轻。

处方：在前方基础上生地黄加量为 20 g，牡丹皮 10 g。7 剂，日 1 剂。

随访治愈。

【方药体会】

当归六黄汤可以理解为当归补血汤的加减，李东垣认为血虚有热，应该重用黄芪补气，加少量当归补血。当归补血汤为补气生血的基础方，也是体现李东垣"甘温除大热"的代表方之一。"有形之血不能速生，无形之气所当即固"，所以重用黄芪补气固表、以资化源，配伍少量当归养血和营，则阳生阴长，所以它能治疗血虚有热、面红、脉洪大而虚。部分医家认为将此方药方比例交换，当归用量明显大于黄芪就能更侧重补气。此方是注重气血互化的代表方，当归六黄汤就是以此方为基础，且认为当归补血不够，加用生地黄、熟地黄加强滋阴补血作用。血虚有热，热可以演变为火毒，所以此方加用三黄（黄芩、黄连、黄柏）以清三焦火毒。当归六黄汤也可看作是芩连地黄汤合当归补血汤的加减，但此方黄芪当归比例仅为 2∶1，当归补血汤之黄芪当归比为 5∶1。

当归六黄汤为治盗汗之圣药。阳加于阴谓之汗，汗出异常与营卫不和、气血不调均有关，所以盗汗考虑到用当归地黄是有道理的。本医案中患者的热证很重，除了盗汗、自觉皮肤瘙痒、皮肤热外，外阴皮肤连阴道都觉发热，还有口苦、便秘、舌红苔黄腻等症状，但脉象并不表现为典型的实热证，所以不能只考虑清退实热。脉象提示左脉比右脉弱一点，右寸浮虚大，这是典型的黄芪脉，左脉弱提示阴血不足。综合来看舌象、脉象、症状都符合当归六黄汤证，但患者气虚不甚，所以黄芪用量不多，患者服药后也取得了满意的疗效。

11. 一贯煎

【组方】

北沙参10g　麦门冬10g　生地黄30g　当归10g　枸杞子12g　川楝
子6g

【出处】

一贯煎出自魏之秀《柳州医话》，原文："胁痛，吞酸，吐酸，疝
瘕，一切肝病""胁肋胀痛，脘腹揸撑，多是肝气不疏，刚水恣肆为病。
治标之法，每用香燥破气，轻病得之，往往有效。然燥必伤阴，液愈虚
而气愈滞，势必渐发渐剧，而香药、气药不足恃矣。若脉虚舌燥，津液
已伤者，则行气之药尤为鸩毒。柳州此方，虽是从固本丸，集灵膏二方
脱化而来，独加一味川楝，以调肝气之横逆，顺其条达之性，是为涵养
肝阴第一良药，凡血液不充，络脉窒滞，肝胆不驯，而变生诸病者，皆
可用之""乃养阴方中别出之机杼者"。

【医案】

龙某某，女，71岁，2014年12月11日初诊。

主诉：左胸背疼痛2个月。

现症：下午紧痛，晚上跳痛，大便干，夜尿7～8次，足热。舌光红
无苔。脉细小滑。

诊断：带状疱疹。

处方：一贯煎加减。

生地黄15g、南沙参10g、当归10g、麦冬20g、川楝子10g、桔梗
20g、黄柏12g、知母20g。7剂，日1剂。

2015年1月1日二诊。

现症：疼痛明显缓解，夜尿2～3次，大便常，口不渴。左脉小滑，
右脉大。

处方：前方基础上加用丹参10g、白芍20g。7剂，日1剂。

治愈，未复诊。

【方药体会】

一贯煎主治肝阴不足所致之肝病，而原文提及可治一切肝病，这可能与肝脏之体阴而用阳密切相关。笔者认为此方可以理解为四物汤的化裁（四物汤与四君子汤实为后世诸多药方之基础）。方中延用生地、当归二味，但去芍药，以沙参、麦冬代之，全因参麦养阴之力强于芍药，且其性味偏甘，甘缓益胃，而芍药偏酸，易致腹泻，故参麦比芍药副作用小。此外，又将川芎换为川楝子。川芎虽为血中气药，但对肝气作用力量较弱，而川楝子正好补其不足。最后，还加入枸杞一味，取肝肾同源之意，补肾精同时亦可滋补肝之阴血。故此方作用较为全面，用之临床亦有较好疗效，其养阴之效在某种程度上甚至胜于四物汤。

一贯煎所治更偏于阴虚证，此医案中患者舌红无苔，考虑为阴虚之象。一般临症见舌红无苔，多为阴虚所致，血虚者不见得无苔。此病证者，脉象常偏细而滞象不甚，如若脉滞严重而兼有细象，则为阳虚伴有气血不足。而一贯煎方证之阴血不足实为阳证转归所致，故在脉细之上可兼见略滑、略躁数等。此案患者亦存在热象，如大便干、脚热等，结合舌诊，均辨为阴虚表现。此外，其患带状疱疹所致一侧之胸胁疼痛，与少阳经亦有一定关系，故以一贯煎治之，当有桴鼓之效。

12. 天麻钩藤饮

【组方】

天麻 9 g　钩藤 12 g　生石决明 18 g　山栀 9 g　黄芩 9 g　川牛膝 12 g 杜仲 9 g　益母草 9 g　桑寄生 9 g　夜交藤 9 g　朱茯神 9 g

【出处】

天麻钩藤饮出自胡光慈《杂病证治新义》："治高血压头痛，眩晕，失眠""本方以天麻、钩藤、生决明之平肝祛风降逆为主，辅以清降之山栀、黄芩，活血之牛膝，滋肝肾之桑寄生、杜仲等，滋肾以平肝之逆，并辅夜交藤、朱茯苓。以安神安眠，缓解其失眠，故为用于肝厥头痛。晕眩之良剂。若以现代之高血压头痛而论，本方所用黄芩、杜仲、益母草、桑寄生等，均经研究有降低血压之作用，故有镇静精神，降压缓痛之功"。

【医案】

颜某某，男，48岁，2015年9月24日初诊。

主诉：耳后、左面疼痛压痛，头昏数月。

现症：怕冷、多汗、既往怕热、眠差。脉弦略浮紧，重按有力，无躁感及滞象。

诊断：带状疱疹后遗神经痛。

处方：天麻钩藤饮加减。

天麻12g、钩藤20g、茯神20g、杜仲10g、石决明20g、栀子10g、黄芩10g、菊花20g、蒺藜20g、川芎6g。6剂，日1剂。

2015年9月30日二诊。

现症：头昏、头痛减轻，仍耳鸣。

处方：守前方，蒺藜量加到30g，加用珍珠母30g。8剂，日1剂，分两次温服。

2015年10月12日三诊。

现症：头晕、头痛进一步减轻，现口渴多饮、小便多、口淡、耳轰鸣、眼干痛。脉沉弱。

处方：猪苓汤。

猪苓10g、茯苓30g、泽泻30g、滑石10g、阿胶6g。7剂，日1剂。治愈，未复诊。

【方药体会】

天麻钩藤饮主要作用即降肝风，方中天麻、钩藤有息风止痉之效，还重用石决明、牛膝、杜仲，此三味均可引气下行，而桑寄生、夜交藤（来自何首乌）、益母草另为较独特的补益肝肾药物。天麻钩藤饮遣方用药较为巧妙，少用入脏腑之药，而以入经络为主，概因人体经络与气机运行的关系比脏腑更密切。此外，茯神安神降心火，而真正可清肝火者仅黄芩、栀子。

此方主要针对肝风肝气所主病证，故脉象应为弦紧脉，重按有力，肝虚之象不显。且以方测证，其清肝火之力不重，仅芩、栀两味，故其脉之躁数感亦不强烈。此医案中患者脉象即弦紧略浮，重按有力而未见滞象者，应为实证。若脉弦紧略浮之际，又重按无力，此时考虑真阴匮乏之象，当以三甲复脉汤治之，再若兼有滞象，则进一步提示同时有阳虚存在。天麻钩藤饮并无滋阴复脉作用，和此人脉象的弦紧略浮、重按有力相符。另外，此方所治偏于热邪，主治经络疾病，一方是治经络亦或治脏腑，其用药当有不同。此人所患病证实为人体气机之变化，脏腑病变不重，故以天麻钩藤饮治之，取其可入于经络，气机则得运行，脏腑得安故也。

而扶阳派医家亦常用天麻。在治疗高血压时，其脉以滞象为基础，故用药以治阳虚为主，但遇脉尤其左关脉偏弦紧之时，即喜加天麻一味。

13. 百合前胡汤

【组方】

生百合三枚　前胡一两半　麻黄一两半　葛根二两　生麦冬半两　石膏三两

【出处】

百合前胡汤出自《圣济总录》，所治"伤寒愈后，已经二七日，潮热不解，将变成百合病，身体沉重无力，昏如醉状"。百合病首见于《金匮要略》："百合病者，百脉一宗，悉致其病也。意欲食复不能食，常默默，欲卧不能卧，欲行不能行，饮食或有美时，或有不用闻食嗅时，如寒无寒，如热无热，口苦，小便赤，诸药不能治，得药则剧吐利，如有神灵者，身行如和，其脉微微。"此乃邪少虚多，属阴虚内热之症，立方以百合地黄汤、百合知母汤等为主，"皆取阴柔之品，以化阳刚，为泄热救阴之法也"。

【医案】

刘某，男，64岁，2017年11月20日初诊。

主诉：全身散在丘疹、风团伴瘙痒数月。

现症：体壮，麻黄人，皮肤遇热后瘙痒明显，遇冷则消失，自诉患"抑郁症"，平时常伤心、忧郁、失眠，既往多汗，得此病后无汗，便秘。脉细弦。

诊断：荨麻疹、湿疹。

处方：百合前胡汤加减。

百合30g、麦冬15g、前胡10g、麻黄8g、石膏15g、葛根12g。7剂，日1剂。

2017年11月27日二诊。

现症：全身风团未发，散在丘疹基本消退，瘙痒明显减轻，伤心、忧郁及失眠等症明显好转，诉便秘。右寸脉内侧浮细硬。

处方：守前方，百合加量至40g，酌加知母10g。7剂，日1剂。

随访治愈。

【方药体会】

此方当结合百合病理解。《千金方》记载百合病："其状恶寒而呕者，病在上焦也，二十三日当愈。其状腹满、微喘、大便坚，三四日一大便，时复小溏者，病在中焦也，六十三日当愈。其状小便淋沥难者，病在下焦也，三十三日当愈。各随其证以治之"。此文阐述了百合病核心病机为三焦虚热，此病理也是百合类方之主治。而百合前胡汤更是在此基础上，其所治扩展为少阳、太阳、阳明三经合病之虚热证：该方以前胡和解少阳之气，百合清少阳三焦之虚热，麻黄、葛根外解太阳，内兼生津润燥，而石膏清利阳明之热，配伍麦冬既清阳明，又兼养内阴。

此案患者体型壮实，属麻黄人体质，其病后无汗为表邪内闭，而又兼心烦、失眠、抑郁、脉细弦，均属少阳郁热之证，结合其既往便秘、多汗，考虑其阳明亦有热，综合辨证，三经虚热之证明显，投以百合前胡汤治之，方中百合还兼安神解郁之效，对抑郁之人，收效甚好。

16. 柴苓汤

【组方】

柴胡一钱六分　半夏七分　黄芩六分　人参六分　甘草六分　白术七分半　猪苓七分半　茯苓七分半　泽泻一钱二分半　桂枝五分

【出处】

柴苓汤最早见于《丹溪心法附余》，具"分利阴阳，和解表里"之效，主治"伤寒、温热病、伤暑、疟疾、痢疾等，邪在半表半里，症见发热，或寒热往来，或泻泄，小便不利者，以及小儿麻疹、痘疮、疝气见有上述症状者"。方为和解半表半里之方，实由小柴胡汤、五苓散合方而成。其中小柴胡汤和解少阳，疏解表里之邪，五苓散则渗利中焦湿邪，故对邪在半表半里且兼有里湿症候者尤为适宜。

【医案】

熊某，女，17岁，2017年11月15日初诊。

主诉：面部、背部散在丘疹数月。

现症：清瘦，头晕，恶心，多梦，不喜饮水，晨起怕冷，白天发热。舌胖水滑。脉弦软。

诊断：痤疮。

处方：柴苓汤。

柴胡12g、黄芩9g、法半夏13g、党参9g、生姜6g、大枣7g、甘草9g、桂枝6g、茯苓10g、泽泻20g、白术6g、猪苓6g。7剂，日1剂。

2017年11月22日二诊。

现症：面部、背部丘疹明显减轻，头晕、恶心等好转，晨起仍怕冷，白天发热，长期晚睡，口不渴，大便可。舌胖水滑。

处方：守前方，药味、剂量均不变；7剂，日1剂。

随访治愈，未再复诊。

【方药体会】

该方是小柴胡汤与五苓散合方，主要表现为小柴胡汤的口苦咽干、心烦喜呕、寒热往来、胸胁苦满、默默不欲饮食、脉弦及五苓散的渴不欲饮、小便不利、水滑舌、脉软等症。临床中常根据病邪所在部位的不同随证加减。如病邪偏于少阳气机郁滞，需加用郁金、佛手、合欢皮等疏肝理气之品；如病邪偏于三焦水道不通，则需加入冬瓜皮、冬瓜子、大腹皮、茯苓皮等利水通调水道之品。该患者具有小柴胡汤表现，兼具三焦水道不通，故单用小柴胡汤不能直达病所，故用柴苓汤调达三焦水道，以及调畅气机运行。

15. 小四五汤

【组方】

柴胡 15 g　黄芩 12 g　人参 15 g　法半夏 12 g　炙甘草 10 g　生姜 5 片　大枣 5 枚　猪苓 15 g　泽泻 12 g　白术 15 g　云苓 20 g　桂枝 9 g　当归 12 g　熟地 15 g　川芎 15 g

【出处】

小四五汤出自现代陈宝田教授所著《时方的临床应用》，为其创立的经验合方。该方由东汉张仲景《伤寒论》之小柴胡汤、五苓散及宋代《太平惠民和剂局方》之四物汤三方组合而成，取三方的字头简称为小四五汤，可以说此方是经方和时方结合的典范。临床运用方证易识，效果可靠。书中提到，该方具有解表退热，调气行水，益气养血，活血祛瘀之效，以外有余邪、内停水湿、瘀血互阻、毒邪壅滞为辨证要点。方中小柴胡汤疏通三焦，理气和解，五苓散通阳化气，利水渗湿，而四物汤养血活血祛瘀，三方之中又寓有四君子汤在内兼有益气之功。

【医案】

刘某，女，48 岁，2017 年 11 月 15 日初诊。

主诉：全身风团、瘙痒半月。

现症：稍口苦，咽干咽痛，平素易感冒，纳可，眠差，难入睡，且睡后易醒，多梦，既往月经提前 1 周。舌干红胖大。脉沉缓，左脉沉细略无力。

诊断：荨麻疹。

辨证：外有余邪，内停水湿，气滞血瘀。

处方：小四五汤。

柴胡12g、黄芩9g、姜半夏10g、党参9g、生姜9g、大枣7g、甘草9g、生地黄10g、当归6g、白芍10g、川芎8g、桂枝10g、茯苓10g、泽泻10g、猪苓8g、白术10g。7剂，日1剂。

2017年11月22日二诊。

现症：全身风团、瘙痒明显减轻；口苦、咽干咽痛、眠差等症均好转，后背怕冷，易感冒。舌脉同前。

处方：守前方，柴胡减量至10g、姜半夏加量至12g、生姜减量至6g、当归减量至5g。14剂，日1剂。

患者全身风团、瘙痒基本未发，未再复诊。

【方药体会】

小四五汤是陈宝田教授的经验方，是由小柴胡汤、四物汤及五苓散组成的合方，是经方和时方结合的典范。

该方六经归属为少阳、太阴合病。小柴胡汤中有一半药物是治疗太阴脾虚的，说明少阳和太阴之间有必然的联系。少阳疏机不利，肝郁乘脾，以致太阴脾虚运化失司，脾胃为后天之本，其功能异常可表现为水饮内停诸症，故可与五苓散合方；亦同时表现为血虚不足诸症，而小柴胡汤又通血室，故可与四物汤、当归芍药散合方。

小柴胡汤和五苓散有各自的辨证指征（前文已述），而四物汤的辨证指征难寻，因为阳易见，阴难寻。病人有无阴血不足很难判断。笔者认为可从舌脉症来寻找蛛丝马迹，其人舌偏干红，其脉左比右略沉、略细或略重按无力，患者睡后痒醒等可提示阴血不足。而一般发生于白天的瘙痒及上床脱衣温度变化后感受到的瘙痒常不以阴血不足为主证。另外，临床需注意老年患者的皮肤瘙痒并不都是阴血不足，风邪中于肌表皮肤亦可干燥、瘙痒；瘀血内停肌肤失养，亦可表现为肌肤甲错、干燥、瘙痒。

16. 荆防败毒散

【组方】

羌活一钱五分　独活一钱五分　柴胡一钱五分　前胡一钱五分　枳壳一钱五分　茯苓一钱五分　荆芥一钱五分　防风一钱五分　桔梗一钱五分　川芎一钱五分　甘草五分

【出处】

荆防败毒散出自张时彻《摄生众妙方》，具"疏风解表，败毒消肿"之效，所治"风寒感冒初起，恶寒发热，头疼身痛，苔白，脉浮者；疮肿初起，见表寒证者"。用药禁忌："虚人感冒适用，素体实热者不适用"。荆防败毒散即败毒散去人参、生姜、薄荷，加荆芥、防风而成，故其开肌腠、去风寒之功更强，而无益气扶正之效，所以体实之人而见败毒散证者，用之尤合，并治疮疡初起而有寒热无汗者。

【医案】

吴某，女，30岁，2015年12月30日初诊。

主诉：面部散在红色丘疹数月。

现症：面部丘疹每于月经前加重，四逆，口干少饮，心烦，多梦，纳可。舌尖红。双脉弦滑，右寸浮。

诊断：痤疮。

处方：荆防败毒散加减。

柴胡6g、川芎6g、丹参10g、防风10g、黄芩10g、桔梗10g、荆芥10g、连翘10g、茯苓10g、栀子10g、淡豆豉10g、前胡10g、枳实6g、泽泻10g。7剂，日1剂。

2016年1月6日二诊。

现症：面部丘疹明显消退，四逆，多梦。舌淡苔白腻。右寸浮，左脉弦滑。

处方：守前方，去丹参、泽泻，柴胡加量至12g，酌加柏子仁10g、冬葵子 10 g、冬瓜子 15 g。7 剂，日 1 剂。

2016 年 1 月 13 日三诊。

现症：面部丘疹偶发，晚上困倦，口干。舌淡苔白干。左脉浮弦。

处方：守前方，去茯苓、柏子仁、冬葵子、冬瓜子、淡豆豉，酌加赤小豆 10 g、香附 10 g、茯神 10 g、枇杷叶 12 g。7 剂，日 1 剂。

2016 年 1 月 27 日四诊。

现症：面部丘疹进一步消退。

处方：守前方，去赤小豆、香附、茯神、枇杷叶，酌加淡豆豉 10 g、丹参 10 g、茯苓 20 g、泽泻 10 g、法半夏 6 g。7 剂，日 1 剂。

随访治愈。

【方药体会】

荆防败毒散，首先要从六经八纲的角度来理解，该方是典型的太阳、少阳合病。此外，还要理解外台伤寒八家，华佗曰："一日传皮，二日传肤，三传肌，四日传胸"，其意表明太阳和胸有密切的联系，这点笔者前面已有反复介绍。

荆防败毒散是太阳和胸二者一起治疗，方中荆芥、防风、羌活、独活解太阳之表，再加桔梗、前胡。在古法中，解表药常搭配桔梗，它可以提胸中之气。另外，太阳、胸、少阳同病时可以考虑用前胡，此药主要能化痰、散胸中之气，兼调太阳少阳之气。真正调少阳之气时使用柴胡、川芎。少加枳壳、茯苓调中焦，具有下气利湿的作用。该药方对整个气机流动很有好处，但其缺点是不能入下焦，其主要针对太阳、少阳以及胸中之气，兼顾了部分中焦，但中焦作用力量并不大。

此医案的患者少阳证典型，有四逆、心烦症状。患者双脉除弦滑之外，右寸浮弦。有的医家认为右寸浮弦与少阳、太阳有关。其实此脉象为太阳和胸中气合病，因太阳过渡到胸的时候，右寸能浮起来，由于整体脉弦，所以右寸就会变成浮弦。但要注意，右寸不能是浮大而虚，浮大而虚是黄芪脉证。

该患者是典型的表未解，扰动胸中之气伴有少阳郁热，因此使用荆防败毒散效果明显。但荆防败毒散有个不足之处是不能清热，它并不能解胸中烦热，如果烦热的情绪波动明显，可以加栀子豉汤。如果热毒重了，皮肤科可以加连翘、枇杷叶加强清热解毒。

17. 加味八仙汤

【组方】

当归七分　川芎七分　白芍八分　熟地七分　人参六分　白术四钱　茯苓一钱　陈皮八分　半夏七分　桂枝三分　柴胡四分　羌活五分　防风五分秦艽六分　牛膝六分　炙甘草四分

【出处】

加味八仙汤出自明代医家龚廷贤所著《万病回春卷四·麻木门》，书中仅指出该方"治手足麻木"。后世医家亦对其论述寥寥，现代临证则认为该方多用于手足麻木感、运动麻痹、脑出血之麻木与疼痛、颜面神经麻痹、颜面神经痉挛等。

【医案】

秦某，女，62岁，2017年2月24日初诊。

主诉：腰部酸痛数年。

现症：略腿软，晨起手足麻木明显。脉沉弱，尺脉略滑。

诊断：腰痹。

处方：加味八仙汤加减。

当归10g、白芍10g、白术10g、柴胡8g、陈皮10g、川芎10g、大枣8g、党参10g、法半夏10g、防风8g、甘草8g、桂枝8g、羌活8g、熟地黄12g、茯苓10g、生姜8g。7剂，日1剂。

2017年3月3日二诊。

现症：腰痛、手足麻木均明显减轻。

处方：守前方，熟地黄加量至20g。7剂，日1剂。

患者腰痛及手足麻木进一步减轻，未再复诊。

【方药体会】

加味八仙汤由日本汉方医家挖掘而来，它源于明代龚廷贤的《万病回春》。日本医家推崇《万病回春》和《寿世保元》，其书中有诸多类似专病专治的这种药方，总结了很多深刻的经验。

手足为四肢的末端，与太阴脾胃有一定关系。临床上治疗手足湿疹一般也从太阴论治。太阴和太阳之间有一种必然的联系，太阳的开启对太阴的运转有帮助。从三阴三阳经方角度来看加味八仙汤：手足麻木是从太阴论治，也可从开启太阳入手，所以方中用到八珍汤，再加上一些开太阳的药味。

如果借助李东垣的思路，太阴的气血不足，可以用类似升阳益胃汤的药方，用羌活、防风、秦艽配以柴胡升举脾胃阳气，再用八珍温补气血。笔者认为上述两种理解方式均可。加味八仙汤对手足或者是四肢的麻木确有特效。从脉象看，其总体偏弱，可兼有小弦或小滑，或尺部小紧有太阳表证。但总体来看，脉偏于沉弱，说明患者有气血不足，容易出现手足麻木的症状，这时用加味八仙汤疗效明显。

18. 补阴益气汤

【组方】

熟地一钱半　山萸一钱　黄耆一钱　人参一钱　白术一钱　当归一钱　山药八分　陈皮八分　丹皮六分　茯苓六分　炙草五分　升麻三分　泽泻三分

【出处】

本方出自清代景冬阳的《嵩崖尊生》，主治：带下、素气血虚弱者。在清代梁廉夫的《不知医必要》也有关于此方的记载，但其组成有些不同，组方如下：熟地三钱，党参去芦二钱，淮山二钱，当归一钱五分，陈皮七分，升麻五分，炙草一钱，生姜二片。主治：阴虚，肝肾不足而下陷脱肛者。

【医案】

张某，女，60岁，2017年1月13日初诊。

主诉：双下肢散在绿豆大小样瘀斑数年。

现症：乏力，双下肢疼痛无力，心动过速，纳可，睡眠多梦。舌淡胖。寸脉浮大滑，重按无力，尺脉沉弱。

诊断：过敏性紫癜。

处方：补阴益气汤加减。

熟地黄 10 g、白术 10 g、陈皮 8 g、当归 10 g、党参 10 g、黄芪 12 g、牡丹皮 12 g、山茱萸 10 g、升麻 6 g、炙甘草 12 g、茯神 15 g、泽泻 12 g。7 剂，日 1 剂。

2017 年 1 月 20 日二诊。

现症：皮疹未发作，仍有心动过速。

处方：守前方，改熟地黄量为 15 g，加首乌藤 15 g，山药 20 g。6 剂，日 1 剂。

2017 年 1 月 26 日三诊。

现症皮疹未发作，脉弦有力。

处方：继服前方；10 剂，日 1 剂。

2017 年 2 月 4 日四诊。

现症：皮疹未发作，腿软减轻，血压平稳后心慌消失。

处方：加用白芍 12 g、石决明 30 g、金雀根 15 g。10 剂，日 1 剂。

治愈，未复诊。

【方药体会】

补阴益气汤是由补中益气汤加六味地黄丸组成。本方所适用患者首先有气虚表现，伴有明显的乏力，其脉象多表现为双寸脉浮虚大，右寸为甚（李东垣认为补中益气汤者脉象右寸大于左寸）；此外患者有腰酸腿软，伴有尺脉沉弱，此时考虑有肾精不足，所以在补中益气汤基础上酌加六味地黄丸。

本方与引火汤病机不同，引火汤为肾精不足所引起的虚火在上，但气虚不明显，其方证的脉象寸脉浮大尺脉沉弱，但双寸没有拍拍而浮的脉势也没有豁然空的脉体，而且没有右寸明显大于左寸的表现。知柏地黄丸、大补阴丸、引火汤均如此。而本方适用患者其上见气虚阴火，其下见肾精不足。

19. 引火汤

【组方】

熟地三两　巴戟天一两　茯苓五钱　麦冬一两　五味子二钱

【出处】

引火汤出自陈士铎《辨证录》:"人有咽喉肿痛,日轻夜重,喉间亦长成蛾,宛如阳证,但不甚痛,而咽喉自觉干燥之至,饮水咽之少快,至水入腹,而腹又不安,吐涎如水甚多,将涎投入清水中,实时散化为水。人以为此喉痛而生蛾也,亦用泻火之药,不特杳无一验,且反增其重。亦有勺水不能下咽者,盖此症为阴蛾也。阴蛾则日轻而夜重,若阳蛾则日重而夜轻矣。斯少阴肾火,下无可藏之地,直奔而上炎于咽喉也。治法宜大补肾水,而加入补火之味,以引火归藏。"

【医案】

罗某,男,71岁,2016年3月7日初诊。

主诉:全身散在丘疹瘙痒1年。

现症:晚上6~9点发作,少饮水,既往心慌、乏力,安放起搏器后消失。舌紫红苔薄干,裂纹,舌尖红明显。脉弦缓大。

诊断:湿疹。

处方:引火汤加减。

熟地黄50g、麦冬20g、天冬20g、茯苓20g、五味子15g。3剂,日1剂。

2016年3月10日二诊。

现症:患者皮疹瘙痒基本消失。舌红干胖、裂纹。脉缓大弦。

处方:守前方,将麦冬、天冬增量至25g。7剂,日1剂。

2016年3月17日三诊。

现症:患者全身丘疹瘙痒无发作,查体示:舌淡暗干裂纹。

处方:继守前方;7剂,日1剂。

未复诊。

【方药体会】

引火汤出自《辨证录》，原方治疗咽痛，其基本病机为下元亏虚、虚火上炎，主要适用于上焦虚火、下焦真阴亏乏者。笔者临证时发现很多咽喉病确实有肾经虚火的表现，从足少阴肾经循行路线能够夹舌本可以证实肾与咽喉的关系。

本药方与以下几首方剂相似，一是三才汤：由人参、天冬、地黄组成，其患者上、中、下三焦都有阴液不足的表现；二是生脉饮：由麦冬、五味子、人参组成，其患者上、中焦阴虚气散。而引火汤未加用人参，而用茯苓替代，考虑茯苓偏于心、胃，性味甘淡，而人参相对偏温，故未用。此外本药方添肾精的力量更强大，加用巴戟天，体现了阴中求阳，由此可见此类患者肾亏严重，同时又有上焦阴液不足。

以引火汤为基础，若患者虚火更重，药方可加用知母、黄柏；若患者肾精不足更甚，方中需加用龟板、鳖甲，以更好的清虚火。这是参考大补阴丸的思路。

本医案的患者，发病时间为晚上六点至九点，而五点至七点是肾经循行的正时，七点至九点是心包经循行的正时。本患者六点发病，超过七点病情依然在持续，因其发病时段包括肾经与心包经相交接，综上分析其发病与心肾不交关系较大。同时因本患者没有更多的火毒表现或其他兼夹证，所以单纯的予以引火汤后疗效颇佳。

20. 二加龙骨牡蛎汤

【组方】

炙龙骨二分　炙甘草二分　牡蛎三分　芍药四分　大枣四枚　生姜五分
白薇三分　附子三分

【出处】

二加龙骨汤出自陈延之《小品方》："龙骨汤，治梦失精，诸脉浮动，心悸少急，隐处寒，目眶疼，头发脱者，常七日许一剂，至良方。"

清代唐宗海在《血证论》：此方用甘、枣，从中宫以运上下；姜、薇清散，使上焦之火不郁；附、芍、龙、牡温敛，使下焦之火归根。合观其方，以温为正治，以清为反佐，真寒假热，虚阳上浮，为对证。

【医案】

陈春梅，女，41岁，2014年1月20日初诊。

主诉：全身风团3个月。

现症：头痛，腰酸痛，多汗，怕冷，怕热，口干，多饮，小便频多，平时大便正常、偶有五更泻，胃痛。舌淡暗瘀点。右脉寸、关浮滑，左脉软滑。

诊断：荨麻疹。

处方：桂枝加荆防+猪苓汤加减。

桂枝12g、白芍10g、炙甘草6g、生姜6g、大枣10g、白术12g、滑石10g、泽泻10g、猪苓10g、荆芥10g、防风10g、蒺藜10g、桃仁10g、茯苓10g、丹皮10g。7剂，日1剂。

2014年1月27日二诊。

现症：患者全身风团瘙痒同前，怕冷明显，经常头痛、腹痛，月经结束后几天再次见红。双尺沉滑。

处方：前方去桃仁、丹皮，改炙甘草、生姜为3g、茯苓20g，加用薏苡仁30g、忍冬藤15g、附片9g。10剂，日1剂。

2014年3月10日四诊。

现症：三诊调方后仍未见明显好转。

处方：改用二加龙骨牡蛎汤，

桂枝12g、白芍10g、甘草6g、生姜6g、大枣10g、龙骨30g、牡蛎30g、苍术12g、茯苓20g、附片9g、白薇12g。14剂，日1剂，水煎服，分三次温服。

2014年4月7日五诊。

现症：患者风团瘙痒明显减轻，仍觉怕冷，小便多，舌痛，失眠。舌淡齿痕。双寸关沉、双尺软滑。

处方：前方中附片加量至12g、白薇减至10g、加用银柴胡6g、砂仁6g、黄柏6g。14剂，日1剂。

2014年4月21日六诊。

现症：患者风团未发作，偶有失眠。

处方：去前方银柴胡、黄柏，改苍术为6g、茯苓12g、砂仁3g、加用白术12g、五味子6g。14剂，日1剂，水煎服，分三次温服。

1年后复诊：

2015年4月8日复诊。

现症：诉全身风团瘙痒偶发，伴有怕冷、小便多、舌痛。舌淡齿痕。双寸关沉、双尺软滑、左寸略滑。

处方：改用半夏泻心汤：

人参10g、干姜3g、黄连6g、黄芩10g、法半夏12g、甘草3g、大枣20g、炙甘草3g。12剂，日1剂。

2015年4月20日复诊。

现症：患者风团未发，自觉口渴、多梦、寸、关滑。

处方：守前方；7剂，日1剂。

未再复诊。

【方药体会】

二加龙骨牡蛎汤出自《小品方》，其方药组成可以理解为桂枝加龙骨牡蛎汤去桂枝，再加白薇、附子（白薇配附子是阳虚、虚火上浮的一个标准的配伍）。此方属于少阴、阳明合病，从八纲辨证来理解就是有表寒证、又兼里热证，因考虑有表寒证，故笔者在使用时也常常加了桂枝。笔者前文提过：少阴和阳明可以有一定的互化，所以麻黄附子细辛汤对应的少阴证也可有化热兼有里热证，这时也可以加大黄清热泻火。另外，此方也可以理解为桂枝加附子汤证作为基础，同时有阳明虚热，所以加白薇、龙骨、牡蛎。

本医案患者有阴证：怕冷、小便频多、偶有五更泻、又有头身疼痛，比桂枝汤证更偏于阴证，所以应该用桂枝加附子汤。同时此人有里热证的表现：口干、多饮、右寸关脉浮滑大，符合阳明虚热的表现。综合判断就是表阴寒兼有里热，所以选用了二加龙骨牡蛎汤加减，脉证相符，最后取得了较好的疗效。

在临床上，笔者常发现二加龙骨牡蛎汤证的患者有阳明虚热的同时易合并太阴寒，相当于少阴、阳明、太阴合病。例如在本医案中患者有五更泻这样脾胃虚寒的表现，所以笔者就在二加龙骨牡蛎汤基础上合用了桂枝、茯苓、白术，这也是参考了日本汉方的桂枝加苓术附汤。本医案中患者在改用此方后明显好转，故较长一段时间未再复诊。1年后复发，复发时已无表寒证，但太阴、阳明合病还很明显，就用了调节脏腑的半夏泻心汤治疗。

21. 防风通圣散

【组方】

防风半两　川芎半两　当归半两　芍药半两　大黄半两　薄荷叶半两　麻黄半两　连翘半两　芒硝半两　石膏一两　黄芩一两　桔梗一两　滑石三两　甘草二两　荆芥一分　栀子一分　白术一分

【出处】

防风通圣散出自刘完素《黄帝素问宣明论方》："风寒热，诸疾之始生也。人之脏腑，皆风之起。谓火热，阳之本也。谓曲直动摇，风之用也。眩运呕吐，谓风热之甚也。夫风热怫郁，风大，生于热，以热为本而风为标。言风者，即风热病也。风气壅滞，筋脉拘卷，肢体焦痿，头目昏眩，腰脊强痛，耳鸣鼻塞，口苦舌干，咽嗌不利，胸膈痞闷，咳呕喘满，涕唾稠黏，肠胃燥热结便，溺淋闭，或夜卧寝汗，切牙睡语，筋惕惊悸，或肠胃怫郁结，水液不能浸润于周身，而但为小便多出者。或湿热内郁，而时有汗泄者。"

【医案】

唐某，女，33岁，2017年3月9日初诊。

主诉：面部红斑丘疹结节4年。

现症：体壮，少汗，怕热，口渴，足冷，便秘，月经错后。舌胖苔腻齿痕。脉紧滑。

诊断：痤疮。

处方：防风通圣散加减。

麻黄5g、薄荷10g、赤小豆12g、防风10g、甘草5g、桔梗10g、荆芥10g、酒大黄8g、苦杏仁10g、连翘15g、石膏20g、薏苡仁20g、栀子12g、赤芍12g。7剂，日1剂。

2017年3月16日二诊。

现症：患者诉皮疹明显减轻。右寸尺浮紧。

处方：改麻黄为6g，酒大黄为6g。7剂，日1剂。

2017年3月23日三诊。

现症：患者面色转亮，诉皮疹减轻，大便正常。

处方：酒大黄改为3g、加用枳实12g。14剂，日1剂。

2017年4月6日四诊。

现症：自诉治疗后皮疹明显好转。舌质红，苔薄白，舌根薄黄，舌体略偏大。脉沉细、略数。

处方：自拟散结方加减。

黄芩12g、桑白皮15g、夏枯草30g、郁金15g、山慈菇10g、皂角刺30g、丹参30g、桃仁10g、白花蛇舌草12g、山楂30g、石膏12g、茵陈15g、白芥子15g、黄芪20g、山药20g、苍术12g。7剂，日1剂。

随访治愈。

【方药体会】

防风通圣散出现在金元时期，跟唐宋古方已经有比较大的不同，但是依然能看出古方思路的影子，该方从六经辨证分析可以理解为太阳、阳明合病。首先分析其解表药：麻黄辛温解表的同时，还有荆芥、防风辛平解表，连翘、薄荷辛凉解表。治疗里热阳明的药物：石膏、知母、大黄、芒硝都用了，同时加入黄芩、栀子清热解毒燥湿，说明阳明热也比较重。同时这个药方也照顾到气血，有白术、滑石健脾利湿，还有当归、芍药、川芎活血养血。组方时考虑到的问题比较多，用药相对复杂，笔者认为这个药方有点像千金方那个年代的组方思路——表里同调、照顾气血，总体上可用太阳、阳明合病来理解。

此方的组成和消风散有些类似，都在解表的同时清里热又兼养血，但治疗的侧重点有所不同。消风散用了荆芥、防风、牛蒡子、蝉蜕、苍术解表祛湿，而不用麻黄解表，解表力量相对更温和一些；针对里热消风散用的石膏、知母、苦参、胡麻、木通清热燥湿、泻热，比防风通圣散的清热燥湿、泻热作用也弱一些；最后当归、生地养血活血滋阴。防风通圣散针对的表证、里热证都要更严重一些。在本医案中，患者的表里俱热表现要极致一些，所以选择了防风通圣散。

总之，消风散和防风通圣散都有太阳、阳明合病的表现，消风散更温和，更适合皮肤科运用，但若遇见表证、里热证都更严重的患者，还是选择用防风通圣散。

22. 潜阳封髓丹

【组方】

西砂一两（姜汁炒）　附子八钱　龟板二钱　甘草五钱　黄柏一两　砂仁七钱　甘草三钱（炙）

【出处】

潜阳封髓丹由潜阳丹和封髓丹组合而成，出自郑钦安《医理真传》："不可轻视，能治一切虚火上冲，牙疼，咳嗽，喘促，面肿，喉痹，耳肿，目赤，鼻塞，遗尿，滑精诸症，屡获奇效，实有出人意外，令人不解者。余仔细揣摩，而始知其制方之意，重在调和水火也，至平至常，至神至妙，余经试之，愿诸公亦试之。"

【医案】

医案一

令某，男，54岁，2017年10月22日初诊。

主诉：全身风团瘙痒数年。

现症：怕冷，口苦，不喜水果，胃口好，困倦，眠差，便秘。脉弦缓滞。

诊断：荨麻疹。

处方：潜阳封髓丹。

附片 8 g、白芍 12 g、白术 15 g、桂枝 6 g、黄柏 15 g、龙骨 30 g、牡蛎 30 g、茯苓 10 g、砂仁 10 g。6 剂，日 1 剂。

2017 年 10 月 28 日二诊。

现症：患者诉风团瘙痒基本消失，仍觉困倦，余症状均减轻。

处方：遂守前方，桂枝加量至 8 g。7 剂，日 1 剂。

随访治愈。

医案二

陈某，女，60 岁，2015 年 10 月 19 岁。

主诉：双下肢紫斑瘙痒数年。

现症：头晕，冬天四逆，近日怕热，纳可。舌淡暗胖。脉沉弦滞。

诊断：色素性紫癜样皮炎。

处方：真武汤加减。

茯苓 20 g、白术 12 g、白芍 10 g、生姜 9 g、附片 12 g。7 剂，日 1 剂。

2015 年 11 月 2 日二诊。

现症：患者诉皮疹未见明显改善，眠差，难入睡。舌淡暗苔白腻。左尺脉大而滞。

处方：改用潜阳封髓丹加减：

附片 12 g、肉桂 6 g、龙骨 30 g、牡蛎 30 g、黄柏 6 g、干姜 3 g、白术 12 g、茯苓 10 g、醋龟甲 10 g、苍术 6 g、秦艽 10 g。7 剂，日 1 剂。

2015 年 11 月 9 日三诊。

现症：患者诉无新发皮疹，既往皮疹变暗，刺痛痒同前，手足冰冷，眠同前，头昏略好转。舌暗红、苔水滑。脉左弦大而滞，右弦滞。

处方：守前方，去秦艽，干姜减量至 3 g、加用五灵脂 10 g、牵牛子 10 g。7 剂，日 1 剂。

2015 年 11 月 18 日四诊。

现症：患者诉皮疹瘙痒明显好转，眠时好时坏，2～3 天全身游走疼痛，跳痛。舌淡暗胖润。双脉弦软。

处方：守前方，去牵牛子，白术加量至12g、加用车前子15g、海风藤15g、海桐皮10g。10剂，日1剂。

随访治愈。

【方药体会】

潜阳封髓丹是郑钦安先生的潜阳丹与封髓丹之合方。此方君药为砂仁、附子，用附子说明对症患者有阳虚表现，而阳虚之脉象以滞象为标志，若不见滞脉，阳虚则很难断定。此方证整体病机以阳虚为主，且有虚阳外越之象。经典中提及龙雷之火上炎，即水太过寒凉导致龙不能潜于水下而外越，则必须使用温潜法，即温阳同时兼以潜降。此方中黄柏清肾经伏火，同时用砂仁以纳五脏之气入肾（郑卢医学认为砂仁是味神奇药物，可双向调节，即可将五脏之气纳入肾，亦能把肾气输布到五脏），再配以龟板，不为养阴，而求重镇收敛，加强五脏之气敛纳入肾之力。如此收敛再次说明此方证运用前提乃阳虚为主，兼有虚阳浮泛、外越。此方证病机与肾精亏虚不同，如若肾精亏虚、虚阳外越则应运用大补阴丸，以熟地配龟板。此方证脉象应以滞脉为主，不见得一定有弦脉，而尺脉略大，总体有不可收敛之感。而尺脉不可过于沉弱，若尺脉沉弱寸关脉浮大，亦应考虑大补阴丸。如医案二中患者，其脉滞，且左尺脉大，即为一比较标志性脉象。

此外，潜阳封髓丹方证在阳虚基础上还可有各种虚火表现。总体来说虚火不见得表现在特定部位，可能是下肢，可能是上部，原文所述之口腔、耳朵为病都可在临床见到，笔者病历中还有过敏性紫癜患者。

扶阳理论发展到卢铸之先生以后就彻底抛弃了温潜法。其学派认为所有虚阳外越病证，均可通过阳气的正常运转来解决，此时一般用白通汤故不主张用潜阳封髓丹。前文笔者讲过白通汤用大剂量的纯阳附子及葱白引阳化阴，以治虚阳外越。但白通汤比较大胆，需准确辨证，谨慎运用，而潜阳封髓丹既温补阳气又使其潜降，对其阴分亦有固护作用，相对来说较为温和。而若其收敛之力不够强，或脉象见弦滞又弦大，笔者认为潜阳封髓丹也可随症加减，如加龙骨、牡蛎进一步安镇，加肉桂引火归元。

23. 升阳益胃汤

【组方】

黄芪二两　半夏五钱　人参（去芦）一两　炙甘草一两　独活五钱　防风五钱　白芍五钱　羌活五钱　橘皮四钱　茯苓三钱　柴胡三钱　泽泻三钱　白术三钱　黄连一钱

【出处】

升阳益胃汤出自李杲《内外伤辨惑论》，脾胃虚则怠惰嗜卧，四肢不收，时值秋令行，湿热少退，体重节痛，口干舌干，饮食无味，大便不调，小便频数，不欲食，食不消；兼见肺病，洒淅恶寒，惨惨不乐，面色恶而不和，乃阳气不伸故也。当升阳益气，名之曰升阳益胃汤。《医门法律》：升阳益胃者，因其人阳气遏郁于胃土之中，胃虚不能升举其阳，益其胃以发其火也。升阳方中，半用人参、黄芪、白术、甘草益胃，半用独活、羌活、防风、柴胡升阳，复以火本宜降，虽从其性而升之，不得不用泽泻黄连之降，以分杀其势。制方之义若此。

【医案】

医案一

任某，男，29岁，2017年3月8日初诊。

主诉：面部潮红瘙痒数月。

现症：疲倦、失眠、食欲减少。舌淡红苔白腻。脉虚大弦滑，且右脉大于左脉。

诊断：湿疹。

处方：升阳益胃汤加减。

白鲜皮12 g、白术10 g、柴胡6 g、苍术10 g、防风8 g、黄柏12 g、黄芪15 g、苦参15 g、羌活6 g、人参10 g、升麻6 g、泽泻10 g、茯苓10 g、陈皮10 g。7剂，日1剂。

2017 年 3 月 17 日二诊。

现症：患者诉食辣后龟头反复瘙痒潮红，失眠、疲惫、纳呆均消失。脉虚大好转。

处方：遂守前方，去白鲜皮，加用当归 10 g、白芍 10 g，苦参减量至 6 g。7 剂，日 1 剂。

2017 年 3 月 28 日三诊。

处方：患者诉龟头瘙痒潮红明显减轻，右脉弦大。

处方：守前方，黄芪加量至 20 g。7 剂，日 1 剂。

2017 年 5 月 23 日四诊。

现症：龟头瘙痒偶发。

处方：守前方，泽泻加量至 12 g，加用首乌藤 20 g。8 剂，日 1 剂。

随访治愈。

医案二

宋某，男，51 岁，2016 年 6 月 8 日。

主诉：阴囊瘙痒，晚黏汗瘙痒数年。

现症：口苦、多饮、乏力。舌淡暗苔腻。双寸脉沉弱。

诊断：阴囊湿疹。

处方：升阳益胃汤加减。

白鲜皮 12 g、白术 10 g、柴胡 6 g、苍术 12 g、党参 10 g、防风 8 g、黄芪 15 g、苦参 6 g、羌活 6 g、升麻 6 g、泽泻 10 g、茯苓 10 g、黄柏 12 g。7 剂，日 1 剂。

2016 年 6 月 16 日二诊。

现症：患者诉瘙痒好转 20%，汗多、眼睑痒，干痒明显、口苦、发软减轻。右脉软，左脉滑。

处方：守前方，防风加量至 10 g、苦参 8 g、羌活 10 g、加用黄芩 12 g。7 剂，日 1 剂。

随访治愈。

【方药体会】

升阳益胃汤以升举脾胃阳气为著，与补中益气汤区别在于，方中用了药效更为强烈之羌活、独活及防风，如此加减不能单纯理解为祛风除湿，而是配合黄芪、人参使补气之力更为升举、宣发，且其温燥作用使得药方具有独特的治疗湿浊凝滞、阳气不升之效。虽方中也有柴胡升举阳气，但此三味温燥之药可使其气宣发之力更为强大，升举更高。而清气不升，浊气不降，一旦清气已升，即可化其湿浊，故另有黄连、白术、茯苓、泽泻、陈皮等经典健脾化湿之药。

升阳益胃汤与补中益气汤用于临证均需参考脉法，不可单以症状辨之。东垣方之脉法有其个人特点：一者右寸脉虚大乃上焦火不足而产生阴火，脉浮虚大略弦滑亦可；二者双寸脉低平也可用升阳益胃汤。医案一之患者为右脉大于左脉，若双寸脉均同等虚大弦滑者不一定为此病证。医案二中患者则双寸脉低平，有清阳不升之象，如此当可以升阳益胃汤治之。

24. 全真一气汤

【组方】

熟地八钱　麦门冬三钱　白术三钱　牛膝三钱　五味子一钱　制附子两钱　人参四钱

【出处】

全真一气汤出自《冯氏锦囊·药按》："盖发热之由，未有不因阴虚者，未有火不浮越而头疼口渴者，未有火浮越而不烁害肺家者，未有中气不虚者，未有不因内伤外劳而致者，未有不上假热而下真虚者，未有外邪而不虚人本气者。此方阴阳具备，燥润合宜，驱邪扶正，达络通经。"

【医案】

王某，女，40岁，2016年4月15日初诊。

主诉：全身风团瘙痒2年余。

现症：失眠，手足麻木，怕热、偶多饮、乏力，足心热、多梦、月经提前、月经前二便不畅。脉沉弱，重按无力。

诊断：荨麻疹。

处方：猪苓汤加减。

阿胶5g、苍术6g、丹参12g、滑石10g、僵蚕6g、泽泻12g、猪苓10g、茜草15g、茯苓10g、姜黄6g。10剂，日1剂。

2016年5月17日二诊。

现症：患者诉风团瘙痒同前，仍感乏力，手足麻木、小腿软、大便时干时溏。舌尖红、淡胖齿痕苔腻。脉沉弱。

处方：改用全真一气汤加减：

熟地黄15g、炒白术10g、党参10g、附片6g、麦冬10g、牛膝12g、五味子10g、金雀根20g。10剂，日1剂。

2016年6月6日三诊。

现症：风团瘙痒明显消退，患者诉乏力、失眠、手足麻均好转，大便同前，平素易感冒。脉沉弱。

处方：守前方，熟地加用至20g、加用黄芪15g。20剂，日1剂。

随访治愈。

【方药体会】

此方出自清代医家冯楚瞻所著的《冯氏锦囊》，该书记载了较多痘疹类疾病，如当时流行的水痘、天花等。冯氏认为痘疹类疾病的病机大多与精血亏虚相关，从而拟定了全真一气汤。此方组方精妙，可参考引火汤来理解应用，引火汤偏重于虚火上炎证，而全真一气汤则更适用于精血亏虚之证，其补益精血之力更强，引火汤用茯苓顾护中焦，而全真一气汤则用白术、人参，其补益功效自然大于茯苓；引火汤以巴戟天填精益髓，而此方则用附片以从阳引阴，再配伍牛膝以引火下行。相比之下，此方用药剂量偏大，重用熟地大补真阴，故较适用于较虚弱者。此方中所含的三才治法和扶阳派所述的三焦相似，如中上焦气散、气血不足者，以生脉散收敛中上焦所散之气，中虚则佐以茯苓、白术，（冯氏强调用土炒白术，旨在增强健脾之力），下焦重用熟地填补真阴，再配伍小剂量附片以收从阳引阴之效。

此案患者脉沉弱初诊误认为水饮之证，故治疗效果欠佳。其主要表现为手足麻木，兼乏力、失眠，而其脉沉弱，重按无力，则应综合辨证为精血不足之证，投以全真一气汤收效颇佳。

25. 逍遥散

【组方】

甘草半两　当归一两　茯苓一两　芍药一两　白术一两　柴胡一两

【出处】

逍遥散出自《太平惠民和剂局方》："逍遥散，治血虚劳倦，五心烦热，肢体疼痛，头目昏重，心忪颊赤，口燥咽干，发热盗汗嗜卧，及血热相搏，月水不调，脐腹胀痛，寒热如疟。又疗室女血弱阴虚，荣卫不潮热，肌体羸瘦，渐成骨蒸。"张秉成《成方便读》："夫肝属木，乃生气所寓，为藏血之地，其性刚介，而喜条达，必须水以涵之，土以培之，然后得遂其生长之意。若七情内伤，或六淫外束，犯之则木郁而病变多矣。"

【医案】

医案一

胡某，女，24 岁，2016 年 1 月 13 日初诊。

主诉：面部散在红丘疹 3 年。

现症：烦躁，食辛辣后腹泻，腹痛，牙龈肿痛，口疮，皮肤干燥，月经量少，3～5 天，四逆。脉弦。

诊断：痤疮。

处方：逍遥散加减。

赤芍 10 g、白芍 10 g、白术 6 g、柴胡 6 g、丹参 12 g、当归 10 g、牡蛎 30 g、蒲公英 15 g、香附 10 g、泽泻 10 g、茯苓 10 g、栀子 10 g、薄荷 10 g、丹皮 10 g。7 剂，日 1 剂。

2016 年 1 月 20 日二诊。

现症：红丘疹减轻，偶新发。脉弦软。

处方：守前方。

赤芍 10g、白芍 10g、白术 6g、柴胡 6g、丹参 12g、川芎 6g、当归 10g、牡蛎 30g、蒲公英 15g、香附 10g、泽泻 10g、茯苓 10g、栀子 10g、薄荷 10g、荆芥 10g。7 剂，日 1 剂。

随访治愈。

医案二

雷某，女，30 岁，2016 年 1 月 11 日初诊。

主诉：面部散在红丘疹 5 月。

现症：颈部、下颌丘疹多见，足冷，月经量少，咽部异物感，可咯出少许痰，眠差。舌淡红，苔薄。脉滑略紧（近日感冒）。

诊断：痤疮。

处方：逍遥散加减。

赤芍 10g、白芍 10g、白术 6g、柴胡 6g、陈皮 6g、丹参 10g、川芎 6g、浙贝母 10g、当归 10g、丹皮 10g、牡蛎 30g、蒲公英 15g、香附 10g、泽泻 10g、茯苓 10g、栀子 10g、薄荷 10g。7 剂，日 1 剂。

2016 年 1 月 18 日二诊。

现症：皮疹明显消退，睡眠好转，咽部异物感减轻，咯痰减少。舌胖水滑。

处方：逍遥散加减。

赤芍 10g、白芍 10g、白术 6g、柴胡 6g、陈皮 6g、川芎 6g、丹参 10g、皂角刺 6g、当归 10g、丹皮 10g、牡蛎 30g、蒲公英 15g、香附 10g、泽泻 10g、茯苓 10g、栀子 10g、薄荷 10g、浙贝母 10g。7 剂，日 1 剂。

2016 年 1 月 25 日三诊。

现症：进一步好转，偶发粉刺。

处方：逍遥散加减。

赤芍 10g、白芍 10g、白术 6g、柴胡 6g、陈皮 6g、川芎 6g、丹参 10g、浙贝母 10g、当归 10g、丹皮 10g、牡蛎 30g、蒲公英 15g、香附 10g、泽泻 10g、茯苓 10g、栀子 10g、薄荷 10g。7 剂，日 1 剂。

随访治愈。

【方药体会】

此方由《金匮要略》中当归芍药散化裁而来，当归芍药散主治血虚水饮证，具有和调气血之功：调"气"方面，用白术、茯苓、泽泻健脾益气化饮，治"血"方面则有当归、芍药、川芎养血活血。相比当归芍药散，逍遥散证无明显水饮表现，故去泽泻一药，佐加甘草可增强健脾益气之效，亦能缓肝，配伍柴胡则助清肝疏肝解郁之功，相比当归芍药散此方药性更为平和。

逍遥散应用广泛，临床常加减以用，应用最为广泛的丹栀逍遥散治疗肝热血虚之证，黑逍遥散治疗肝血不足合血分有热之证。此类药方均可和调气血，但逍遥散方所治偏重于血分，方中当归、芍药、柴胡以疏肝养肝柔肝，调气方面则体现在健脾利湿，而无人参类补脾药。笔者临床常用本方治疗痤疮，痤疮患者中有部分患者有水饮化热之证兼血分不足者，尤其多见于年轻女性，多表现为手脚发凉、月经偏少、脾气稍燥等等，但单用逍遥散治疗痤疮效果欠佳，根据笔者经验，此方加用 20 g 以上牡蛎治疗痤疮疗效更佳，缘为牡蛎可增强敛肝、散结、化痰之力。

26. 八珍汤

【组方】

当归一两　川芎一两　熟地黄一两　白芍一两　人参一两　炙甘草一两
茯苓一两　白术一两

【出处】

八珍汤在很多古书中均有记载，现在可查到的，最早出自《瑞竹堂经验方》："八珍散属性：治月水不调，脐腹疼痛，全不思食，脏腑怯弱，泄泻，小腹坚痛，时作寒热，此药调畅荣卫。"《医方考》："血气俱虚者，此方主之。人之身，气血而已。气者百骸之父，血者百骸之母，不可使其失养者也。"《沈氏女科辑要笺正》："四君、四物合为八珍，按之药理功能，可谓四君气药，能助脾阳；四物血药，能养脾阴。一属于气，一属于血。只可专主脾胃讲，决不能泛泛然谓四君补气，四物补血。"

【医案】

医案一

侯某，女，80岁，2017年3月9日初诊。

主诉：左上肢、背部拘挛疼痛数年。

现症：鼻塞，夜间上颚干，偶便秘，眠差，易醒，平素脾气好。舌红略绛。脉缓滑，左脉浮滑。

诊断：隐匿性带状疱疹。

处方：八珍汤加减。

党参12g、白术10g、茯苓10g、炙甘草10g、当归10g、白芍10g、川芎10g、生地黄10g、桂枝8g、羌活6g。5剂，日1剂。

2017年3月16日二诊。

现症：左上肢拘挛疼痛明显减轻，口干减轻。舌红苔薄。

处方：前方生地黄增加至15g、再加南沙参12g。7剂，日1剂。

2017年3月30日三诊。

现症：左上肢疼痛轻微，活动时疼痛加重，腿软，大便每日2次。脉和缓，尺沉弱。

处方：前方生地黄减至10g、再加熟地黄12g。14剂，日1剂。

医案二

张某，女，63岁，2015年11月2日初诊。

主诉：全身散在风团瘙痒数年。

现症：口干，睡眠稍差。舌淡暗苔白。脉沉弱。

诊断：荨麻疹。

处方：八珍汤加减。

南沙参10g、白术6g、茯苓10g、炙甘草3g、当归10g、白芍10g、川芎6g、生地黄10g、丹参20g、茜草20g、仙鹤草30g。7剂，日1剂。

中医经典名方诊疗皮肤病实录

2017年11月9日二诊。

现症：风团瘙痒明显减轻。活动时心累，冬天严重，口干、失眠明显减轻，头痛。舌暗红胖。脉沉弱，右寸小滑。

处方：前方茜草加至30g，另加黄芪10g、桂枝6g。7剂，日1剂。

2017年11月25日三诊。

现症：偶瘙痒，两胁丘疹瘙痒，全身散在风团；心累同前。

处方：前方仙鹤草加至45g，另加五灵脂10g、升麻6g。7剂，日1剂。

2015年12月10日四诊。

现症：偶后背瘙痒；纳呆，呕吐。

处方：八珍汤加减。

南沙参20g、白术6g、茯苓10g、炙甘草3g、当归10g、白芍10g、川芎6g、生地黄10g、丹参20g、茜草30g、仙鹤草45g、陈皮12g、枳实6g、生姜6g。7剂，日1剂。

随访治愈。

【方药体会】

八珍汤方名最早提出是元代的《瑞竹堂经验方》，但该方成方应该远早于此书。孙思邈的《千金方》里面可见大量处方均是以八珍汤为底方化裁而成。八珍汤是由四物汤合四君子汤组织，是一张平补气血的处方，对气机的调达作用较弱，故该方主要用于气血不足患者。该类患者总体表现为一种虚弱状态，其脉一般偏沉弱或沉弱小滑小弦。

笔者临床发现，八珍汤方证皮肤病患者多伴有一定的虚热，为防人参助热，需进行化裁。"四川中医外科名家"艾儒棣教授临证中强调固护脾胃，善用四君子汤加减，其中亦将人参（党参）改为南沙参，因南沙参中空具有通达之性，补气而不助热。若临床中疗效仍较慢，可法于《金匮要略》薯蓣丸及张锡纯《医学衷中参西录》滋阴润燥汤（滑石30g，甘草9g，生杭芍12g，生山药30g），加用山药、玄参、滑石，对于过敏性疾病疗效甚佳。

历史上由该方化裁而出的处方较多，其中《千金方》中就有大量以本方为底方的处方，历代处方中最著名的加减还属"十全大补汤"，十全大补汤是八珍汤加黄芪、肉桂而成，黄芪在《神农本草经》中主治痈疽、久败疮、排脓、止痛、大风癞疾、五痔、鼠瘘、补虚、小儿百病，历代医家也对其较为推崇，但笔者认为现代"扶阳派"对该药的认识更为贴切，黄芪有运转大气之能，它能把人的精气血调动至体表，能充盈体表，但同时就会导致人体内虚弱。而肉桂能引火归元，两药相合一里一外，使护表御邪的同时而不导致体内虚损。

27. 补脾胃泻阴火升阳汤

【组方】

柴胡一两五钱　炙甘草一两　黄芪一两　苍术一两　羌活一两　升麻八钱
人参七钱　黄芩七钱　黄连五钱　石膏一钱

【出处】

补脾胃泻阴火升阳汤出自李东垣《脾胃论》："胃乃脾之刚，脾乃胃之柔，表里之谓也。饮食不节，则胃先病，脾无所禀而后病；劳倦则脾先病，不能为胃行气而后病。其所生病之先后虽异，所受邪则一也。胃为十二经之海，十二经皆禀血气，滋养于身，脾受胃之禀，行其气血也。脾胃既虚，十二经之邪，不一而出。假令不能食而肌肉削，乃本病也。其右关脉缓而弱，本脉也。而本部本证脉中兼见弦脉，或见四肢满闭，淋溲便难，转筋一二证，此肝之脾胃病也。后之处方者，当从此法，加时令药，名曰补脾胃泻阴火升阳汤。"

【医案】

李某，女，54岁，2017年6月8日初诊。

主诉：颈部红斑苔藓样变伴瘙痒数年。

现症：怕热、少汗、乏力、气短；既往便秘。右寸浮小滑，左关尺略弦滑。

诊断：神经性皮炎。

处方：补脾胃泻阴火升阳汤加减。

柴胡6g、白术10g、苍术5g、陈皮10g、党参10g、法半夏10g、甘草3g、葛根8g、黄芩10g、黄芪12g、苦参8g、羌活6g、青皮6g、茯苓10g、升麻6g。7剂，日1剂。

2017年6月15日二诊。

现症：皮疹瘙痒明显减轻；气短同前，余好转。

诊断：神经性皮炎。

处方：前方黄芪增加至15g。14剂，日1剂。

随访治愈。

【方药体会】

本方体现了李东垣甘温除大热的学术思想，其配伍特点为标本兼治，温清并用。脾胃气虚为本，阴火上干为标；脾胃气虚治以甘温益气，因兼湿热阻滞，故治以苦寒之品清热除湿，为温清并用。六经归属为少阳、太阴、阳明合病，亦可看成是小柴胡汤的一种化裁，全方以柴胡、黄芩和解少阳；因阳明在里之湿热较重，故去生姜之温燥、大枣之甜腻，改予黄连、羌活、苍术清热燥湿，石膏清泻里热；太阴脾虚为发病之根源，故予人参、黄芪、炙甘草补益脾胃之气；全方妙在以一味升麻既清热解毒，又升发气机，使湿热蕴久之火毒得散、郁闭之阳气得通。除上述表现外，笔者通过实践发现该方的另一个辨证眼目为右寸脉浮大虚滑且左关尺弦滑。

28. 清上防风汤

【组方】

防风一钱　荆芥五分　连翘八分　山栀五分　黄连五分　黄芩七分　薄荷五分　川芎七分　白芷八分　桔梗八分　枳壳五分　甘草二分

【出处】

清上防风汤出自《万病回春》卷五：清上焦火，治头面疮疖、风热之毒。

【医案】

曾某，男，29 岁，2017 年 3 月 9 日初诊。

主诉：右头部疼痛瘙痒发热数月。

现症：患者体壮实，性情温和；大便黏，不成形。舌红苔腻。脉浮滑。

诊断：带状疱疹。

处方：清上防风汤加减。

防风 8g、连翘 15g、桔梗 10g、白芷 8g、黄芩 12g、川芎 15g、荆芥 6g、栀子 10g、黄连 8g、薄荷 10g、枳壳 10g、苍术 12g。7 剂，日 1 剂。

2017 年 3 月 21 日二诊。

处方：前方苍术减至 6g，加菊花 12g、茺蔚子 12g。7 剂，日 1 剂。

2017 年 3 月 28 日三诊。

现症：皮疹疼痛基本消退，日晒后瘙痒。舌红胖苔腻。

诊断：带状疱疹。

处方：清上防风汤加减。

防风 6g、连翘 10g、桔梗 8g、白芷 6g、黄芩 10g、川芎 12g、荆芥 3g、栀子 8g、黄连 6g、薄荷 8g、枳壳 8g、苍术 5g、菊花 10g、茺蔚子 10g。14 剂，日 1 剂。

2017 年 6 月 2 日四诊。

现症：右额部瘙痒刺痛反复，眼睛不适。舌尖红。

诊断：带状疱疹神经痛。

处方：清上防风汤加减。

防风 8g、连翘 12g、桔梗 10g、白芷 8g、黄芩 12g、川芎 10g、荆芥 6g、栀子 10g、苦参 6g、薄荷 10g、枳壳 10g、菊花 12g、茺蔚子 10g。7 剂，日 1 剂。

2017 年 6 月 9 日五诊。

现症：刺痛瘙痒消失，眼睛不适减轻。舌尖红。

诊断：带状疱疹神经痛。

处方：前方茺蔚子增加至 12g。7 剂，日 1 剂。

随访治愈。

【方药体会】

清上防风汤的祛风力量很强，药方中包含了辛温及辛凉的药物，其中偏辛温的药物包括荆芥、防风、川芎、白芷，偏辛凉的药物为薄荷、连翘。本方所选择的药物大多具有辛散芳香的作用，现代药理学则提示这些药物都含有挥发油成分。此外，本方还含有部分清实火的药物，如方中黄连、黄芩、栀子有清热燥湿、泻火解毒作用。

本医案患者体壮，性格偏温和，除有大便黏，不成形及皮疹外，无其他症状，这与麻黄人的体质接近，所以需要强烈的解表药。另外患者舌红、苔黄，脉浮滑，辨证为实火证，且在头面上部有一定的风气郁滞表现，故用此方，且显效明显。

29．升降散

【组方】

僵蚕两钱　蝉蜕一钱　姜黄三分　大黄四钱

【出处】

本方出自杨栗山《伤寒瘟疫条辨》："方以僵蚕为君，蝉蜕为臣，姜黄为佐，大黄为使，米酒为引，蜂蜜为导，六法具备，而方乃成。僵蚕味辛苦气薄，喜燥恶湿，能胜风除湿，清热解郁，蜕者，退也，盖欲使人退去其痛，姜黄气味辛苦，大寒无毒，蛮人生啖，喜其祛邪伐恶，行气散郁，能入心脾二经，建功辟疫，上下通行。大黄定乱以致治，引导协力，远近通焉。补泻兼行，无偏胜之弊，寒热并用，得时中宜。所谓天有覆物之功，人有代覆之能，其洵然哉。"

【医案】

医案一

黄某，女，30岁，2016年2月17日初诊。

主诉：全身风团瘙痒3年。

现症：怕冷、遇冷发荨麻疹，咽部不适，偶发失眠、烦躁、月经量少延后，皮肤干燥。脉弦滑躁数。

诊断：荨麻疹。

处方：升降散加减。

蝉蜕6g、僵蚕10g、姜黄10g、酒大黄3g、白芍10g、柴胡6g、丹参20g、甘草3g、连翘10g、枳壳6g、栀子10g、薄荷10g、淡豆豉10g、赤芍10g。7剂，日1剂。

2016年2月24日二诊。

现症：风团瘙痒减轻。

处方：同前方，14剂，日1剂。

2016年3月9日三诊。

现症：风团瘙痒未发，月经量少、延迟减轻。舌红。脉弦。

处方：升降散加减。

蝉蜕6g、僵蚕10g、姜黄10g、郁金10g、白芍10g、柴胡6g、丹参20g、甘草3g、连翘10g、枳壳6g、栀子10g、薄荷10g、淡豆豉10g、赤芍10g。14剂，日1剂。

随访未发。

医案二

杨某，女，51岁，2016年8月9日初诊。

主诉：全身散在丘疹瘙痒数年。

现症：全身散在丘疹瘙痒，常便秘。脉沉郁躁数。

诊断：湿疹。

处方：升降散加减。

蝉蜕5g、僵蚕6g、姜黄10g、熟大黄6g、白芍10g、柴胡10g、枳实10g、甘草5g、栀子10g、淡豆豉10g、桑白皮10g、地骨皮10g、丹皮10g、露蜂房6g、防己10g、苏木30g。7剂，日1剂。

2016年8月16日二诊。

现症：全身散在丘疹瘙痒减轻30%，大便正常。

处方：升降散加减。

蝉蜕5g、僵蚕6g、姜黄10g、丹皮15g、白芍10g、柴胡10g、枳实 10 g、甘草 5 g、栀子 10 g、淡豆豉 10 g、防己 15 g、苏木 50 g。4 剂，日 1 剂。

2016 年 8 月 20 日三诊。

现症：全身丘疹瘙痒减轻 60%

处方：前方加黄芩 15 g。5 剂，日 1 剂。

2016 年 8 月 25 日四诊。

现症：皮疹瘙痒基本消退。

处方：升降散加减。

蝉蜕 5 g、僵蚕 6 g、姜黄 10 g、丹皮 15 g、白芍 10 g、柴胡 10 g、枳实 10 g、甘草 5 g、栀子 10 g、淡豆豉 10 g、防己 20 g、苏木 30 g、黄芩 15 g。7 剂，日 1 剂。

随访治愈。

医案三

王某，女，33 岁，2016 年 3 月 7 日初诊。

主诉：头皮散在红斑鳞屑伴瘙痒数月。

现症：怕冷严重、便秘、无法入睡。舌淡暗白津。脉弦滑躁数。

诊断：脂溢性皮炎。

处方：升降散加减。

蝉蜕 6 g、僵蚕 8 g、姜黄 10 g、薄荷 10 g、白芍 10 g、柴胡 10 g、枳实 10 g、甘草 10 g、丹参 10 g、连翘 10 g、墨旱莲 10 g、茜草 10 g、栀子 10 g、凌霄花 10 g。7 剂，日 1 剂。

2016 年 3 月 14 日二诊。

现症：头皮红斑鳞屑明显减轻；眠好转、仍怕冷、纳呆、大便不成形，胃部压痛。舌暗胖有瘀点。脉小弦。

诊断：脂溢性皮炎。

处方：升降散加减。

蝉蜕 6 g、僵蚕 8 g、郁金 10 g、白芍 10 g、赤芍 15 g、柴胡 10 g、枳实 10 g、炙甘草 10 g、莪术 30 g、川芎 20 g。7 剂，日 1 剂。

随访治愈。

有近代医家专门考证升降散的来龙去脉，本方比较公认的是来源于《万病回春》里面的瘟疫门，其中的内府仙方，药物组成和升降散相同。清代医家杨栗山推崇古方，特别善用升降散"救大证，怪证，坏证，危证"而活人无数，从而使升降散广为后世医家所知。按照万病回春的观点，升降散主要治疗大头瘟。本病是一种烈性的传染病，伴有喉痹，表现为咽喉极度的肿痛，同时伴有上呼吸道感染，部分患者有呼吸困难等症状，最后甚至死亡，此方就是为这样的症状设定。

在内府仙方里，主要的君药是僵蚕和大黄，以大黄为重。僵蚕和大黄的这种配伍，还可以往前追溯，金代医家张子和用僵蚕和大黄配上姜汁来治疗咽痛、喉痹。再追溯到宋朝，《圣济总录》里面也有此方法，所以此方的雏形应该是最早用僵蚕和大黄来治疗咽部的火毒壅滞的方药。僵蚕为辛平之品，有一定的逐瘀散结功效，对咽部的狭窄、肿胀、疼痛有特效。大黄泻火力量强，所以僵蚕配大黄适用于火毒壅盛的病机。随后方中又加入蝉蜕，蝉蜕能够治疗喉痹，张锡纯医者认为，蝉善鸣叫所以重用蝉蜕对喉痹、暗哑都有效。此外方中又配姜黄，姜黄有一定的逐瘀消痈肿的作用，它能加重僵蚕、大黄的逐瘀力量。总体来说，本方最初是治疗火毒壅盛、散结通瘀泻火的方药。后世医家杨栗山更大的发挥了它的功用，对此方进行了多种加减，他在原方基础上加入具有散火功效及解毒功效的药物，使得本方已经不局限于治疗咽喉部疾病，而是全身三焦火毒皆可通治。笔者也曾用过此方，大黄的使用剂量低于原方，方中四味药用药剂量比较平均，但笔者发现其原方治疗郁火效果并不佳，由此分析本方可能对只对头面部以咽部为中心的火毒有特效，而对三焦火毒及其他部位，则效果欠佳，所以本方临床应用时需要仔细加减。

临床运用升降散比较多的现代医家主要有两位，一位是李士懋先生，另一位是赵绍琴先生。其中本方加减最丰富，变化最多的是李士懋先生，他在此方基础上合用较多药物，拟为新加升降散，即升降散加上薄荷、连翘，此外加用栀子淡豆豉汤，另外可以与四逆散合方，加减后的方药能进一步治疗少阳的郁火。赵绍琴先生对升降散非常执着，他大量的医案基本都以升降散为主加减变化而来，但他的加减相对简单。如患者有少阳郁火，赵绍琴先生在原方基础上加用柴胡、黄芩、川楝子，这与李士懋先生原方配四逆散有异曲同工之妙。如患者需要解太阳表证，他比较喜欢用荆防败毒散，在此我们可以理解为荆防败毒散和升降散是递接关系，先用荆防败毒散解患者太阳表证，然后用升降散散少阳郁火。赵绍琴先生还比较顾及三焦水道，因为升降散在治疗内科杂病时有很多缺陷，其除了透三焦郁火力弱外，它对水湿作用也偏弱，所以赵绍琴先生经常加用焦三仙、大腹皮、水红花子等健脾化湿药物。

　　李士懋先生临床应用新加升降散，总结出来此类患者有经典的脉象，即沉、郁、躁、数。如果不是躁数脉，临床需要慎用此方。但也有医家持另一种观点，如李士懋先生的弟子认为如患者有局部的火毒，毒邪壅塞，但脉象不明显，也可以用此方以透毒，这可作为加减参考。

　　本医案患者脉象沉、郁、躁、数，符合郁火表现。同时此患者经常全身怕冷，笔者分析患者为郁火之后，阳气不能外达所致，所以临床上医者不能单纯通过怕冷怕热判定患者阴证阳证，这时结合脉象就显得非常重要。

30. 木香流气饮

【组方】

　　半夏（汤洗七次）二两　陈皮（去白）二斤　厚朴（去粗皮，姜制，炒）青皮（去白）　甘草　香附（炒，去毛）　紫苏叶（去枝，梗）各一斤　人参　赤茯苓（去黑皮）　干木瓜　石菖蒲　白术　白芷　麦门冬各四两　草果仁　肉桂（去粗皮，不见火）　蓬莪（煨，切）　大腹皮　丁香皮　槟榔　木香（不见火）　藿香叶各六两　木通（去节）八两

　　上粗末。每四钱，水盏半，姜三片，枣二枚，煎七分，去滓热服。如伤寒头痛，才觉得疾，入连根葱白三寸煎，升降阴阳，汗出立愈。脏腑自利，入粳米煎。妇人血气癥瘕，入艾，醋煎，并不拘时。

【出处】

此方出自《太平惠民和剂局方》："木香流气饮。调顺荣卫，通流血脉，快利三焦，安和五脏。治诸气痞滞不通，胸膈膨胀，口苦咽干，呕吐少食，肩背腹胁走注刺痛，及喘急痰嗽，面目虚浮，四肢肿满，大便秘结，水道赤涩。又治忧思太过，怔忡郁积，脚气风热，聚结肿痛，喘满胀急。"

【医案】

李某，女，44 岁，2018 年 8 月 4 日初诊。

主诉：肢体伴皮肤疼痛不适 5 年。

现症：无原发皮疹，全身皮肤发紧，怕冷，口不渴，饮食欠佳，胃部不适，睡眠多梦，既往腹泻，现正常，月经提前，不痛经。舌淡红胖有齿痕。脉弦细硬。

诊断：皮神经痛。

处方：木香流气饮加减。

木香 10 g、法半夏 12 g、陈皮 10 g、厚朴 10 g、青皮 10 g、甘草 6 g、香附 10 g、紫苏叶 10 g、白术 10 g、白芷 8 g、莪术 10 g、石菖蒲 10 g、广藿香 10 g、丁香 6 g、豆蔻 8 g、大腹皮 10 g。5 剂，日 1 剂。

2018 年 8 月 18 日二诊。

现症：全身皮肤发紧减轻，睡眠多梦好转。舌淡红，苔白腻。

处方：前方基础上加青皮量至 12 g。7 剂，日 1 剂。

治愈，未复诊。

【方药体会】

流气饮其实是专门调气的一大类药方，有十全流气饮、清肝流气饮、败毒流气饮、十六味流气饮、明目流气饮、疮科流气饮等。其中木香流气饮比较有名，而木香流气饮也有不同的组方和出处，其中以《太平惠民和剂局方》（下文简称局方）和《外科正宗》的木香流气饮比较典型。其组方都比较复杂，像这类比较复杂、涉及表里气机变化的药方，要去理解它可能需要用理解千金方的方法。

千金方首先是以调理气血的八珍汤铺底，在这个基础上再加上可调理内在气机的药物，最后在外面还有解表的药物，这就是千金方的一个基本组方特点。但是流气饮没有最外面一层的解表药，只有八珍铺底和调理气机两个部分。

局方和《外科正宗》的这两个木香流气饮很有特点，局方偏重于调气，以四君子汤（人参、茯苓、白术、甘草）为基础，同时还有其他健脾益气的药物，还有一些行气的药物。而《外科正宗》的木香流气饮可以看成是以四物汤（方中只有当归、川芎、白芍，没用地黄）为基础，虽然也有黄芪益气健脾，但用量较小主要还是为了配合调理气机使用；同时配伍泽泻、大腹皮、陈皮等利水化湿的药物；调气方面用到了木香、青皮、陈皮、槟榔、乌药、枳实、枳壳等。两个药方对应的证肯定都有气滞血瘀，同时伴有不同程度水液代谢的紊乱、气血的不足。

本医案中患者有全身皮肤发紧、右侧肢体疼痛，伴有明显的焦虑，脉弦细硬考虑为气滞血瘀证，同时有纳呆、腹泻、多梦、舌淡红胖有齿痕等脾虚水饮证的表现，伴有月经不调，所以考虑用这个药方。

31. 四物理中各半汤

【组方】

熟地—两　当归—两三钱　川芎—两钱　白芍—两　白术—两　干姜—两

人参—两　炙草—两

【出处】

本方出自《医垒元戎》："若流湿润燥，宜四物理中各半汤。"

【医案】

医案一

章某，女，40岁，2017年6月16日初诊。

主诉：全身风团伴瘙痒数年。

现症：便溏，月经提前，全身散在风团，划痕症（＋）。脉沉弱。

诊断：荨麻疹。

处方：四物理中各半汤。

生地 12 g、白芍 10 g、白术 10 g、川芎 10 g、当归 6 g、党参 10 g、干姜 6 g、甘草 10 g。7 剂，日 1 剂。

2017 年 6 月 23 日二诊。

现症：风团瘙痒减轻 50%，便溏。舌红胖润无苔。

处方：上方改干姜为炮姜 8 g，加仙鹤草 15 g。7 剂，日 1 剂。

2017 年 6 月 30 日三诊。

现症：全身风团瘙痒未发作。

处方：上方仙鹤草加到 20 g。7 剂，日 1 剂。

医案二

阎某，男，60 岁，2017 年 12 月 1 日初诊。

主诉：双小腿、颈部红斑、丘疹伴瘙痒数年。

现症：干瘦，唇红，便溏与便秘交替，腹部怕冷，喜热饮。脉沉弱略弦细硬。

诊断：湿疹。

处方：四物理中各半汤。

生地 12 g、当归 6 g、白芍 10 g、川芎 10 g、党参 10 g、干姜 5 g、白术 10 g、甘草 10 g。7 剂，日 1 剂。

2017 年 12 月 15 日二诊。

现症：双小腿皮疹瘙痒消失，腰骶部新发丘疹瘙痒 1 周；入夜热痒，余症同前。

处方：前方干姜减至 3 g，加炮姜 3 g。7 剂，日 1 剂。

2017 年 12 月 22 日三诊。

现症：双小腿、颈部、骶部皮疹瘙痒消失，腰部皮疹瘙痒同前。

处方：守前方加减。

生地 12 g、白芍 8 g、白术 10 g、白头翁 10 g、川芎 8 g、当归 6 g、党参 10 g、干姜 5 g、甘草 10 g、黄柏 10 g、黄连 6 g、秦皮 10 g。10 剂，日 1 剂。

随访治愈。

【方药体会】

该方由四物汤加减而来，亦可认为是八珍汤加减。因脾阳不足，在四物汤基础上，加人参、干姜、白术、甘草，故其温阳效果高于四君子汤。此方使用指征与八珍汤一致，脉象为沉弱，不会是脉弦大、疾迟、躁数。

此类患者可有两种不同伴随症状，可能既有脾虚寒，又有阴血不足，甚至有血热。医案一患者有便溏，且月经提前，月经提前考虑与血热有关，结合脉象考虑使用四物理中各半汤。医案二患者，结合色脉象，又有便秘、腹泻，考虑脾阳不足且阴血不足不能濡养，故亦予以四物理中各半汤。

方 剂 索 引

中医经典名方诊疗皮肤病实录

中医经典名方诊疗皮肤病实录